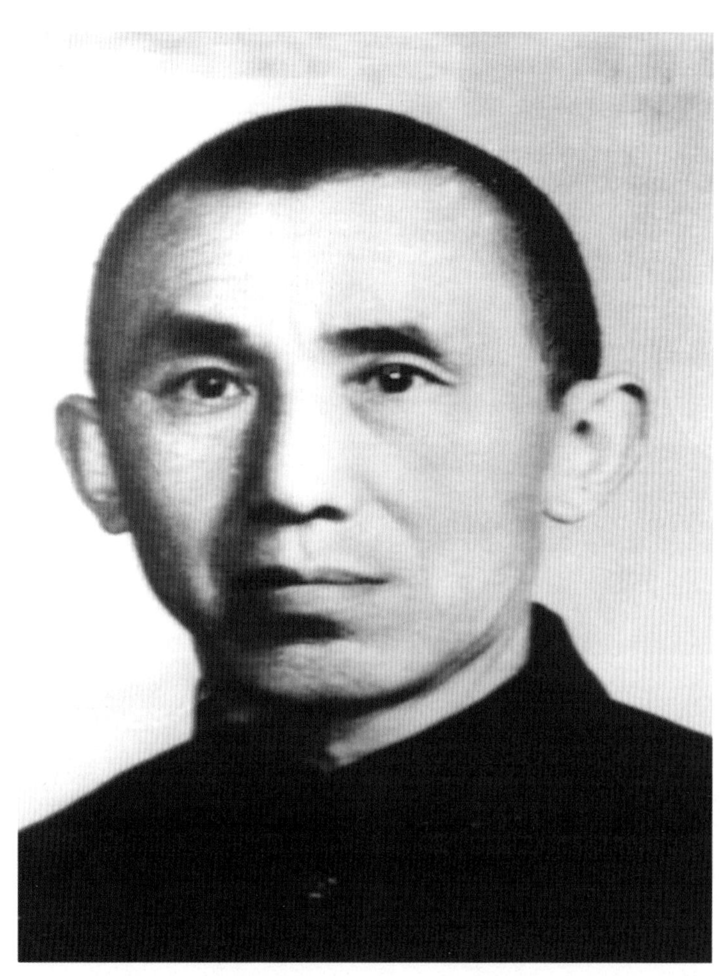

彭履祥教授（1909—1982）

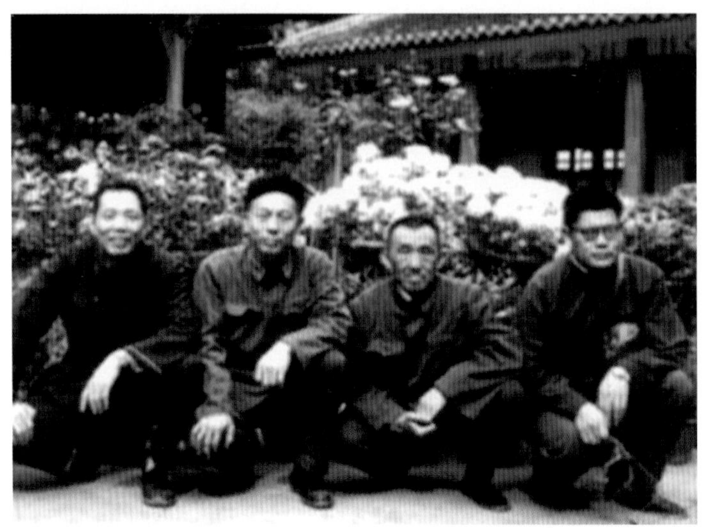

彭履祥（右二）同赵立勋、何德理在峨眉授课时留影

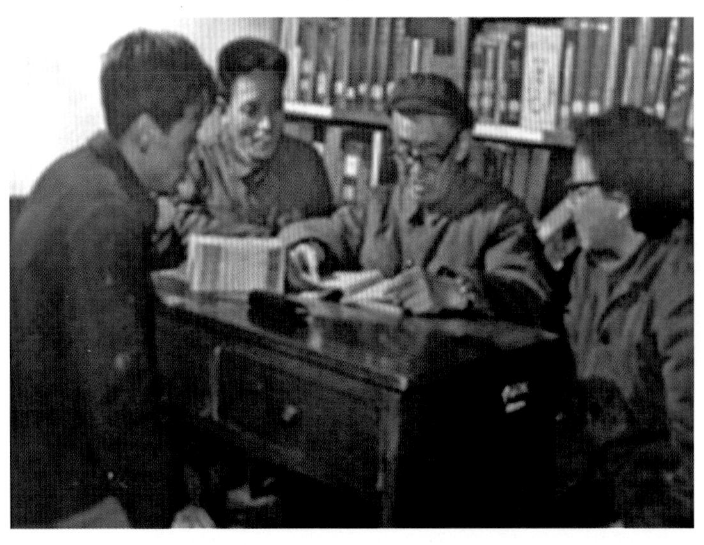

彭履祥（右二）与研究生在一起，精心指导学生，解惑答疑

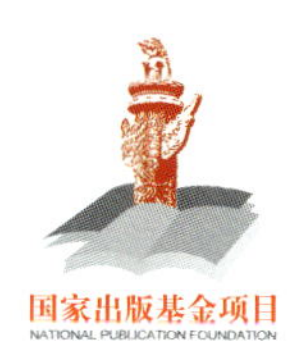

川派中医药名家系列丛书

彭履祥

彭顺林　杨永忠　主编

中国中医药出版社
·北　京·

图书在版编目（CIP）数据

川派中医药名家系列丛书．彭履祥 / 彭顺林，杨永忠主编．—北京：中国中医药出版社，2018.12（2021.5 重印）

ISBN 978 – 7 – 5132 – 4980 – 5

Ⅰ．①川… Ⅱ．①彭… ②杨… Ⅲ．①彭履祥—生平事迹 ②中医临床—经验—中国—现代 Ⅳ．① K826.2 ② R249.7

中国版本图书馆 CIP 数据核字（2018）第 102043 号

中国中医药出版社出版

北京经济技术开发区科创十三街 31 号院二区 8 号楼

邮政编码 100176

传真 010-64405721

廊坊市祥丰印刷有限公司印刷

各地新华书店经销

开本 710×1000 1/16 印张 20.5 彩插 1 字数 365 千字

2018 年 12 月第 1 版 2021 年 5 月第 2 次印刷

书号 ISBN 978 – 7 – 5132 – 4980 – 5

定价 89.00 元

网址 www.cptcm.com

社 长 热 线 010-64405720

购 书 热 线 010-89535836

维 权 打 假 010-64405753

微信服务号 zgzyycbs

微商城网址 https://kdt.im/LIdUGr

官 方 微 博 http://e.weibo.com/cptcm

天猫旗舰店网址 https://zgzyycbs.tmall.com

如有印装质量问题请与本社出版部联系（010-64405510）

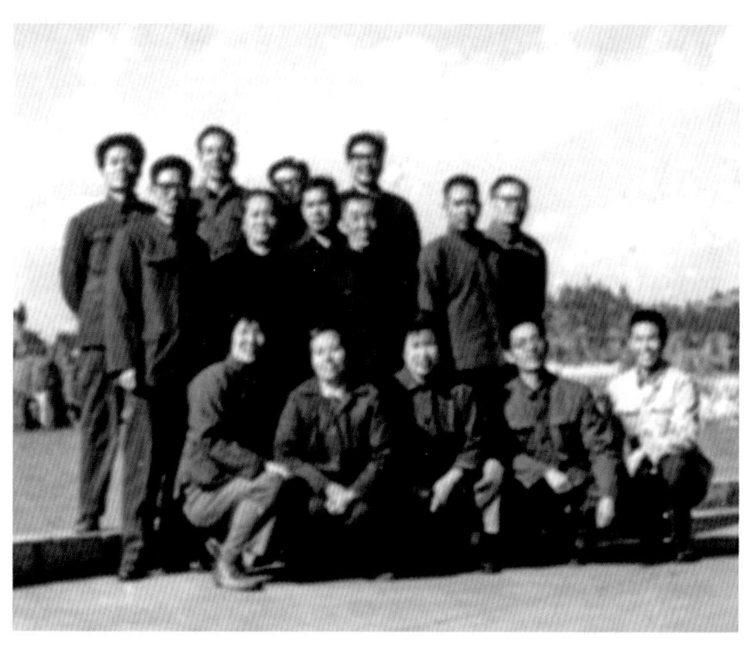

彭履祥（第二排右三）下乡办学和师生在一起

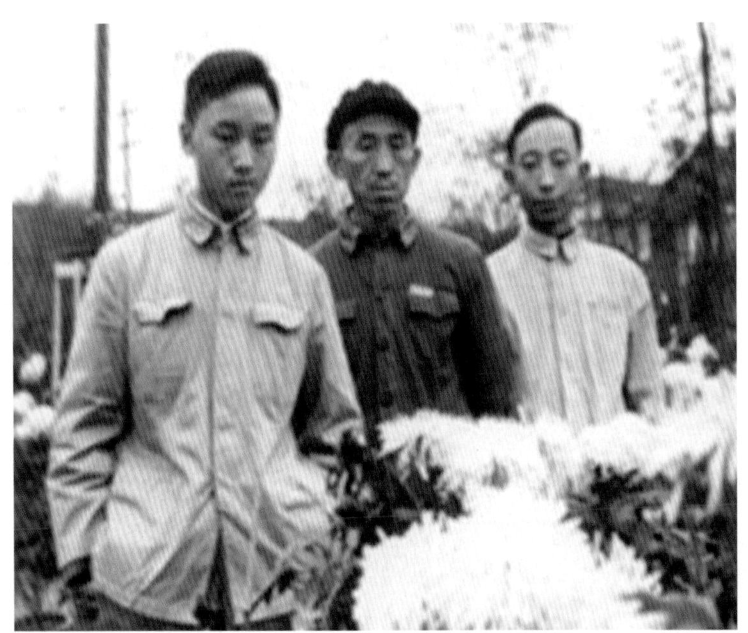

1958年秋，彭履祥（居中者）和陈潮祖、彭介寿赏菊问道

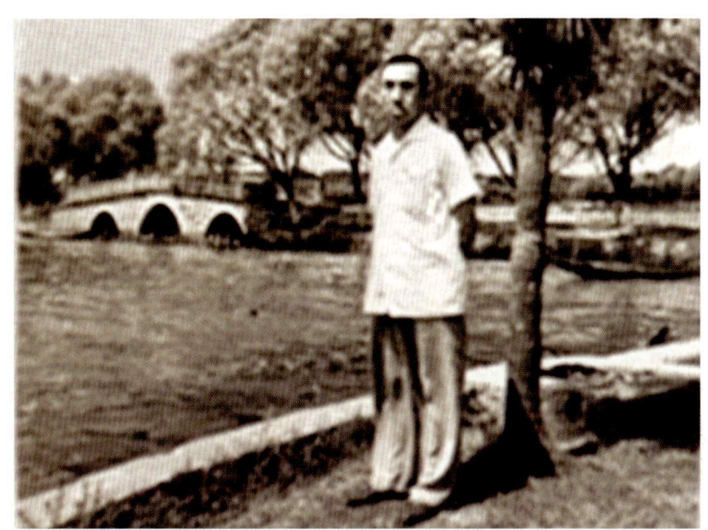

武汉东湖开教材会时留影

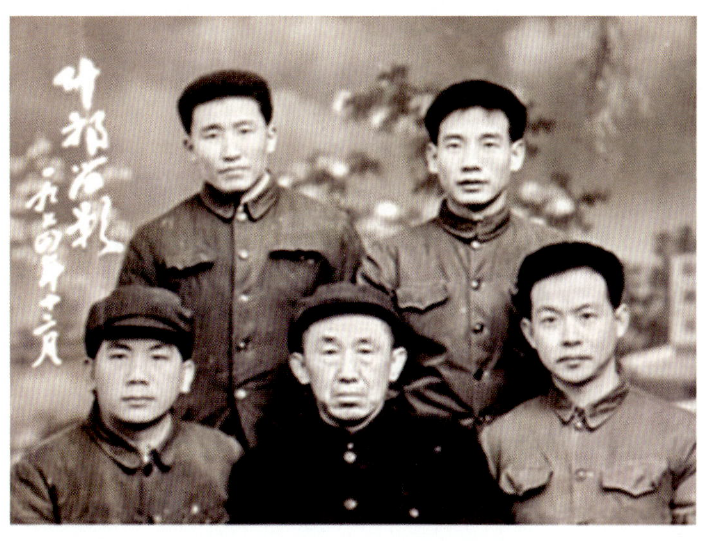

1974年，彭履祥（前排居中）在什邡带进修生时合影

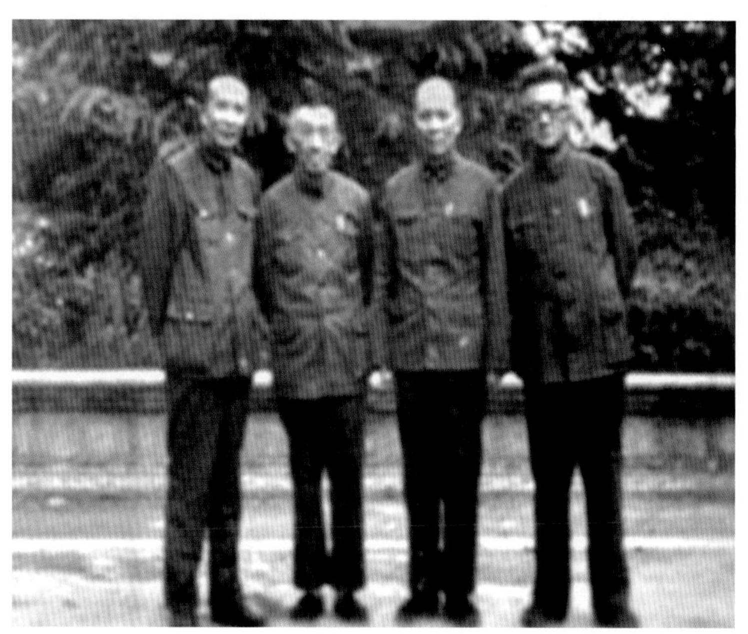

彭履祥（左二）与编委老师在成都开教材会时留影

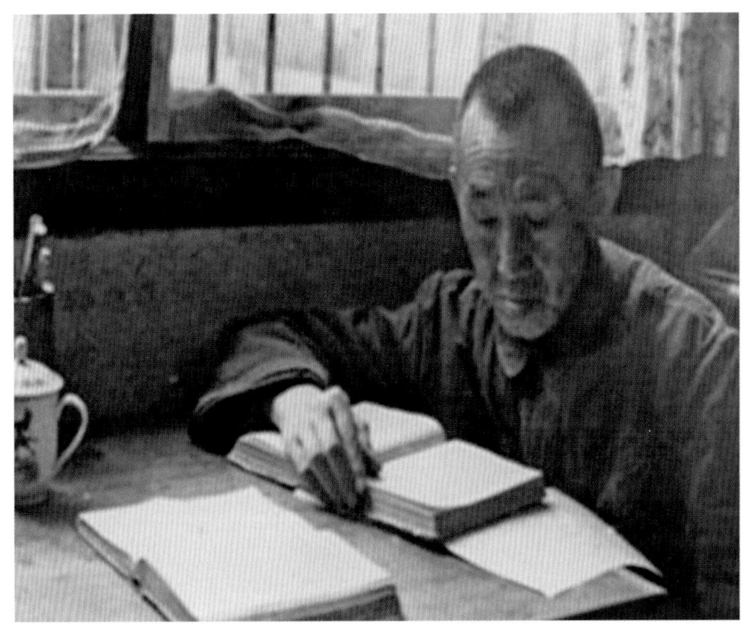

彭履祥在办公室精心备课

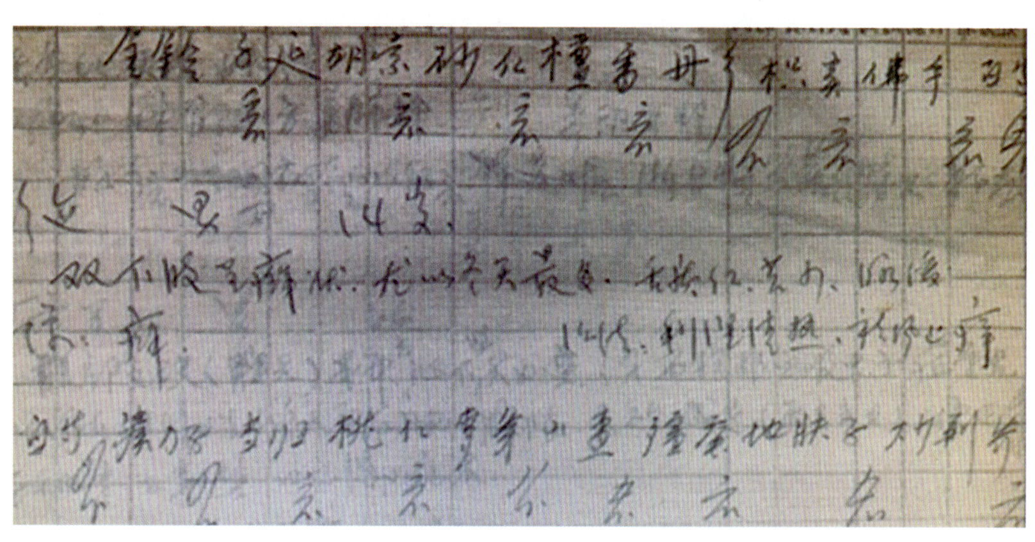

彭履祥处方手稿（第一行和末行为彭师墨宝真迹）

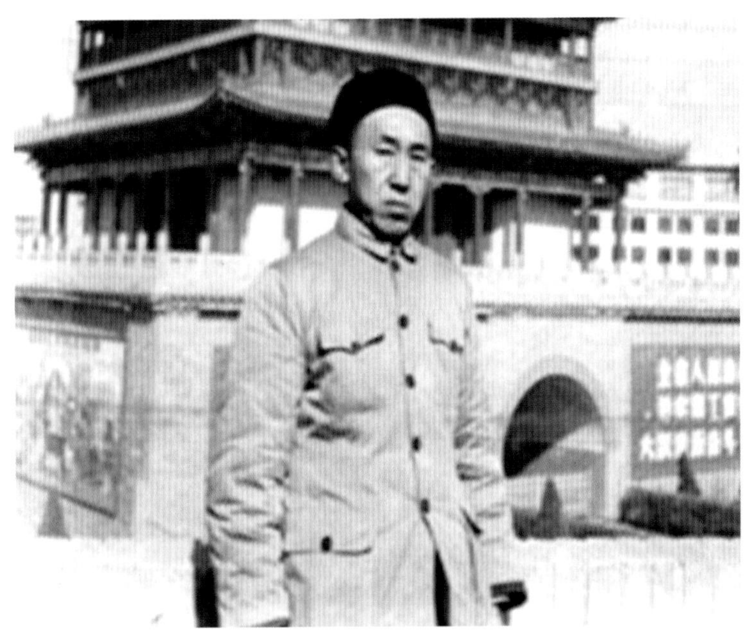

1962年，彭履祥在西安带首届“西学中”研究生实习时留影

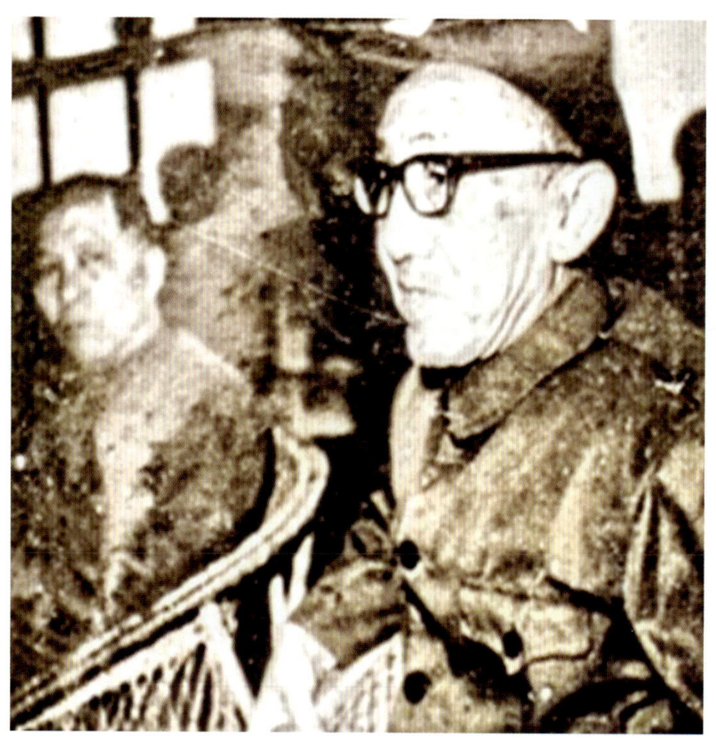

彭履祥参加研究生答辩会

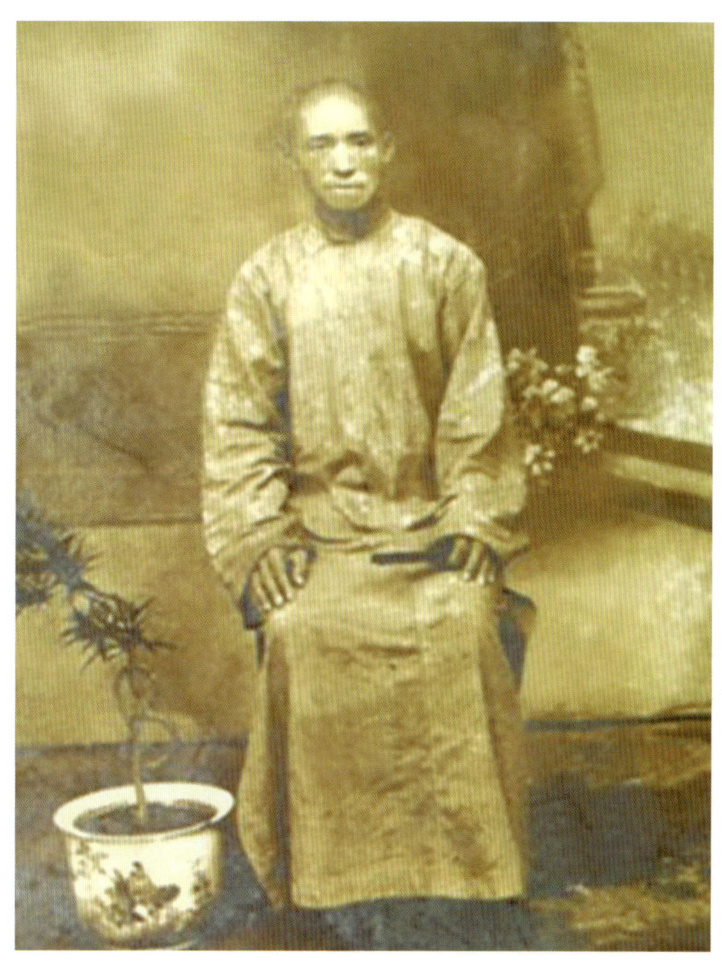

彭履祥的老师徐立三先生

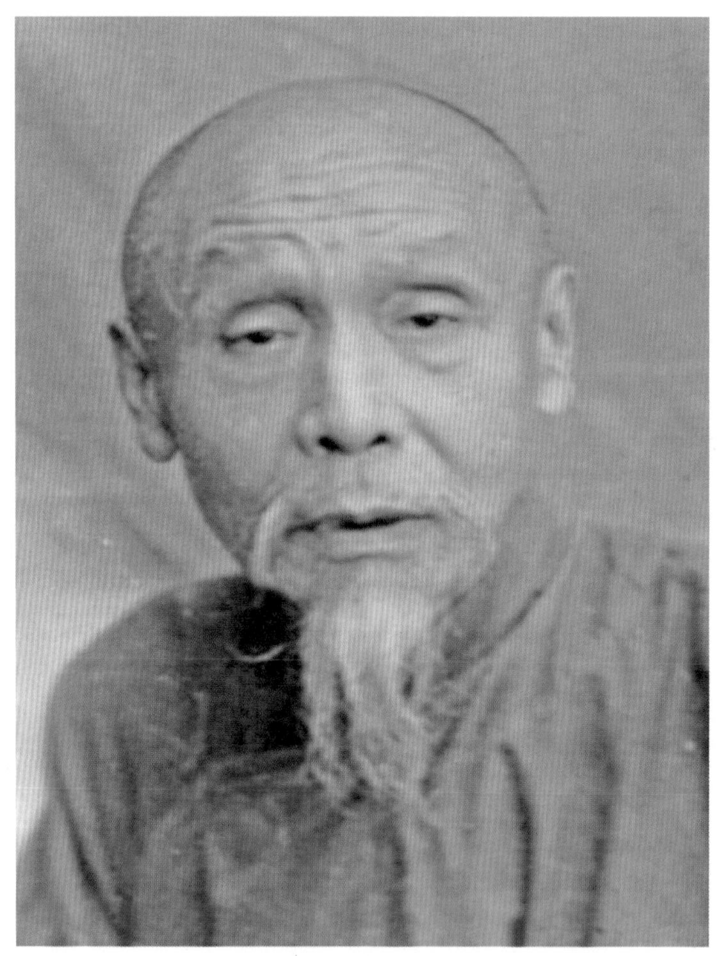

彭履祥的老师、岳父

总序——加强文化建设，唱响川派中医

四川，雄居我国西南，古称巴蜀，成都平原自古就有天府之国的美誉，天府之土，沃野千里，物华天宝，人杰地灵。

四川号称“中医之乡、中药之库”，巴蜀自古出名医、产中药，据历史文献记载，自汉代至明清，见诸文献记载的四川医家有 1000 余人，川派中医药影响医坛 2000 多年，历久弥新；川产道地药材享誉国内外，业内素有“无川（药）不成方”的赞誉。

医派纷呈　源远流长

经过特殊的自然、社会、文化的长期浸润和积淀，四川历朝历代名医辈出，学术繁荣，医派纷呈，源远流长。

汉代以涪翁、程高、郭玉为代表的四川医家，奠定了古蜀针灸学派。郭玉为涪翁弟子，曾任汉代太医丞。涪翁为四川绵阳人，曾撰著《针经》，开巴蜀针灸先河，影响深远。1993 年，在四川绵阳双包山汉墓出土了最早的汉代针灸经脉漆人；2013 年，在成都老官山再次出土了汉代针灸漆人和 920 支医简，带有“心”“肺”等线刻小字的人体经穴髹漆人像是我国考古史上首次发现，应是迄今我国发现的最早、最完整的经穴人体医学模型，其精美程度令人咋舌！又一次证明了针灸学派在巴蜀的渊源和影响。

四川山清水秀，名山大川遍布。道教的发祥地青城山、鹤鸣山就坐落在成都市。青城山、鹤鸣山是中国的道教名山，是中国道教的发源地之一，自东汉以来历经 2000 多年，不仅传授道家的思想，道医的学术思想也因此启蒙产生。道家注重炼丹和养生，历代蜀医多受其影响，一些道家也兼行医术，如晋代蜀医李常在、李八百，宋代皇甫坦，以及明代著名医家韩懋（号飞霞道人）等，可见丹道医学在四川影响深远。

川人好美食，以麻、辣、鲜、香为特色的川菜享誉国内外。川人性喜自在休闲，养生学派也因此产生。长寿之神——彭祖，号称活了 800 岁，相传他经历了尧舜夏商诸朝，据《华阳国志》载，“彭祖本生蜀”，“彭祖家其彭蒙”，由此推断，彭祖不但家在彭山，而且他晚年也落叶归根于此，死后葬于彭祖山。彭祖山坐落在成都彭山县，彭祖的长寿经验在于注意养生锻炼，他是我国气功的最早创始人，他的健身法被后人写成《彭祖引导法》；他善烹饪之术，创制的“雉羹之道”被誉为“天下第一羹”，屈原在《楚辞·天问》中写道：“彭铿斟雉，帝何飨？受寿永多，夫何久长？”反映了彭祖在推动我国饮食养生方面所做出的贡献。五代、北宋初年，著名的道教学者陈希夷，是四川安岳人，著有《指玄篇》《胎息诀》《观空篇》《阴真君还丹歌注》等。他注重养生，强调内丹修炼法，将黄老的清静无为思想、道教修炼方术和儒家修养、佛教禅观会归一流，被后世尊称为“睡仙”“陈抟老祖”。现安岳县有保存完整的明代陈抟墓，有陈抟的《自赞铭》，这是全国独有的实物。

四川医家自古就重视中医脉学，成都老官山出土的汉代医简中就有《五色脉诊》（原有书名）一书，其余几部医简经初步整理暂定名为《敝昔医论》《脉死候》《六十病方》《病源》《经脉书》《诸病症候》《脉数》等。学者经初步考证推断极有可能为扁鹊学派已经亡佚的经典书籍。扁鹊是脉学的倡导者，而此次出土的医书中脉学内容占有重要地位，一起出土的还有用于经脉教学的人体模型。唐代杜光庭著有脉学专著《玉函经》3 卷，后来王鸿骥的《脉诀采真》、廖平的《脉学辑要评》、许宗正的《脉学启蒙》、张骥的《三世脉法》等，均为脉诊的发展做出了贡献。

昝殷，唐代四川成都人。昝氏精通医理，通晓药物学，擅长妇产科。唐大中年间，他将前人有关经、带、胎、产及产后诸症的经验效方及自己临证验方共 378 首，编成《经效产宝》3 卷，是我国最早的妇产科专著。加之北宋时期的著名妇产科专家杨子建（四川青神县人）编著的《十产论》等一批妇产科专论，奠定了巴蜀妇产学派的基石。

宋代，以四川成都人唐慎微为代表撰著的《经史证类备急本草》，集宋代本草之大成，促进了本草学派的发展。宋代是巴蜀本草学派的繁荣发展时期，陈承的《重广补注神农本草并图经》，孟昶、韩保昇的《蜀本草》等，丰富、发展了本草学说，明代李时珍的《本草纲目》正是在此基础上产生的。

宋代也是巴蜀医家学术发展最活跃的时期。四川成都人、著名医家史崧献出了家藏的《灵枢》，校正并音释，名为《黄帝素问灵枢经》，由朝廷刊印颁行，为中医学发展做出了不可估量的贡献，可以说，没有史崧的奉献就没有完整的《黄帝内经》。虞庶撰著的《难经注》、杨康侯的《难经续演》，为医经学派的发展奠定了基础。

史堪，四川眉山人，为宋代政和年间进士，官至郡守，是宋代士人而医的代表人物之一，与当时的名医许叔微齐名，其著作《史载之方》为宋代重要的名家方书之一。同为四川眉山人的宋代大文豪苏东坡，也有《苏沈内翰良方》（又名《苏沈良方》）传世，是宋人根据苏轼所撰《苏学士方》和沈括所撰《良方》合编而成的中医方书。加之明代韩懋的《韩氏医通》等方书，一起成为巴蜀医方学派的代表。

四川盛产中药，川产道地药材久负盛名，以回阳救逆、破阴除寒的附子为代表的川产道地药材，既为中医治病提供了优良的药材，也孕育了以附子温阳为大法的扶阳学派。清末四川邛崃人郑钦安提出了中医扶阳理论，他的《医理真传》

《医法圆通》《伤寒恒论》为奠基之作，开创了以运用附、姜、桂为重点药物的温阳学派。

清代西学东进，受西学影响，中西汇通学说开始萌芽，四川成都人唐宗海以敏锐的目光捕捉西学之长，融汇中西，撰著了《血证论》《医经精义》《本草问答》《金匮要略浅注补正》《伤寒论浅注补正》，后人汇为《中西汇通医书五种》，成为“中西汇通”的第一种著作，也是后来人们将主张中西医兼容思想的医家称为“中西医汇通派”的由来。

名医辈出　学术繁荣

中华人民共和国成立后，历经沧桑的中医药，受到党和国家的高度重视，在教育、医疗、科研等方面齐头并进，一大批中医药大家焕发青春，在各自的领域里大显神通，中医药事业欣欣向荣。

四川中医教育的奠基人——李斯炽先生，在 1936 年创立了“中央国医馆四川分馆医学院”，简称“四川国医学院”。该院为国家批准的办学机构，虽属民办但带有官方性质。四川国医学院也是成都中医学院（现成都中医药大学）的前身，当时汇集了一大批中医药的仁人志士，如内科专家李斯炽、伤寒专家邓绍先、中药专家凌一揆等，还有何伯勋、杨白鹿、易上达、王景虞、周禹锡、肖达因等一批蜀中名医，可谓群贤毕集，盛极一时。共招生 13 期，培养高等中医药人才 1000 余人，这些人后来大多数都成为中华人民共和国成立后的中医药领军人物，成为四川中医药发展的功臣。

1955 年国家在北京成立了中医研究院，1956 年在全国西、北、东、南各建立了一所中医学院，即成都、北京、上海、广州中医学院。成都中医学院第一任院长由周恩来总理亲自任命。李斯炽先生继创办四川国医学院之后又成为成都中医学院的第一任院长。成都中医学院成立后，在原国医学院的基础上，又汇集了一大批有造诣的专家学者，如内科专家彭履祥、冉品珍、彭宪章、傅灿冰、陆干甫；伤寒专家戴佛延；医经专家吴棹仙、李克光、郭仲夫；中药专家雷载权、徐楚江；妇科专家卓雨农、曾敬光、唐伯渊、王祚久、王渭川；温病专家宋鹭冰；外科专家文琢之；骨、外科专家罗禹田；眼科专家陈达夫、刘松元；方剂专家陈潮祖；医古文专家郑孝昌；儿科专家胡伯安、曾应台、肖正安、吴康衡；针灸专家余仲权、薛鉴明、李仲愚、蒲湘澄、关吉多、杨介宾；医史专家孔健民、李介民；中医发展战略专家侯占元等。真可谓人才济济，群星灿烂。

北京成立中医高等院校、科研院所后，为了充实首都中医药人才的力量，四川一大批中医名家进驻北京，为国家中医药的发展做出了巨大贡献，也展现了四川中医的风采！如蒲辅周、任应秋、王文鼎、王朴城、王伯岳、冉雪峰、杜自明、李重人、叶心清、龚志贤、方药中、沈仲圭等，各有精专，影响广泛，功勋卓著。

北京四大名医之首的萧龙友先生，为四川三台人，是中医界最早的学部委员（院士，1955 年）、中央文史馆馆员（1951 年），集医道、文史、书法、收藏等于一身，是中医界难得的全才！其厚重的人文功底、精湛的医术、精美的书法、高尚的品德，可谓“厚德载物”的典范。2010 年 9 月 9 日，故宫博物院在北京为萧龙友先生诞辰 140 周年、逝世 50 周年，隆重举办了“萧龙友先生捐赠文物精品展”，以缅怀和表彰先生的收藏鉴赏水平和拳拳爱国情怀。萧龙友先生是一代举子、一代儒医，精通文史，书法绝伦，是中国近代史上中医界的泰斗、国学家、教育家、临床大家，是四川的骄傲，也是我辈的楷模！

追源溯流　振兴川派

时间飞转，掐指一算，我自 1974 年赤脚医生的“红医班”始，到 1977 年大学学习、留校任教、临床实践、跟师学习、中医管理，入中医医道已 40 年，真可谓弹指一挥间。俗曰：四十而不惑，在中医医道的学习、实践、历练、管理、推进中，我常常心怀感激，心存敬仰，常有激情冲动，其中最想做的一件事就是将这些中医药实践的伟大先驱者，用笔记录下来，为他们树碑立传、歌功颂德！缅怀中医先辈的丰功伟绩，分享他们的学术成果，继承不泥古，发扬不离宗，认祖归宗，又学有源头，师古不泥，薪火相传，使中医药源远流长，代代相传，永续发展。

今天，时机已经成熟，四川省中医药管理局组织专家学者，编著了大型中医专著《川派中医药源流与发展》，横跨两千年的历史，梳理中医药历史人物、著作，以四川籍（或主要在四川业医）有影响的历史医家和著作为线索，理清历史源流和传承脉络，突出地方中医药学术特点，认祖归宗，发扬传统，正本清源，继承创新，唱响川派中医药。其中，“医道溯源”是以民国以前的川籍或在川行医的中医药历史人物为线索，介绍医家的医学成就和学术精华，作为各学科发展的学术源头。“医派医家”是以近现代著名医家为代表，重在学术流派的传承与发展，厘清流派源流，一脉相承，代代相传，源远流长。《川派中医药源流与发展》一书，填补了川派中医药发展整理的空白，是集四川中医药文化历史和发展现状之大成，理清了川派学术源流，为后世川派的研究和发展奠定了坚实的基础。

我们在此基础上，还编著了《川派中医药名家系列丛书》，汇集了一大批近现代四川中医药名家，遴选他们的后人、学生等整理其临床经验、学术思想编辑成册。预计编著一百人，这是一批四川中医药的代表人物，也是难得的宝贵文化遗产，今天，经过大家的齐心努力终于得以付梓。在此，对为本系列书籍付出心血的各位作者、出版社编辑人员一并致谢！

由于历史久远，加之编撰者学识水平有限，书中罅、漏、舛、谬在所难免，敬望各位同仁、学者提出宝贵意见，以便再版时修订提高。

中华中医药学会　副会长

四川省中医药学会　会　长

四川省中医药管理局　原局长　杨殿兴

成都中医药大学　教授、博士生导师

2015 年春于蓉城雅兴轩

彭序

人生可以因偶然因素而改变。少年时代我见家人患急性肾炎，经镇卫生院静脉点滴、口服抗生素、激素、利尿剂等治疗3月余未痊愈，服药时面部、下肢水肿症状及尿蛋白好转，停药很快又复原，医生一筹莫展。后又转投民间中医治疗，经服用中药2月余而痊愈（从未复发过）。我见中医如此神奇，又目睹亲友邻里之中患各种疾病者颇多，急需医药救治，毅然而立学中医之志。等到学医数年，方知医道之玄妙，因而一方面勤求古训，博采众方，同时仰慕那些以大慈恻隐之心救治民众疾苦、全心全意为患者服务的前辈大师。

彭履祥老师生长在中医世家，其祖父、叔父、舅父和岳父皆是中医。他少年随父攻读儒书，18岁团馆教书。无奈当时兵荒频仍，时疫流行，两年之中，七口之家，仅存父子二人。“感往昔之沦丧，伤横夭之莫救”，二十岁时毅然学医，活人济世。所幸，舅父徐立三是位学识渊博、经验丰富、治学有方、誉满蜀中的名中医，见彭师志诚心切，遂收为门下。彭师攻读岐黄五载，随师临证三年，理论临床融会贯通，得师嘉赞，遂留聘“中医授业学塾”执教。蒙师徐立三资助，彭师于1941年考入“四川国医学院”深造，受李斯炽、邓绍先等名师指点，学业大进，名列前茅。业满悬壶梓里，为人治病，不辞辛劳，屡起沉疴，拯救厄危，声名鹊起，求诊者络绎不绝。

彭师对疑难杂症多从痰、郁立论，以善治顽痰怪症而驰名，享誉八方。吾虽无缘躬趋身前，聆听教诲，但却有幸参加四川省中医药管理局组织的《川派中医药名家》系列丛书的编写，能将彭师数十载传道授业、治病救人经验收集整理传于后人，如果对立志献身中医事业的同道能有所裨益，对患者的健康能有所帮助，则我们的心愿足矣。

成都中医药大学教授、博士生导师

彭顺林

2018 年 4 月

杨序

彭履祥大师，秉承家学渊源，博涉兼采，三世业医。又经“四川国医学院”系统学习，更受李斯炽等前辈导师教诲，深得首肯。他最重视读书与临证，饱学多验，德才兼备，罕有其匹。尝读诸子百家医药书破百卷，尤以“四大经典”为必读，并详释了“学用《伤寒论》的体会”，主张灵活裁用，且须烂熟于心。他强调读书要“苦读硬背”，总结出“由深入浅法”；反对“学医伊始，就上临床，以图速效，不求深造”的速成观。要求德与艺结合，教与学结合，理论与实践结合，方能为今后教学、临床、科研打下坚实基础。

彭师的突出学术思想在于：怪病治痰，开郁理气。喜用经方辨治疑难杂证和善用时方治疗时令湿热病、急重症，如暑痉、象皮肿之属，并自创利湿、散寒、温经法新方三首。他不仅精晓内科，更能通治妇儿之疾。所撰写的“痰饮学说及其临床应用”，是其点睛之作，阐述较详。论治痰饮，认为“饮为痰之始，痰为饮之变”，故其质饮清、痰稠，且为病多端，怪症百出，并将痰饮病的特征归纳为四点。辨证上分为“滞于肌体”和“干及脏腑”，治当祛痰逐饮法与其他治法同时并用，体现了辨证的独特性和诊治的灵活性，颇启后学。

彭师治郁调气，撰有“郁证浅谈”和“调气法的的运用体会”之文，重点谈气血、痰湿、肝脾郁滞。治以调气为先，解郁祛痰为法，创立了独具特色的郁病学说，提出了降逆、行滞、开郁、益气等法。在“对一些疑难杂证的认识”文中，尤其将百合病的特点归为三类，并与五种病证鉴别诊治，实为经验之谈。彭师论方，最突出的成就是以小半夏汤为基础方，逐步化裁，演变成107首方，堪为制方典范。尤其临证救治各种急难疑重病例达170余案，范围之广，化裁之活，堪称一绝，实乃书中精华。这些全是彭师亲手所诊的实案记录，说理明晰，弥足珍贵。案中辨证之精到，用方之奇妙，疗效之卓著，活人甚众，令后人受用不尽。誉其为“治痰解郁大师”，当之无愧也。

彭师一生，传道治学，谦虚严谨，育才万千；治病救人，贵贱等同，振痌无数。其敬业奉献的崇高品质，值得我们永远学习！彭师高尚的医德风范及精湛的诊疗技术，其学或可企，而其人不可及。后之学者若能将彭师的学术思想、临床经验发扬光大、永世传承而广施仁术于民，造福苍生，则医道幸甚！乐为序。

成都双流区卫生职业教育培训中心

主任中医师　杨永忠

2018年4月

编写说明

本书由四川省中医药管理局批准立项，收集、整理蜀中已故名老中医彭履祥老师的学术思想、临床经验，使之发扬光大，世代传承，造福人类。

在编写过程中，我们通过查阅资料，调查走访，网络搜索，将杂志、书刊上公开发表的或内部刊物上登载的，或尚未发表、新撰写的有关彭师的医学文章进行收集、整理、编辑，重复者删之，缺失者补之，力求保持彭师的主要学术思想和临床诊治特色。

彭师一生，钟情经典，素好经方。但因教学与临床工作十分繁忙，又担任一定的行政职务，常开会、外出学习交流等，无暇写作专著奉献给读者，是为憾。

因彭师生前的处方手稿及照片较少，加之年代太久，大多保管不善而散失、模糊。文前彩图为其儿子、儿媳提供。虽量少尤精，可以窥见彭师的风采。

本书按省中医药管理局要求的统一格式编辑，书中内容分为六部分：

一、生平简介主要介绍彭师出生、学艺、求学的成长历程。调入成都中医学院（现成都中医药大学）后从事行政管理、教学和临床的主要经历。

二、临床经验以 12 篇论著为主，其中有论痰、论郁的，有治疑难杂病及治法方药等。其次是论立法选药及医案、医话，其中最为精华者，医案也。案中不乏疑难案、奇特案、危重案等，如脱眉案、嗜盐案、自汗案、阴吹案、狐疝案、暑痉案等均为久治难愈之疾，可见彭师学识之渊博，辨证之娴熟，用药之精到，且说理明晰，临证实用，对后学极具指导作用。

三、学术思想从五个方面重点阐释彭师的学术特点。即读书明理；坚持“读经典，做临床”而重疗效；辨证上对疑难病多从痰、郁着手；诊疗上主张脉症合参；治法上主要以理气、化痰、除湿、开郁为先。

四、学术传承。彭师传人甚众，现大多已无法知晓，本书仅选彭师少数弟子。他们在各自的岗位上广泛传承着老师的学术思想及临床经验，无论教学授徒，还是临证治病救人，均习用彭师之法及所学，广施于民，受益颇丰。

五、学术年谱。简要记述彭师一生学习、工作及成长的经历。

六、附录。主要列举“参考书籍”和“参考文献”，以备查阅。

参加本书编写的人员主要有：成都中医药大学附属医院科研部博士生导师彭顺林教授主持编写、审校；双流区卫生职业教育培训中心主任中医师杨永忠与天府新区太平中心卫生院副主任中医师杨建兵负责编写、编辑、审订；成都中医药大学在读研究生任全伟、何跃负责资料收集、整理、校对工作。其他原始资料、文章的写作、出处，均在书后的“参考书籍”“参考文献”中列出。若因资料不全，尚未一一列举者，请谅。

本书的编写，承蒙四川省中医药管理局及各级领导的关心指导，得到了彭师之子彭介寿、儿媳何国坚及众多门人的无私帮助，凝聚了所有编写人员的辛勤汗水，在此一并表示衷心的感谢！

鉴于收集、编写时间紧，加之编写者水平有限，书中有遗漏或不妥处在所难免。敬望读者提出宝贵意见，以便修订时加以更正。

编　者

2018 年 4 月

目　录

生平简介

一、个人简介

彭履祥（1909—1982），原名彭庆年，四川省遂宁县同盟乡文里村人。成都中医学院（今成都中医药大学，下同）教授，中共党员。

彭师生长在中医世家，其祖父、叔父、舅父、岳父皆是中医。少年随父攻读儒书，18岁团馆教书。兵荒频仍，时疫流行，两年之中，七口之家，仅存父子二人。“感往昔之沦丧，伤横夭之莫救”，20岁时毅然学医，活人济世。所幸，舅父徐立三，是位学识渊博、经验丰富、治学有方、誉满蜀中的名医，见其志诚心切，遂收为门下。彭师攻读岐黄五载，随师临证三年，理论临床融会贯通，得师嘉赞，遂留聘“中医授业学塾”执教。蒙师资助，于1941年考入“四川国医学院”深造，受李斯炽、邓绍先等名师指点，学业大进，名列前茅。业满悬壶梓里，为人治病，不辞辛劳，屡起沉疴，拯救厄危，声名鹊起，求诊者络绎不绝。

二、担任职务

1956年奉调成都中医学院任教。1959年加入中国共产党。曾任成都中医学院内科副主任、主任，中基教研组主任、医学系副主任、成都中医学院学术委员会副主任、中共成都中医学院党委委员，中华全国中医学会理事，中华医学会四川分会副会长，中华全国中医学会四川分会副会长，四川省政治协商会议委员、常务委员。1978年获我国首批中医教授职称，担任国务院学位委员会学科评议组委员。

三、教学育人

自1956年成都中医学院创办以来，彭师一直在该院担任教学、临床与临床带教工作，为国家培养了一大批中医药杰出人才。他含辛茹苦，呕心沥血，治学严谨，一丝不苟。亲自编写、讲授中医内科学，主讲内经、金匮等典籍专著。讲课能深入浅出，循循善诱，理论联系临床，学以致用，深受学生爱戴。临床带教时，要求学生“必须以理法指导方药，练好辨证施治基本功。临床不但要学老师遣方用药，更重要的是学老师诊察疾病、辨证立法、遣方用药的理论依据。如果只抄录一方一药，忽视了理法指导临床，就可能成为头痛医头或以药试病的医生”。他带实习，总是先让学生运用理法方药独立诊病，然后自己再诊，加以点拨。他语重心长地说:“不直则道不见，只有严格磨炼，才能培养出具有真才实学的学生。”“文革”动乱，学院停课了，他就到蒲江县缺医少药的乡村，一面培训农村医生，一面采药治病，与当地人民风雨同舟，甘苦与共。1970 年夏天，在蒲江县寿安镇，为抢救一位“钩端螺旋体病肺出血”农民，他慷慨地掏出自己的钱买回犀角和紫雪丹，使之得救。1972 年 6 月，在南充带学生实习，天气炎热，诊务繁忙，他累病了，口吐鲜血，仍坚持给群众诊病和带教学生。彭师几十年如一日，勤勤恳恳，孜孜不倦地工作。无论给干部还是群众治病，一视同仁，和蔼接待，精心治疗，废寝忘食。不论是带助手、实习生，还是带研究生、进修生都毫无保留，悉心传授。他常借郑板桥“新竹高于旧竹枝，全凭老干为扶持。明年再有新生者，十丈龙生绕凤池”的诗句，表达他为培养新一代竭尽绵力的赤诚之心。直至他卒中昏仆前，还在进行“怎样搞好临床教学”的讲说。他的这种赤诚之心，为报效中华而鞠躬尽瘁，受人景仰，更迎来了硕果满园，桃李芬芳。

四、学术主张

20 多年来，彭师先后主讲内经、金匮、中医内科学、各家学说等课程。他教学与临床相长，理论与实践并重，学验俱丰，日臻上乘。1958 年“成都会议”期间，曾随李斯炽院长，为毛泽东主席诊脉治病。他治学严谨，医理精深，善于治疗疑难杂症，尤其对痰饮学说和调气开郁理论独有见解。他主编了成都中医学院教材《中医内科学》并担任《金匮要略选读》统编教材顾问。1977 年应卫生部邀请，赴北京讲学，并先后前往陕西、云南、贵州等省市医药院校做学术报告。他主要的学术论文有“小半夏汤的研究”“痰饮学说及其临床应用”“从一些疑难症的治疗看中医辨证施治的重要性”“调气法的运用体会”“漫谈学习《伤寒论》的体会”“论全真一气汤的证治”“百合地黄汤治疗瘿气”“郁证浅谈”“漫谈《金匮》湿病的辨证论治”等。“宝剑锋从磨砺出，梅花香自苦寒来”，可为彭师医林生涯五十春秋之真实写照。彭师一生敬业奉献，长期耕耘在临床、教学岗位上，为人治学，高风亮节；熟谙经典，随口拈来；博学多识，享誉四方。他留给我们的宝贵财富，我们将永远铭记、传承。

临床经验

川派中医药名家系列丛书

彭履祥

一、医论精选

（一）痰饮学说及其临床应用

痰饮学说是中医学的重要组成部分，在浩瀚的医籍中有不少记载。临床各科许多疾病都有痰饮的证候表现。近年来各地在对常见病、多发病的研究过程中，也将痰饮作为一个症状或一种病因进行探讨，并取得了一定的进展。本文拟从痰饮学说的起源、发展及痰饮病的辨证论治，谈谈体会。

1. 痰饮学说的起源及其发展情况

痰饮学说肇始于《内经》。该书中虽无“痰饮”一词，但有“水饮”和“积饮”的记载，实际上是指痰饮。后汉张仲景在《内经》理论的基础上首创“痰饮”病名。所著《金匮要略》一书专立“痰饮咳嗽病脉证并治篇”，原文共四十一条，分痰饮、溢饮、悬饮、支饮四大类，治有四大法、十九方，其中以苓桂术甘汤作为治疗痰饮的代表方剂，为痰饮学说奠定了基础。据考，唐以前的“痰”字，作“淡”字解释。如《脉经》《千金翼方》等书将“痰饮”作“淡饮”。唐慧琳所著的《一切经音义》说：“淡饮，谓胸上液也。”按古义“淡”字与“澹”通，系水饮动摇之意。《说文》谓：“澹，水摇也。”这与仲景所论之痰饮的含义是一致的，但与后世医家所论的痰证则有区别。诚如《杂病广要》中提到：“古方详于饮而略于痰，后世详于痰而略于饮。”在中医文献里，不仅痰与饮有所区别，而且有广义和狭义的区别。狭义的痰饮，一般是指聚于胃，关于肺，以喘唾、呕吐之清稀浊沫，或患者自觉喉间、胸膈等处阻塞，如有物状，以及肠间沥沥有声等；广义的痰饮，是指人体脏腑失调，经络、营卫气机不利，三焦水火之道路不得畅通，以致人身津液一小部分停滞于任何部位，被阳气煎熬而成稠浊黏液而言，故医籍中有湿痰、食痰、燥痰、郁痰、老痰、热痰、风痰、寒痰、虚痰、气痰、惊痰、痰核、巴骨流痰等名称。

在隋唐以前，痰与饮无明显的区别，直至宋代杨仁斋《仁斋直指方》乃将痰与饮分而为二。从此以后，一般医家多宗其说，认为稠浊者为痰，清稀者为饮；一为火燥，一为寒湿。故云“痰之与饮，其由自别，其状亦殊，痰质稠黏，饮为清水”和“阳盛阴虚则水液煎熬而成痰，阴盛阳虚则水津聚而为饮”等说。隋唐以来，对痰饮病的认识较前人有了发展。《巢氏病源》《千金方》《外台秘要》等书，对痰饮的病因病理及辨证治疗都有了新的认识。例如《诸病源候论》说：“痰病者，由气脉闭塞，津液不通，水饮气停在胸腑，结而成痰。”又说：“痰水在于胸膈之上，又犯大寒，使阳气不行，令痰水结聚不散，而阴气逆上，上与风痰相结，上冲于头，即令头痛，故云膈痰，风厥头痛。”并立治疗痰饮头痛方八首。《千金方》载有陷胸汤治“淡饮”在心下，筑筑而悸，短气而恐；半夏汤治痰饮辟气吞酸，并忌海藻、肉、冷水、血类等食物。

宋元时代，随着中医学的发展，痰饮学说也相应得到了进一步发展。《圣济总录》提出：“三焦气涩，脉道闭塞，则水饮停滞，不得宣行，聚成痰饮，为病多端，善疗此者，要以宣通气脉为先。”脉道闭塞，津液不通是形成痰饮的主要原因。陈无择在《三因极一病证方论》又做了阐发。他说：“内有七情汩乱，脏气不行，郁而生涎。外有六淫侵冒，玄府不通，当汗不汗，蓄而为饮。或饮食过伤，嗜欲无度，运动失宜，津液不行，聚为痰饮。”这些认识为痰饮学说的发展开辟了新途径。元人王隐君对“顽痰怪症”更有研究。他说：“痰证古今未详，方书虽有五痰诸饮之异，而莫知其为病之源。内外为病百般，皆痰所致。”史载之还认为，世人疾病其所以残伤性命，无甚于痰涎，云：“世知医者，乃有见之而不能见识，或有识知而不能治。此不幸之人，其残伤夭横者，不可胜数。”主张：“善为医者，临事制宜，临机应变，审当轻重，涎多者吐之，涎少者下之。”王、史二氏对痰的危害都有深刻的认识，而史之治痰较为全面。在同一时代的刘、张、李、朱四大家，对痰饮的认识也各有见解。如张子和治痰常用吐下两法，取“在上者，因而越之；在下者，引而竭之”之义。朱丹溪认为治痰应根据痰在人体的不同部位和痰的性质而定。他说：“脾虚者，宜补脾气，清中气，运痰降下，二陈汤加白术之类，并用升麻提起。痰在胁下，非白芥子不能达；痰在皮里膜外，非姜汁、竹沥不可导达；痰在四肢，非竹沥不能开。痰结核在咽喉中，燥不能出入，用化痰药，加寒咸软坚之味。风痰病，必用风痰药。”朱氏在前人的基础上，对痰病的辨证治疗又进了一步，较王隐君用滚痰丸通治一切痰病的学术思想，有了进一步的发展。后来王节斋沿仲景治气虚有痰用肾气丸，补而逐之的理论，提出“痰之本，水也，源于肾”，故有“肾为生痰之本，肺为贮痰之器”的说法。

明清时代，对痰饮病的生成及其治疗的认识，日趋系统完善。如明人张景岳认为：“痰有虚实，不可不辨。善治痰者，唯能使之不生，方是补天之手。”辨证侧重顾本，以杜绝生痰之源，因而从症状治疗进入了病因的预防治疗，这是前人所不及的。清人喻嘉言对痰病的认识、诊断、治疗更为全面。他说：“若五经不并行，一有瘀蓄，即为江河迴薄之处，秽浊丛积，水道是隘，自所不免。”他还批评那些见痰治痰，不分寒热虚实，一律以辛燥之剂者，是愚医妄用。在总结经验的基础上，提出了实脾、燥湿、降火、行气为治痰常法。同时，制定了治痰的吐禁十二则、药禁十则、律三条，以开后学之聋聩，为临床治疗各科痰病积累了丰富经验。清代温病学家叶、薛、吴、王和俞根初等对湿痰、热痰、燥痰更有新的认识，特别是对湿热逗留气分郁而生痰以及痰热浊邪内蒙包络清窍而出现的谵语、烦乱、神昏等症有了新的发展，习用分消上下（宣上、开泄、淡渗）、清热涤痰、开窍辟秽之法，从而取得较好的疗效。

就目前的情况来看，在痰饮病防治方面的研究，大都是局限在对狭义“痰”的方面，而对广义的痰饮病研究较少。事实上，痰饮病在中医学涉及面很广。因此，痰饮学说是一个值得研究的题目。

2. 痰饮的生成

痰饮为水液停聚而成。人体在正常生理情况下，水液的输布排泄，责在肺、脾、肾三脏气化运行不失常度。以肺主气而通调水道，下输膀胱；脾为胃行其津液，以灌溉于全身内外；肾为水脏，主蒸腾化气，司开阖行水。所以《素问·经脉别论》说：“饮入于胃，游溢精气，上输于脾，脾气散精，上归于肺，通调水道，下输膀胱，水精四布，五经并行。”可见水液运行与脾、肺、肾有密切的关系，水谷精微之“精专者入于脉中而为营气，其以剽悍者行于脉外而为卫气”。营卫和调，上输下注，内营脏腑，外则充肤热肉，濡润筋骨。其浊液废水被气机推荡，随汗、尿排除，故无水液潴留、痰饮停聚之患。

痰饮的生成，首先责在正气不足，脏腑功能失调。其中肺胃脾肾四者最关重要，若一处失调，则相互影响，导致水液停滞。四者之中，又以脾气为主。如果脾气的运化失司，不能尽散水津上归于肺，以敷布全身内外，濡养百脉，则肺气不能正常下降，三焦之决渎迟缓，气亦不能下交于肾，肾气不能照常泌清别浊，以尽涤其水。残留水液，停滞中焦，泛溢表里，即可积液为饮，煎熬成痰。兼之感伤风燥、寒凝、暑烁、湿滞，以及玄府不通，当汗不汗；或饮食过伤，嗜欲无度，起居失宜；或冒雨贪凉，汗出涉水；或所求不遂，情志抑郁，暴怒气逆等，影响气机出入，致使津液潴留，凝聚于所虚之处，内伏于脏腑经络隐僻空隙之间，溢于肌腠筋骨、皮里膜外，上逆于头脑颠顶，下注足胫，无处不到，日积月累，遂为顽痰怪症。正如《仁斋直指方》说："气结则生痰，痰盛则气愈结。"《医碥》说："痰本吾身之津液，随气运行，气若和平，津液流布，百骸受其润泽，何致成痰为病。苟气失其清肃而过于热，则津液受火煎熬，转为稠浊；或气失其温和而过于寒，则津液因寒积滞，渐至凝结，斯成痰矣。"这里说明气滞、气虚和寒热失常都是形成痰饮的重要原因。古人认为痰与饮同源异名，即饮为痰之始，痰为饮之变。实则二者之间，既有相同的一面，亦有不同的一面。皆因气机不利，决渎停滞，水液积结而成。饮的产生主要是由脾虚而涉及肾，其质清稀，多停积于胃肠，上射于肺，旁及胸胁，外溢于肌腠。痰之生成，则由脾虚生湿，与风、寒、火邪相结而成，责在五脏之伤。痰质稠浊，其性来去无定、聚散无常，遍及于全身内外，为病多端，怪症百出。

总之，痰饮的产生，外因暑湿寒热，内因饮食劳欲，或七情所伤，以致脾肾肺胃等脏腑的健运失司，三焦气机不利，或气血营卫运行不畅，而水谷精微不得输布周身，故津液停积，变生痰饮。

3. 痰饮的临床表现及治法

痰饮病的临床表现比较复杂，因痰随气行，无处不到，故有"百病中多有兼痰者""痰生百病""怪病多痰""顽痰怪症"等说。虽然如此，但也有它的特点。结合个人临床点滴体会，认为痰饮涉及范围虽广，总不外经络与脏腑两大类。症状虽多，归纳起来有以下特点：①面色鲜明或萎黄，目胞暗黑，皮下有绵软包块，素盛今瘦，或素瘦今肥，其形如肿，小便自利，脉多弦滑。②头重晕痛或掣痛，休作无时，走窜不定，肢体麻痹冷痛，咽中如有炙脔，喘咳呕吐，心下痞冷，胁肋胀痛。③心悸失眠，恐惧畏人，癫狂痴呆，甚则骂詈不识人，昏厥瘫痪。④病程日久，诊断难明，服他药无效，病久不愈，而形体不显大衰。以上表现（不是完全具备），多属痰饮。

本病总的治疗原则，应以理气祛痰、调中涤饮为主，使气机通利条达，水津敷布，痰散饮消。由于该病往往兼杂其他病因或与其他疾病彼此影响，互为因果，故在治疗中，常将祛痰逐饮法与其他治法同用，如燥湿利痰、清热化痰、祛风化痰、开窍涤痰、理气泄痰、攻坚导痰、温阳豁痰、泻下逐痰、健脾消痰、豁痰蠲饮等。下面分述痰饮病的临床表现及治疗。

（1）经络痰饮　系指痰（饮）随气行，循经注络，流滞肢体者。

①痰在肌腠：遍身皮下可触及大小不等的结节或绵软包块，不红不肿，不痒不痛，亦不化脓，甚则肌肤顽麻，经久不消，宜利气散结，可用二陈汤加白芥子、莱菔子、甲珠之类。若皮下结块红肿灼热或疼痛，面生结疮，属气结痰滞、郁而化热之象，宜祛风化痰，仍以二陈汤加黄连，重用僵蚕（即化坚二陈汤），或用化痰丸。若日久不消，多肝脾气血亏虚，不能推荡经络痰核消散，又当补养气血，佑以祛痰，可用归芍六君子汤加白芥子、鹿角霜。

②留滞肢体：痰随经络流滞肢体，初起局部顽麻冷痛，渐则痛不可忍，或腰膝、或腿胯不能转侧屈伸，重着不移。虽大剂温经散寒之品内服外用，其痛仍不解者，系湿痰留滞肢体之征，久则酿成阴疽附骨。治宜温燥寒湿、祛风化痰，可用玉真散淡酒送服。

③上逆头脑：痰涎上逆头脑，可出现头目眩晕、偏正头痛、口眼歪斜、头发脱落等症。若胆胃郁热生痰，随经上逆，干涉清阳，症见头目眩晕、口苦耳鸣、虚烦不眠、惊悸多梦、舌质尖红、苔白或微黄、脉弦滑者，治宜清气化痰，可用导痰汤加竹茹、黄芩。若头眩足软，语言謇涩，再加菖蒲、麦冬、黄连。

若风痰上冲头脑，偏头疼痛或引一侧颜面皆疼，或口眼蠕动，反复发作，日久不愈者，可用玉真散加僵蚕、蝉蜕、蒺藜子祛风豁痰。

若寒痰上攻，头脑冷痛，虽炎夏亦喜重棉包裹，喜温而恶寒，痛剧时，常欲敲打为快。治宜散寒祛痰，可用青州白丸子。

若风痰上逆，阻闭经隧，致气血不能营贯于皮毛而脱发者，其症或皮胀痛，或头皮麻木作痒，或伴耳鸣眩晕，或仅头发脱落，余无所苦，更无血虚、血瘀征象者，可从风痰论治，方用加减化痰汤以祛风化痰，通络养血。

④蕴结胸胁：胸胁之痰饮，有结在胸胁，有旁积季肋，有潴留胁下，有阻滞乳房，须针对痰涎留滞部位，以及所见证脉分别治疗。

结胸：面赤身热，头晕恶热，渴欲饮凉，饮不解渴，心下痞结，按之痛，得水则呕，小便短赤，脉洪滑者，为小结胸，是水饮郁结成热之象，宜苦辛通降，用小陷胸汤加枳实。若心下至少腹硬满而痛，手不可近者，为水热互结之大结胸证，宜泄热逐水，用大陷胸丸。

痃癖：痰饮结于季胁，以致季胁左右一筋突起，如指如臂，疼痛不已，按之有水声，方书称为痃癖，为饮与气结所致，可用阿魏丸开郁行气，消痰散结。

悬饮：若咳唾涎沫，咳引胸胁痛，或寒热如疟状，脉弦滑，为悬饮滞络之轻证。治当行气通络，降逆祛饮，用香附旋覆花汤。若胁下痛，咳则牵引剧痛，外无寒热证，脉沉滑，苔白滑者，为痰饮阻滞气机，用二陈汤加白芥子、青皮。若胁痛日久不已，兼见心下痞硬满，甚至疼痛剧烈，干呕短气，汗出不恶寒，为悬饮重证，可用控涎丹峻猛逐饮，使伏留于胁下之饮邪一扫尽除。

乳痰：妇女乳房生肿块，表面光滑，不觉痛痒，不与皮肤粘连，肤色不变，久不溃脓，逐渐长大，日久不消，有称为乳疬或乳癖。虽名称不一，但症状大同小异。总为肝郁脾虚，气滞痰结所致。治宜调肝理脾，祛痰散结。可用消乳核丸加茯苓、陈皮、山栀仁、桔梗、瓜壳、穿山甲之类，亦可用坠痰丸。

⑤深伏筋骨

痰涎内注筋骨：多由感受寒、湿之邪，阻闭肌腠、经络，津液停聚为饮为痰，不得外散下行，随经内注筋骨，故临床上有湿痰、寒痰之别。

湿痰：腰酸重，腿足软弱无力，逐渐漫肿，皮色不变，甚则游走肿痛。此湿痰内注筋骨，仍可用玉真散加防己、木瓜、灵仙根之类，祛湿豁痰。若下肢局部麻木冷痛，日久不已，亦不化脓，则属湿痰流注筋骨，将成附骨疽之象，治须温经通阳、祛痰散结，可用阳和汤。

寒痰：肾阳不足，外寒直中筋骨，使肾气不行，津液停聚成痰，关节冷痛肿大，腿胫肌肉消瘦，为寒痰深伏关节，治以散寒祛痰，可用二生汤加麻黄。兼见下肢厥冷，皮色黯黑，属寒痰凝滞，气血瘀阻，再加川乌、桂枝、南星，通阳活血，消痰散寒。若腰脊坠胀，重着如复物，冷痛遇寒则甚，宜温经暖肾，散寒祛痰，用煨肾散。

（2）脏腑痰饮

脾胃津液停滞，因病生痰，因痰致病，累及其他脏腑者。

①痰饮壅肺：有因气、湿、寒、热之不同，须分别讨论。

气痰：自觉咽中有物阻塞，咽不下吐不出，偶有痰涎咯出，苔白滑，脉浮缓。此为气郁痰结，俗称“梅核气”。治宜开郁散结，行气豁痰，可用半夏厚朴汤加减。

湿痰：由于胃浊脾湿生痰，上逆犯肺，以致肺失清肃，发为咳嗽痰多、苔白脉缓者，治宜利气调中祛痰，以二陈汤为主随证加减。若因中下二焦气虚，痰涎上壅，肺失宣降，肾失摄纳，发为咳喘者，又宜补益肺肾，用人参胡桃肉汤。若胸中痞满，咳呕痰多无热证者，则宜和胃逐痰，用皂荚丸。若喘咳气逆不得平卧，痰涎涌出者，可用泻肺和胃之葶苈大枣泻肺汤。若咳喘日久不已，脉虚涩，为肺肾精气不足，宜金水六君煎加减。

寒饮：由于脾阳不足，不能输布水津，以致水停心下，再感外寒，成为外感发动内饮。症见咳逆倚息不得卧，其形如肿，干呕，发热而喘，吐稀涎，胸满，苔白滑，脉浮紧。当解表蠲饮，宜小青龙汤。若无外寒，仅系脾胃阳虚，寒饮停聚胃中，胃气上逆，咳嗽呕吐痰涎，胸痞。治当降逆涤饮，宜小半夏加茯苓汤再加厚朴、杏仁。若胸腹满胀，呕吐气逆，咳喘吐痰涎，苔白，脉弦缓者，此属中虚肝胃气逆，可用和胃祛痰，调肝降逆之苏子降气汤。

热饮：肺胃气郁，痰热互结。症见口苦咽干，痰稠，苔黄腻，音哑。此为暑热刑金，即叶天士所谓“金实则无声”，宜清肺化痰，用二母散加大力、桔梗。若喘咳息促，吐稀涎，音哑，苔白黄、津液满布，脉洪数，以右脉为甚，此为热饮，宜清热涤饮、利气平喘，用麻杏石甘汤。

②痰饮滞脾：有伤脾阳、伤脾阴、肝脾两伤之不同，须分别论治。

伤脾阳：背冷如掌大，胸中痞闷，形寒短气，眩冒，咳唾涎沫，面色黯黑，苔白滑，脉偏弦。此脾阳伤损，寒饮停聚心下。治以温中降逆，用苓桂术甘汤加半夏、生姜。

伤脾阴：咳吐稠黏黄痰，大便秘结或稀涎，口燥舌干苔少，脉虚数。此乃脾阴不足，痰热中阻，治宜调中祛痰，用麦门冬汤。

肝脾两伤：咳嗽痰多，四肢困倦，气短懒言，多梦难眠，胸胁不舒，苔白，脉弦缓。此脾虚痰滞，血虚肝郁。宜理脾祛痰，调肝养血，方用归芍六君子汤。

③寒饮伤肾：有中虚及肾与肾虚积饮两类。

头目眩晕，心悸怯冷，手足厥逆，吐泻痰涎，日久不愈，脉沉滑者，为中虚及肾，水停成饮，宜温肾祛痰之三生饮。若腰脊酸痛，畏寒足冷，小腹拘急，小便不利，舌质淡，脉沉迟者，乃肾气虚，不能化气行水，水聚为饮，宜温肾化气之金匮肾气丸。

④痰饮扰心：有心阳不足，有气郁痰结，有痰热蒙闭。

心阳不足：胸中痞满，痹痛短气，不得卧，甚则胸痛彻背。此心中阳虚，痰饮上逆，阻痹气血。治当辛温通阳，祛痰蠲饮，用瓜蒌薤白半夏汤加桂枝、茯苓、陈皮。

若面色皖白，头眩心悸，手足厥冷，脉弦滑。此中阳虚弱，寒饮凌心，治宜通阳涤饮，用茯苓甘草汤加白术、半夏。

气郁痰结：表现情绪苦闷，神志呆钝，语无伦次，哭笑无常，秽洁不分。此由情志不遂，气郁日久，津液郁滞成痰，痰涎上逆心包。先用三圣散或巴矾丸涌吐痰涎；继用半夏茯苓汤加厚朴、杏仁、菖蒲，和中利气，开窍化痰，以驱余邪；或用导痰汤加白附子、僵蚕、黄连等。此法用于治疗“病毒性脑炎”，取得了良好效果。

痰热蒙闭：常见烦躁易怒，骂詈号叫，不避亲疏，不食不饥，弃衣裸体，逾垣上屋，不一而足，此为痰热上攻心包，心神不宁。初起先服瓜蒂散涌吐胸中之痰。若大便秘结，面目俱赤，彻夜不眠，或呕吐痰涎，此热邪壅滞，煎熬津液，结为老痰、顽痰，则宜峻猛逐痰，可服礞石滚痰丸以竹沥汤送下。

若突然昏倒，四肢抽搐，面色苍白，牙关紧闭，口流涎沫，怪声怪叫，少顷醒如平人，屡发无常，此为痫证之属痰者，可用定痫丸加马宝以开窍豁痰。若发热昏愦，谵语烦乱，或呕吐痰涎苦水，苔黄厚而腻，脉滑数，此为湿热郁结成痰，上蒙清窍，阻蔽心阳，宜清热涤痰，避秽开窍，可用菖蒲郁金汤。若小儿卒然昏厥，惊叫抽搐，满口痰涎，喉间常闻痰声辘辘，多系小儿肝阴不足，偶感外邪，复遇惊吓，扰动肝阳，化火生风，风痰上蒙心神，治须清热化痰，通窍息风。可用清热化痰汤加入僵蚕、钩藤之类。

⑤痰涎流滞胃肠：有在胃在肠、偏寒夹热之异。

胸膈满闷，呕吐痰涎，甚至食入即吐，此胃阳不足，饮停胃中，随气上逆胸膈。宜温胃散饮，可用小半夏汤为主。随饮之高下、寒热虚实之多少而随证加减。

如似呕不呕，似喘不喘，似哕不哕，胸中愦愦无奈者，为饮停胃之上脘，将生姜捣汁，冲入小半夏汤内。如干呕吐逆吐涎沫，此中寒之象，干姜易生姜，以温胃散寒。

若因恶阻而呕吐涎沫不止，再加人参益气补虚。如干呕噫气，去生姜，加橘皮以行气降逆。

呕吐涎沫而喘满者，此寒饮聚胃关肺，加茯苓导饮下行。如兼彻夜难眠者，去生姜，加秫米，燥湿涤饮。

如兼头痛干呕吐涎沫，此中阳虚寒，寒饮上冲颠脑，则加党参、吴萸、大枣之类。

若反胃呕吐涎沫者，则去生姜，加党参、蜂蜜。

若胃阳虚寒，饮食积滞不消，则加茯苓、丁香。如舌赤心烦，呕吐不止，此胃中湿热生痰，胃气上逆之象，则去生姜，加竹茹、黄连、枳实。

如胸满闷，欲吐不吐，呼吸阻隘，此必痰食积结于胃之上脘，当用涌吐之法，宜瓜蒂散之类。

如咳喘腹满，大便闭结，腹痛，此痰食积结胃肠之实热证。宜疏导胃肠，荡涤痰食，用厚朴大黄汤。

若腹满，口舌干燥，肠中辘辘有声，大便闭结，有时溏泻涎沫，此肠中痰热积结，治宜祛逐热饮，用己椒苈黄丸。

总之，痰饮导致的疾病十分广泛，临床表现特别复杂，因痰之与饮，俱有寒热之分，亦有虚实之别，但痰病热多而寒少，饮病寒多而热少。只须掌握其特点，从症状表现寻求起因，追溯其演变过程，辨别其虚中之实，实中之虚，分析其兼夹证候，熟悉其各种祛痰涤饮之法，针对病性、病位，随证遣方用药，虽不能尽愈痰病，庶不至草菅人命。但有一点值得注意，凡过于滋腻、收涩、酸敛、凝滞之品，均须慎用，恐用之不当，痰饮留恋不去，反增他患。

后学点按： 本文是彭师耗一生心血研究痰饮病的成果，于 1977 年 5 月 1 日发表，详尽地从痰饮病的源流、发展及痰饮病的生成、病因、病机，临床表现及证治，进行了全面的阐述。他在辨证上打破常规教材分型，不按痰饮、支饮、溢饮、悬饮分类，创造性地将痰饮病分为痰饮滞于躯体和痰饮滞于肢干及脏腑两大类，范围更广。其说理明晰，遣方精准，疗效确切。他认为：“痰饮导致的疾病十分广泛，临床表现特别复杂，因痰之与饮，俱有寒热之分，亦有虚实之别。但痰症热多而寒少，饮病寒多而热少。”我们必须掌握“痰随气升降，无处不到”的特点，从症状表现寻求起因，追溯其演变过程，辨别其虚中之实、实中之虚。分析其兼夹证候，熟悉其各种祛痰涤饮之法。针对病性、病位，随证遣方用药。虽不能尽愈疾病，庶不至草菅人命。但须注意，凡过于滋腻、收涩、酸敛、凝滞之品均应慎重。恐用之不当，痰饮留恋不去，反增他患。治疗本病总原则应以祛痰涤饮、温药和之为主，使气机条达，脾肾健旺，水津得布，方可痰祛饮消而病除。

彭师对古今治疗痰饮病理论和临床经验进行了凝练，使后学者不局限于传统的“四饮”范围，并详细论述无形之痰和有形之痰的特点，开阔了眼界。尤对肌腠、经络、筋骨、胸胁、上下、脏腑等部位的痰饮，提出了具体的证治与方药，对后学启发较大，便于遵循用之。该文被多本名中医经验集收录，如《名家中医临床汇讲》等。

附方：

（1）化坚二陈汤（《医宗金鉴》）：即二陈汤加黄连，重用僵蚕。

（2）化痰丸（《摄生众妙方》）：干丝瓜连子带，烧灰成堆，研末，枣肉和丸。

（3）痰核丸（《类证记载・痰饮》）：即硼砂、沉香、百草霜、贝母、钟乳粉、陈皮、茯苓、白术、甘草、苏叶、鹅管石、石膏，白糖和丸。

（4）保安万灵丹（《外科正宗》）：麻黄、羌活、荆芥、防风、细辛、川乌、草乌、苍术、川芎、石斛、全蝎、当归、甘草、天麻、首乌、雄黄，朱砂为衣。

（5）二生汤（《济生方》）：生附子、生半夏。

（6）三生饮（《局方》）：生南星、生川乌、生附子、木香。

（7）十枣三味丸（《外治》引许仁则方）：葶苈、杏仁、大枣。

（8）消乳痰丸（《杂病广要》引刘氏方）：半夏、莱菔子、生姜片。

（9）坠痰丸（《杂病广要》引《瑞竹堂方》）：黑牵牛、生硝、白矾，清水为丸。

（10）指迷茯苓丸（《指迷方》）：半夏、茯苓、枳壳、风化朴硝，姜汁糊丸。

（11）青州白丸子（《局方》）：天南星、白附子、半夏、川乌头。

（12）加味二妙散（《医宗金鉴》）：防己、当归、萆薢、黄柏、泽泻、牛膝、苍术。

（13）三因白散子（《三因方》）：滑石、半夏、附片。

（14）升阳益胃汤（东垣方）：原方去羌活、独活。用泡参、半夏、黄芪、白术、云茯苓、陈皮、防风、谷芽、甘草。

（15）金水六君煎（《景岳全书》）：二陈汤加熟地黄、归身。

（16）二妙散（《丹溪心法》）：黄柏、苍术、姜汁。

（17）半硫丸（《局方》）：半夏、硫黄。

（18）煨肾散（《证治准绳》）：猪肾、青盐、甘遂、花椒，温酒吞服。

（19）三圣散（《儒门事亲》）：防风、瓜蒂、藜芦、薤汁。

（20）巴矾丸（《医宗金鉴》）：巴豆、白矾。

（21）生铁落饮（《医学心悟》）：茯苓、茯神、天冬、麦冬、知母、胆星、橘红、远志、菖蒲、玄参、连翘、钩藤、丹参、辰砂、生铁落。

（22）定痫丸（《医学心悟》）：天麻、川贝、胆星、半夏、陈皮、茯苓、茯神、丹参、麦冬、菖蒲、远志、全蝎、僵蚕、琥珀、竹沥、姜汁、甘草。

（23）星香汤（《医宗金鉴》）：木香、南星。

（二）郁证浅谈

1. 起因

关于郁证的起因，历代医家分歧颇大，若从其病机实质来讲，则外感、内伤皆可导致。外感六淫，由表入里，阻滞经络腠理，营卫气机失去通畅；内伤七情，脏腑气血郁结不畅；饮食失节，脾胃气机伤滞，清浊升降失运，皆可成为郁证发生的原因。

若就郁证与其他疾病的关系而言，既可因他病而致郁，亦能因郁证而变生他病，务当察其先后，审其主从。所谓“知犯何逆，随证治之”“伏其所主，先其所因”，即是此意。

2. 证治举隅

（1）气郁　气郁实证，多见胸满胁痛、嗳气腹胀、脉沉而涩。治疗大法，宜开郁行气为主。但气郁之证，五脏皆有，而以肝、脾、肺三脏较多。肺主气，治节一身之气机，肺气郁滞，不仅本脏气机失于清肃畅达，出现喘促咳嗽，且肺气不降，脾亦失升，进而为痞为胀，气化不行，水道失去通调，可以为肿为饮。此皆肺气郁滞而导致他脏为病。肝为刚脏，性喜条达，在志为怒。肝气郁结，情志不舒，易怒气逆，不仅胸胁痞闷，且“木郁则泄水以贼土”，嗳腐吞酸，淋癃泄泻等症多作。肝郁化火，上行肺金，咳嗽、咯血接踵而至。脾胃为中土，主受纳水谷，运化精微，为后天之本，其志为思为意。若忧思不解，寒温不适，中气怫郁，脾失健运，不唯腹胀恶食、呕吐泄泻，久则由本脏累及四旁，诸虚百损，由此可成。

气郁之治，须分新久、因果、虚实。如新病气郁实证，当行气开郁为主，宜柴胡疏肝散；久郁致虚，气虚血滞，用当归补血汤调气和血；肺气郁滞而咳，宜上焦宣痹汤开泄宣发；肝气抑郁，宜四逆散方疏肝解郁；脾气郁结，当用柴芍六君子汤运脾开郁；若肝脾相因互郁，又当用逍遥散调肝理脾；肝肺气郁化火，则当加丹皮、栀子清肃降逆；脾肺气郁生痰，则宜蒌贝二陈汤调气豁痰。

（2）血郁　血循经脉，流畅不息，内灌脏腑，外营百骸，若风寒暑湿外袭肌表经络，七情内伤脏腑，或跌仆闪挫，皆能使血脉运行受阻。轻浅者，壅滞肌肤孙络，发为斑疹瘙痒。郁结脏腑，有形之瘀积不去，久则为块为瘕，无形之郁滞稽留，则可由血郁而气滞、血郁而痰结、血郁而食不化等种种错综复杂之病证。血郁既成，血寒则凝涩伤筋，阴疽寒毒，发于阴分为血疝石瘕。血热则火毒内蕴，经络隔阻，营卫壅滞，发于阳分为疮痈。血郁膈上，烦躁不宁，胸膈满痛，呃逆拒食，漱水不欲咽，小便不利，甚则昏愦惊狂；血郁于中，脘腹胀痛，手不可近，而及肠胃则吐血下血。热入血室，谵语发狂，淋漓尿血。凡此种种，皆由血郁为患。

所不同者，仅病位相异，寒热盛衰，虚实各别，或血郁而及气滞、痰结、食积等相因兼夹，见症不一。治之之法，当须分别而论，不可拘执一端。如血寒凝滞而致郁，治宜温经汤以温散；血热郁滞而致妄行，又当十灰散以清泄。若因劳伤努责，正虚血瘀久不能愈，只宜补阳还五汤活血调气；若跌仆闪坠，恶血留内，上冲攻心，则宜膈下逐瘀汤攻破逐瘀。若兼脾虚泄泻、羸瘦不禁等，不可峻攻猛逐，当用鳖甲煎丸缓中补虚，寓攻于补。如产后血瘀腹痛，用失笑、独圣之类，即是活血行瘀而不伤正气之妙法。

（3）痰郁　痰由脏腑津液运行受阻，伏留郁滞而成。或由外邪闭阻，或由情志抑郁，或饮食劳倦而致气机壅滞，津液不行，热煎寒凝，气滞痰结，痰证乃成。痰凝气闭则致痰厥，故而痰气互结最为常见。

痰郁于肺，气失清降，则为喘咳，治宜清降升提；痰郁膈间，痞满呕哕，宜涌吐之；痰郁肠胃，实者下之，脾虚者健运之；气痰交阻，胸胁痞胀，噫气不除，咽中如有炙脔，宜用半夏厚朴汤开郁理气；郁滞经络，则麻木冷痛，宜当归四逆汤温寒通涤；流滞皮里膜外，为核为块，宜痰核丸软坚消散；流注筋骨，冷痛不仁，败血腐骨，宜阳和汤散寒祛痰、通阳活血。至若瘰疬、痃癖、乳疬、骨痨诸症，亦属痰郁日久之转归，又宜分而治之。

（4）湿郁　湿为阴邪，其性黏滞重着，一有郁遏，易闭窍道，壅塞气机。雨露外湿由外中人，体内之湿由内所生，内外合邪，其势愈盛。

湿着于体，必随中气虚实不同而化热化寒。外湿中人，在上则头重目蒙，治宜麻黄加术汤微汗散之；在中则胸闷不饥，宜藿香正气散辛开通降；在下则足肿尿黄，宜加减木防己汤淡渗利湿；湿郁化热，蒙闭清窍，宜菖蒲郁金汤芳香化浊、开郁逐秽；湿滞经络，肢节疼痛，重着不移，宜中焦宣痹汤燥湿通络；湿滞肠胃，濡泻腹鸣，宜胃苓汤渗泄分利；湿热郁蒸，身黄溺涩，视湿热之偏盛，用茵陈蒿汤清之利之。饮食伤脾，为湿所困，腹胀便溏，宜平胃散温运燥湿；脾虚失运，水湿着于肾经，腰冷重如坐水中，宜甘姜苓术汤运脾制水；湿邪内陷，脾气不升，倦怠懒言，食少便溏，宜东垣清暑益气汤升阳除湿。至于湿热熏蒸，肺热叶焦，发为痿躄者，则属湿郁之变证。

3. 小结

综上所述，郁证因其病位、病性、病因、病势转归的不同，分类侧重各有所区别。然而，诸郁之间往往相互影响，彼此牵连，临证辨治既应“必先五胜，各司其属”，又当全面权衡，整体论治。具体治法虽多，当以调气为先，盖气行则血行，气运则津化，故血、痰、湿、食诸郁之治皆当结合调气之法。调气之法，逆则降之，滞则行之，结则开之，虚则补之，在上者达之，在中者调之，在下者消之。脾本中轴，肝为枢机，同为五脏津气升降敷布之关键，故调气治郁尤以调中、疏肝为要。此外，辨明病位，虚实兼顾，治有分寸，适可而止，也是治疗郁证必须遵循的重要原则。

后学点按：彭师善治郁证，因而著“郁证浅谈”。文中系统论述了郁证学说，为探索疑难病的病变规律、阐明气血津液的病变特点提供了新的认识。他指出，郁证的特点是“气、血、痰、湿、食、火诸郁相因，互为兼夹，寒热错杂，虚实并见。患者自觉痛苦难言，医者感到无从下手，临床所谓疑难杂病，不少指此而言”。这为后人治郁证提供了诊治经验。他主张“诸郁之治，调气为先”“开郁之法，以疏肝理脾为要”。彭师认为，引起郁证的原因不外外感六淫，阻滞经络；内伤七情，气血郁结；饮食失节，脾胃伤滞。正如《丹溪心法》:“气血冲和，百病不生；一有怫郁，百病生焉。”说明气机阻滞是郁证发病的关键。彭师宗丹溪“六郁”之说，从气、血、痰、湿、食、火郁入手，强调气郁为主。若气郁化火可致火郁；肝郁气滞，日久血瘀而成血郁；湿与痰均可困脾致脾失健运，胃失纳化而致食郁，故六郁之症见矣。彭师论郁，分析透彻，以五脏为基础，既论主证，又及兼证，理法俱备，堪可师法。

（三）漫谈《金匮》湿病的辨证论治

湿病，为病邪引起的一类急性热病。本病的特点是发病急骤，传变迅速，易耗气伤津。暑为阳邪，往往经多气多血的阳明胃经而出现高热、汗出、烦渴等症，即所谓“夏暑发至阳明”。另一方面，暑为阳邪，在天为热，在地为火，火邪舍于心，心气不足之人，暑邪最易直犯心包，而出现高热、神昏、肢冷的暑厥证。心营热盛的，则引动肝风，出现发热、项强、痉挛的暑风证。若暑热伤肺，火载血升，迫血妄行，可出现咳嗽咳血的暑瘵证。早在1800年前的《金匮要略》中对本病的轻证就有论述：“太阳中暍，发热恶寒，身重而疼痛，其脉弦细芤迟，小便已，洒洒然毛耸，手足逆冷，小有劳，身即热，口开，前板齿燥，若发其汗，则恶寒甚；加温针，则发热甚；数下之，则淋甚。”在治法上也指出：“太阳中热者，暍是也。汗出恶寒，身热而渴，白虎加人参汤主之。”又因长夏湿土当令，暑热每多夹湿邪致病，故一般的暑湿病，其病理与湿温病相似，但不能把夏季的一般伤暑、伤湿病均称为暑温或暑湿。

以上两类病的致病因素多与湿邪有关，稍不注意，容易在概念上与湿邪为主要致病因素引起发病的湿病相混，故在此提及。

1. 湿邪的概念

《金匮要略·脏腑经络先后病脉证并治第一》指出："夫人禀五常，因风气而生长，风气虽能生万物，亦能害万物。"人体自身是一个有机的整体，而人与自然也是密切相关的，人与天地互参、天人合一的观点是有一定意义的。在天有五运六气，在人有五脏六腑，并受五运六气的资生和影响。在正常情况下，对人的生存起资生协调作用，称之为"六气"；在太过或不及的反常情况下，称之为"六淫"，湿邪是六淫中的一种。人体中的脾居中央，为后天之本，为气血生化之源。在正常情况下，脾的运化功能正常，则湿邪之病无从所生。故《金匮》中说："四季脾旺不受邪，即勿补之。"当六淫之湿太过，超过了脾的运化功能，则造成疾病，所以《素问·至真要大论》说："太阴司天，其化为湿……湿气大来，土之胜也；寒水受邪，肾病生焉……土湿受邪，脾病生焉。"今天要讨论的就是这种以湿邪侵袭人体，留滞脾胃，引起人体气血运行不畅，脾胃运化功能减退的一种疾病。在一些古籍和杂病书中，把这类病统称为湿证。明代的张景岳将湿证分为湿热和寒湿。目前的一些教科书中，仍保留了张景岳的这种分法。从湿邪的含义来讲，包括内湿和外湿两个方面：

外湿，即感受六淫之湿。正如《仁斋直指方》所说："大气下降，地气上腾，二气熏蒸，此即湿也。"《周易》中也说："湿者，天之阴雨宿雾，地之山泽蒸气。"

内湿有二：一是正气不足，脾肾阳气素虚，温化水湿功能低下，使湿邪停聚而生湿；二是饮食不节，过食肥甘厚味、滋腻滞塞之品，使脾胃受损或郁而生湿。这两者都是因脾胃运化功能减退而生湿，故谓之内湿。

2. 湿邪致病的病因病理

对于湿邪致病的成因，历代医家有着丰富的论述。如《素问·至真要大论》指出："诸湿肿满，皆属于脾。"明代的张景岳对湿邪致病的成因做了更为明确的总结。《景岳全书·杂证谟》曰："湿之为病，有出于天气者，雨雾之属是也，多伤人脏气；有出于地气者，泥水之属是也，多伤人皮肉筋脉；有由于饮食者，酒酪之属是也，多伤人六腑；有由于汗液者，以大汗沾衣，不皇解换之属是也，多伤人肤腠；有湿从内生者，以水不化气，阴不从阳而然也，悉由乎脾肾之亏败。"《张氏医通》说："元气素虚而受湿，则为寒湿。"这里深刻而扼要地阐明了元气素虚之人受湿则可为寒湿的发病机理。张氏又引贾真孙之说，进一步阐明了："湿为土气，热能生湿，故夏热则万物湿润，秋凉则万物干燥，湿病本不自生，因热而怫郁，不能宣行水道，故停滞而生湿也。况形盛气弱之人，易为感受，岂必水流而后为湿哉。”这里同时阐明了长夏湿土当令，暑必兼湿的道理，即：“湿病本不自生，因热而怫郁。”概而言之，湿邪致病的病因病理主要有四：

（1）外湿所伤　包括天之云雨雾露，地之水湿，工作和居处环境的潮湿。特别是夏秋季节，天之热气下迫，地之湿气上蒸，热蒸湿动，则湿邪易于侵袭人体而致湿病。

（2）内湿所生　包括饮食不节，过食肥甘厚味，使脾气壅遏，或生冷不洁，致使脾胃受损，健运无力，水湿停滞而为内生之湿。

（3）治疗不当　包括其他各种疾病治疗不当或转归而来，特别是在对湿病或湿热病治疗时，过用或误用寒凉、重镇、滋补、收涩之品，致使脾胃郁遏呆滞，而湿浊内生。

（4）素体阳虚湿盛　素体脾肾阳气不足，中焦阳虚，脾气不运，湿浊内生，这与本身体质有关，不怨天之邪气，亦不怪人为之所伤，而是素体阳虚湿盛所致。

以上四种中的任何一种原因都可以单独，或共同作用于人体而发生湿病。这种以湿邪为主要致病因素，并以脾胃运化功能减退为重心的疾病，统称为“湿证”。明代医家龚廷贤在《寿世保元》中高度概括说：“因湿能伤脾，脾土一亏，百病由是生焉。”所以，外湿的入侵，是本病的致病条件；而土德不及，脾肾阳虚，运化功能减退，又是本病发生的重要内在因素。即《内经》所说“正气存内，邪不可干”“邪之所凑，其气必虚”的道理。

3. 湿邪致病的特点

《素问·生气通天论》：“因于湿，首如裹。”《灵枢·百病始生》：“风雨则伤上，清湿则伤下。”《素问·六元正纪大论》：“太阴司天……民病寒湿腹满，身重胕肿。”《素问·长刺节论》：“病在肌肤，肌肤尽痛，名曰肌痹，伤于寒湿。”《金匮要略》中有“五邪中人，各有法度。风中于前，寒中于暮；湿伤于下，雾伤于上；风令脉浮，寒令脉急，雾伤皮腠，湿流关节”的记载。明代张景岳做了全面总结，《景岳全书·杂证谟》：“其为证也，在肌表则为发热，为恶寒，为自汗；在经络，则为痹，为重，为筋骨疼痛，为腰痛不能转侧，为四肢痿弱疼痛；在肌肉则为麻木，为胕肿，为黄疸，为按肉如泥不起；在脏腑则为呕恶，为胀满，为小水秘涩，为黄赤，为大便泄泻，为腹痛，为后重脱肛……凡肌表经络之病，湿由外而入者也。饮食邪气之病，湿由内而生者也。此其在外者为轻，在内者为甚，是固然矣。然及其甚也，则未有表湿而不连脏者，里湿而不连经者。”根据历代医家的经验和临床体会，凡湿邪为主致病者，具有以下一些基本特点：

（1）致病原因以湿邪为主，湿邪可由感受外湿所致，也可由内伤脾胃，或阳虚之体，脾本素虚，运化失职所生。

（2）湿为阴邪，其性类水，容易伤人阳气。

（3）湿性重着，黏滞，最易阻遏气机，蒙闭清窍。

（4）发病缓慢，病程长，缠绵难愈。

（5）脾为阴土，属太阴，性喜燥而恶湿，故湿邪致病，多以脾胃为重心而连接四肢筋络肌肉。

（6）迟脉、濡脉、缓脉、舌苔腻、口中不爽、头身重、眼干涩或胀、身乏力、肢体屈伸转侧不利、恶寒不显、发热不扬、渴不欲饮、脘痞胸闷、饮食无味、腹胀腹泻、大便稀溏或不爽、或大便反快、小便不利等，为湿邪病最常见的症状。

（7）湿邪致病可有两种基本转归：若从阳明热化，则称为“湿热”；若从太阴寒化，则为“寒湿”。

除以上这些湿病共有的特点外，临床上由于有寒热虚实之不同，有在表在里、在上在下、在经在络、在脏在腑的不同，又当在临证时详细辨认。

4. 关于湿病的证候分类

张景岳做了正确总结：“湿证虽多，而辨治之法，其要唯二，一曰湿热，一曰寒湿而尽之矣。盖湿从土化而分旺四季，故土近东南则火土合气而湿化以热，土在西北则水土合德而湿以化寒。此土性之可以热，可以寒。故病热者，谓之湿热；病寒者，谓之寒湿。”这种证候分类，合乎本病的传变规律，符合临床实际，便于临床掌握运用，可谓要言不烦。临床上虽然有其兼证不同，但据此可扼其要害，纲举目张，概以“湿热”与“寒湿”两大类统之。

5. 辨别寒湿与湿热的要点

湿热证和寒湿证，是湿邪致病后的两个基本证型，多以脾胃为病变中心。无论外湿内湿，湿邪在表在里、在脏在腑、在上在下，症状的表现不同，但首先应分清寒热之轻重。分清了寒热，就为湿邪病的治疗立法选方拟定了方向。在这个前提下来指导治法，往往才能做到立法正确，方药谨严，重点突出，疗效卓著。

（1）辨湿热证　张景岳在这方面为我们总结了宝贵经验，我们可以取而用之。他说："湿热证，必其证多烦渴，小水赤涩，大便秘结，脉见洪滑实数者，方是热证。"根据前人经验，结合本人体会，若属于湿热证型的基本特点是：脉濡数，口苦心烦，渴不饮水，午后发热明显，舌质红，舌苔黄腻，小便灼热、淋涩，大便或秘坚、或后重黏滞、或暴注下迫，肛门灼热，为湿热证的基本依据。其中又以口苦甚，舌质红，舌苔黄腻，小便灼热而黄为本证的辨证要点。其余虽然有湿热在表里内外、脏腑经络的不同，或兼有其他疾病，但属于湿热的大方向已明确，抓住了要点，其余兼证则可随证而治，迎刃而解，不能为一些非本质性的症状所迷惑。

（2）辨寒湿证　对于寒湿证的辨证，张景岳也做了扼要总结。他说："寒湿证，凡诸病湿而全无热脉症者，便多寒湿之属……此之变病，唯肿胀、泄泻、痰饮、呕吐等证多有之。"结合个人的体会是：脉沉迟或濡缓，舌质淡，舌苔白滑或腻，口淡无味，不渴，脘腹痞满，大便稀溏或反快，小便不利或失禁但不灼热，身体重滞酸痛等为辨证的基本依据。其中又以脉迟缓、舌质淡、苔白腻、口淡无味、大小便无灼热感为其辨证要点。

6. 略论湿病的治法和应用体会

通过学习历代医家对湿病的有关论述（湿温病类不在此讨论），并结合自己教学和临床实践中的一些肤浅认识，将湿病的治法及应用体会略论于后。

（1）发汗解表，祛风除湿　即用具有开发腠理、疏散表邪、祛风除湿功能的药物，使湿邪从汗而解。这种方法用于外湿遏郁肌表的实证。其特点是头身重痛，肢体转侧、屈伸不利，恶寒重，发热轻，舌苔白，口不渴，病程短。

发汗解表的方法，不仅用于湿邪在表，而且是治疗湿邪为病的一个基本法则，不论湿邪在表在里，均可配合其他法则使用，但应以微发其汗为佳。在这方面，张仲景提出了发汗祛湿的理论原则，而且做了示范。《金匮要略》第二篇第十八条说："风湿相搏，一身尽疼痛，法当汗出而解，值天阴雨不止，医云此可发汗，汗之病不愈者，何也？盖发其汗，汗大出者，但风气去，湿气在，是故不愈也。若治风湿者，发其汗，但微微似欲汗出者，风湿俱去也。”微发其汗，使阳气内蒸，肌肉关节之间都被阳气充溢，使湿邪无地以容，自能微微汗出，而风湿之邪尽去。紧接着第二十条云：“湿家身烦疼，可与麻黄加术汤发其汗为宜，慎不可以火攻之。”虽发汗而不致过汗，白术得麻黄并行表里之湿，最为适合病情，故能取微汗而解，仲景在此一举，对后世启发甚大，广泛为临床所运用。

发汗解表的法则，一般多用于湿邪伤于太阳之表实证。因为足太阳膀胱经主人身之表，为诸经之藩篱，与少阴水脏相表里，即所谓“太阳为寒水之经，其标阳而本寒”之义，故治法宜温散疏利，不可轻用寒凉之品以遏郁卫阳，更不能妄用苦寒之剂使表里两伤，因为卫阳其性剽悍，卫外而用，寒则行缓而凝滞，使之行涩而为病。平常在伤寒、伤风不夹湿的情况下，多用麻黄汤、桂枝汤以发汗解表，调和营卫。若湿与寒邪所伤，其性本主收引，黏着重滞，故更不可用寒凉伤阳之品，总以宣散透达为宜。所以张景岳说：“湿从外入者汗散之，湿在上者亦宜微汗之。”此实为经验之结晶。

（2）芳香化湿，分清别浊　用气味芳香、疏利宣散的药物，达到芳香化湿、升清降浊、散寒除湿的目的，其中又有辛温芳香和辛凉芳香的不同。辛温芳香药以藿香、草豆蔻、苏叶、陈皮等为代表，辛凉芳香药以荷叶、佩兰、青蒿等为代表。这些药物的共同特点是宣散湿邪，疏达气机，化湿和中，升清降浊，温而不燥热，清而不泻火，主四时外感风寒湿邪为主，内犯脾胃，表里不和，以恶寒发热、口中不爽、舌苔白腻、身倦乏力、脘痞腹胀、恶心呕吐为主症。多由湿邪伤表犯胃，湿邪阻滞中焦，胃之浊阴不降，脾之清气不升，胸中清旷之枢被湿浊阻滞所致。若大温大燥则伤阴化燥，若苦寒清泻则伤脾害胃、损伤中阳，均不可取。此时宜取用芳香化湿佐以淡渗，即张景岳所云“湿在中下焦，宜疏利二便”之法。凡具备上述特点，舌质不红、苔不甚黄者，总以藿香正气散为主方，重用茯苓 30 ~ 60g，另加薏苡仁 30g，疗效最佳。凡具备上述症状特点而舌质不淡、口苦不渴、舌苔微黄、小便黄者，佐青蒿、鱼腥草、芦根、薏苡仁即可。至于热重，可用甘露消毒丹，或另当别论。这种芳香化湿法，还往往配合温阳散寒法以治疗寒湿重证，是治疗湿邪病的重要方法之一，收效甚速。

（3）淡渗利湿，化气行水　淡渗利湿法，是治疗水湿病的常用方法之一。所谓淡渗利湿，就是用性味清淡，多具有利尿除湿、化气行水之功效的药物，使体内水湿之邪从小便排出，以达到水除湿去的目的。其理论根据首见于《内经》，如《素问·至真要大论》说："湿淫于内，治以苦热，佐以酸淡，以苦燥之，以淡泄之。"其次在《金匮要略》中指出："太阳病，关节疼痛而烦，脉沉而细者，此名湿痹。湿痹之候，小便不利，大便反快，但当利其小便。"又云："诸有水者，腰以下肿当利小便，腰以上肿当发汗乃愈。"后世所谓的"利小便以实大便""治湿不利小便，非其治也"之说皆源于此。淡渗利湿是为湿邪致病，脾肾不能制水，水湿偏盛而设。凡患者有舌质淡、舌体胖嫩、身肿、大便泄泻、小便不利、身体肿胀者，即可酌用淡渗利湿之法，以助脾肾化气行水。由于脾主运化水湿，肾亦主水司二便，临床上凡见水湿偏盛者，多与脾肾阳虚，气化失职有关。治疗时，本法多与健脾温肾方法同用，其代表方有五苓散、苓桂术甘汤、真武汤等。

所谓的淡渗利湿法，不包括峻下逐水的大戟、芫花之类。尽管如此，利小便也有审慎之处，因为淡渗利湿之品有两个特点：一是利尿过多可伤阴，部分渗利之品尚具有清热之功，热随尿泻过多亦可伤阳。《景岳全书·湿证》对此认识极为深刻，说："治湿之法，古人云宜理脾清热利小便为上，故同'治湿不利小便，非其治也'，此固然矣。然湿热之证多宜清利，寒湿之证多不宜利也。何也？盖凡湿而兼寒者，未有不由阳气之虚，而利多伤气则阳必更虚，能无害乎？但微寒微虚者，即温而利之自无不可，若大寒大虚者则必不宜利，此寒湿之证有所当忌者也。再若湿热之证亦有忌者，以湿热伤阴者也。阴气既伤而复利之，则邪湿未清而精血已耗，如汗多而渴、热燥而烦、小水干赤、中气不足、溲便如膏之类，切勿利之以致重损津液，害必甚矣。故凡治阳虚者，只宜补阳，阳胜则燥而阴湿自退；阴虚者，只宜壮水，真水既行，则邪湿自无所容矣。此阴阳二证，俱有不宜利者，不可不察。"说明用渗利之法应当恰到好处，如伍以桂枝、白术类温运脾阳之味，则能收淡渗利湿、化气行水之功。对于阳虚寒湿证尤当注意顾护阳气，利之不可太过。

综上所述，淡渗利湿之法是为湿邪致病，水湿偏盛或水热互结等证而设，虽然可以配合于治湿诸法之中，如宣肺行水、健脾利湿、清热利湿等，但均不可过利，须中病即止。对此，喻嘉言更有告诫："湿家当利小便，此大法也。而真阳素虚之人，若以为湿热，恣胆利之，真阳无水维护，顷刻脱离而死矣。"喻氏所说这种情况在临床上是经常有所见的。

（4）运脾燥湿，升清降浊　运脾燥湿，就是根据脾的生理特点，主要用甘淡实脾药和苦温燥湿药以健脾燥湿去除致病之因，帮助脾胃恢复运化功能，以达到脾能升清、胃能降浊之目的。这种以甘淡治脾胃、健脾燥湿的方法，是治疗湿邪致病的主要方法之一，也视为治本之法，治其后天之本也。运脾健脾，即用甘淡实脾之味，具体药物以薏苡仁、山药、茯苓、扁豆等为代表。这类药物的特点是：气味平和，甘淡实脾，不伤正气，益脾而不碍湿，健脾而不辛烈，因其甘淡平和，最适合脾虚湿邪不盛之证，以舌质淡、舌苔白微腻、口淡不渴、饮食无味、大便不实为特点。临床上一般称这种证型为脾虚夹湿，可以六君子汤为代表方。至于燥湿，即用苦温燥湿的药物袪脾胃之湿浊，以助脾胃升清降浊之职。这类药物的特点是苦温味厚，燥湿力强，对于湿邪盛实、脾为寒湿阻滞之证最为适宜，一般称为寒湿困脾。此证以舌苔厚腻、脘腹痞满、口中黏腻、饮食无味、小便不利、脉沉迟或濡缓为辨证要点，治疗即以叶天士“以苦辛温治寒湿，概以淡渗佐之”之法。临床上，健脾与燥湿两法往往结合运用，故多称为健脾燥湿法。脾虚为主的以健脾药为君，佐以燥湿药；湿邪秽浊成实的，以燥湿药为君，佐以健脾药。根据个人的观察和临床体会，最常用的方药就是理中汤合二陈汤加薏苡仁、藿香、厚朴、青蒿、葛根。青蒿是为佐药；葛根辛凉甘淡生津，能生脾胃之清气，两药均能防止温燥太过。葛根常用量是 30 ~ 60g，青蒿是 15 ~ 30g。本方凡痰湿水饮盛实者，皆可配合其他方法运用。

后学点按：湿邪虽为长夏主令，但四时均有。彭师认为：长夏所感之湿多为暑湿病，湿病则是由六淫之湿所伤，二者不能混淆。该文以《内经》《金匮》为纲，分析了外湿、内湿的病因病机，并根据自己的经验将湿邪致病的特点归纳为七个方面。又从证、舌、脉，详解了湿热、寒湿的辨证要点及治湿病的四种主要治法和选方用药。湿热者，清之利之；寒湿者，温之燥之。主张治表湿从汗而解，以微汗为佳；湿在上者宜芳香化湿，升清降浊；湿在下者用淡渗利湿，化气行水；寒湿者甘淡实脾，苦温燥湿。彭师谆谆告诫：治湿应为湿邪找出路，但过汗、过利则可伤阴伤阳，实乃要言不烦也。

（四）略论《金匮》妇人病三篇的指导意义

张仲景《金匮要略》一书对妇人病做了三篇专章论述，较杂病各篇更为具体，为后世妇人专科的发展奠定了较为全面的基础，至今仍可指导临床和理论研究。

三篇的理、法、方、药虽然比较简略，病种亦仅列举20余个，原文44条，方药39首（38病除外，另附方2首，刺法2例），远不如后世妇科专著完备，但究其内容质量则是论述系统、立法谨严、用药精当，运用剂型不仅有汤、散、膏、酒、丸等内服之剂，而且有煎汤熏洗、合蜜为锭等外治之法，妇科所用剂型悉备而沿用至今。有关于妊娠诊断、妊娠与“病”鉴别的记述，对妊娠呕吐、腹痛、下血等病证提出了具体的治疗法则和方药。其对产后特殊病理的阐述尤为精详。妇人常见杂病的证治亦较广泛深入，重点突出，实为后世妇科学中经、带、胎、产四大内容之基础。如能将其理、法、方、药融会贯通，并结合历代妇科、内科杂病的发展，相互合参，举一反三，不仅能指导妇科临床实践，原则上也可指导其他各科。笔者多年对此三篇反复学习和临床验证，略有点滴体会，试图归纳整理，聊作抛砖之想，不妥之处，请批评指正。

1. 妊娠与疾病的区别

妇人妊娠，乃正常生殖现象，虽可出现种种不适症状，但非疾病征兆，即所谓“身有病而无邪脉”者，所以仲景在《妊娠病脉证》篇中首先指出：妇人停经前三月，月经正常，停经后六十日，若脉平和，只尺脉小弱，出现呕恶、不能食，又无寒热证，即正常妊娠脉症，不得当作经闭进行错误治疗。一般妊娠反应轻微的不必治疗，或以化气调阴阳之桂枝汤调之，使之营卫调合，气血生化之机旺盛，胎妊得其充分滋养，不适之症自解。

胎与“病”在症状上有相似之处，恐其混淆不辨，特在第二条中指出两者之鉴别：凡妊娠六月，腹中动者，停经前三月，月经正常，为正常胎动之象；若停经未满三月，经来漏下不止，胎动在脐上者，不得作妊娠看待。因经断之后，即无跌仆伤损，又未服堕胎伤胞之药，不应经来漏下不止，即或孕妇气血旺盛，虽孕而月经如常来潮，或体虚半产漏下者，其胎动尚未出现，更不会动在脐上，知非胎，实“癥害”，所下之血必紫黑秽黯而有块，为血瘀滞结而成，瘀血随空隙渗漏而下，故淋漓不止，治当下其瘀，瘀去则气血得以循经畅行，漏下自止，方用桂枝茯苓丸调营以下瘀，勿伤气血也。

2. 妊娠病的证治

胎儿发育滋长全赖母体气血之灌注，故妊娠初期，母体大量气血为养胎所耗，以致母体自身脏腑骤失所养，营卫失和，升降失司，肝脾不升，胆胃不降，则出现呕恶、腹痛、下血、小便不利等症。

（1）恶阻　妊娠两月后，肝脾不调，胆胃气逆，当升不升，当降不降，出现呕恶、不能食等证候。轻者，仅精神困倦，嗜卧恶食，喜食辛酸、瓜果异味，自感周身不适而脉和平滑利。此类轻证可不必治，待三四月后，母体气血充足，脏腑调和，阴阳平衡，诸症自愈。若呕恶不止、食少嗜卧、面黄肌瘦、头目晕眩、四肢烦痛等症出现，乃厥阴之气上犯阳明，胃气失于下降，不能自愈者，有伤胎损母之虞，宜随证施治，以助其自复之机。如脾胃阳气不足，津液运化迟缓，水聚为痰，停聚胃腑，胃气不得下行而逆上，干呕、吐涎沫不止，则宗本篇干姜人参半夏丸温中补虚，降逆涤饮；若胆胃气郁化热，上逆而呕吐不止、咽干口苦、恶食头眩，虽未明白提出治法，但在《呕吐秽下利》篇中已有“呕而发热者，小柴胡汤主之”的条文，与此类恶阻病机相似，可以此和解胆胃之虚热；若肝郁血滞、火热内生，或妊娠初期、误为经闭，而妄用破气行瘀之药，则损伤冲任而呕吐不止者，当察其寒热之偏盛，随证立法；如消渴、呕吐、心中烦热、舌赤脉数，为邪热深入肝经血分，治宜清肝养血之连梅汤；如胃阳虚弱，肝经阴寒上逆，干呕吐涎沫、头痛者，可借用《伤寒论》厥阴篇之吴茱萸汤温胃散寒、补虚降逆法。至于第一条所出桂枝汤，并非专治恶阻之方，而有恶阻之先兆者，以和营卫、调阴阳之法预为调治。故读仲景书，不但要读其正面，也应知其侧面，还应看出底面，于无字处求字、无方处索方，则取用不穷。

（2）腹痛　妊娠腹痛，其因不一。本篇所举三种妊娠腹痛，即可概括妊娠腹痛之主要病机。

①脾肾阳虚，阴寒内侵胞宫，腹痛恶寒，少腹如扇，其胎愈胀，应防其胎堕，宜温肾补脾之附子汤。

②冲任虚寒，浊阴内伤胞中，气虚不能摄血而下血腹痛，亦有半产之虑，则应调肝养血、温经暖胞之胶艾汤。

③脾虚肝郁，气血不调，浊湿停滞，腹中绵绵作痛，治宜调肝理脾、泄水祛湿之当归芍药散；若郁而化热，腹中烦热疼痛，又当用调肝脾、解郁热之当归散，

即当归芍药散去苓、泽，加黄芩，酒调服，以助药力，取苦辛通降之义；若脾虚肝寒，阴寒内盛，腹中冷痛，少腹拘急，宜温肝潜阳、调肝养血之白术散，即当归芍药散去苓、泽，加蜀椒、牡蛎。后二方仲景列为养胎固胎之法，如能针对病机，灵活借用，未尝不可。后世医家，宗其原旨，演变出多种方剂，皆属灵活运用之范例。

（3）下血　妇人阴道出血，原因甚多，病机各异，治法亦随证不同。如瘀血停聚而漏下不止，前已提及，当下其瘀，桂枝茯苓丸主之。若肝脾气虚下陷，冲任不能摄血，月事淋漓漏下者；或因半产，损伤冲任，亦致气不摄血，下血欲绝者；或妊娠肝肾阳虚，阴寒凝结下焦，侵犯胞宫，冲任之血失其阳和温煦，出现腹中痛、下血者，是胎欲堕殒之兆也。后三种下血之症状虽有不同，但冲任亏损，气虚不能摄血之病机则一，皆宜调补冲任、温经摄血之胶艾汤统治。仲景创立此方之原旨，为肝肾气虚、冲任失调所引起的一切妇人疾患之主方，后世医家根据此方之理法，通过临床实践，发展演化极为广泛。如宋代《太平惠民和剂局方》中于原方减去阿胶、艾叶、甘草，即成补血专剂四物汤，为治肝脾气血虚弱为患之基础方，根据气血虚衰之偏盛、兼证之差异，加减一二味，即可变成100余首作用不同的方剂。仅明代王肯堂在《六科准绳》一书中，就汇集了由四物汤加减变化而来的方剂达150余首，后来不少医家在此基础上，继续扩大此方的证治范围，用于内、妇、儿、外、眼及温热病各科，使肝脾气血为病的治疗更为广泛。

（4）小便不利　妊娠期中出现小便不利的病变约有以下三种病机：

①血虚气郁：妊娠养胎，耗血过多，致气郁化燥，消灼津液，尿少难出，治宜清肝肃肺、解郁散结之当归贝母苦参丸。

②心火亢盛，肺失通调，腹满不得小便，从腰以下重，如有水气状，治当泻火补水，刺劳宫、关元，使君相之火得泄，肺金即能清肃下降，通调水道，下输膀胱。今人少用刺法，而用导赤散加黄连，即从此法悟出。

③气滞水停：妊娠期中，由于肺、脾、肾三脏气化受阻，阳气不能卫外散津，下输水道，停滞于内，阻遏清阳。症见身重，小便不利，洒析恶寒，起即头眩，治以滑窍利水之葵子茯苓散，水去则阳通，诸症解而胎自安。

以上治疗妊娠小便不利诸法，不仅可用于妇人妊娠小便不利，而且对男子因肝肾为病之小便不利，只要借用得法，亦能收到满意效果。

本篇安胎、养胎二法，仍因肝脾气血不足，或热郁，或湿聚，有碍胎儿之生长而设，非妊娠常服之太平方。

关于妊娠禁忌用“堕胎”药问题，历代医家说法不一，仲景为何不忌？一是根据前人“有故无殒，亦无殒也”，已有经验；二是临床实践中反复证实非剧毒之药用于治病，不致堕胎的事实。反之，不用药而胎自堕者亦多常见。究其至理，多取决于其人冲任之盛衰故也。

3. 产后病的成因

在妇人产后篇，仲景归纳了七种病变，其病因病机不外亡血伤阴，气血亏虚所致。

（1）新产三病　亡血多汗，血脱津亏，卫失固密，外邪乘虚，是新产三病的主要病机。如新产复感风热阳邪，化火复伤阴津，同时迫其残阴外泄而汗出，阴津亏耗尤甚，筋脉失其濡润滋养，则出现项背强直，甚而角弓反张，是为“痉”；若风寒乘虚，阻遏腠理，蒙蔽清阳，不能上行旁达，头眩汗出，呕不能食，手足厥冷，其脉微弱，是为“郁冒”。此证与血晕相似，所不同者，血晕多出现于新产一二日内，乃气血骤脱之征；郁冒则多见于产后三四日。大便难，亦是产后常见之症，仍由津血亏虚，肠道失其濡润；或复因阳明燥热内盛，再灼肠胃津液，故大便干结难行。

（2）产后腹痛　仲景在本篇四、五、六三条中，分别论述了血虚寒结、气滞血郁、干血瘀积三种之产后腹痛，但其病机仍不出其肝脾气血亏虚之故。如第四条“产后腹中疼痛，当归生姜羊肉汤主之，并治腹中寒疝，虚劳不足”，即产后气血虚损，肝脾不足，虚寒内生，气不煦而血不濡，故少腹拘急、绵绵作痛，治宜温肝散寒、补虚和血。“腹中寒疝，虚劳不足”，其理则一，故亦主之。第五条气滞血郁之虚中实证，其烦满不得卧乃正邪纷争之象，宜宣通郁滞为先，使气血畅行，腹痛自愈。第六条则进一步论述瘀血结聚脐下腹痛之证治，其症似与上条同，实则有别，故用枳实芍药散不效，以其痛在脐下、多有包块而拒按、脉必沉涩为瘀血结聚之证，应予攻坚破瘀之下瘀血汤，“亦主经水不利者”是对瘀结之经闭而言。仲景又恐读者对瘀血积滞肝肾经脉之腹痛，与邪热积结肠胃之里实腹痛相混淆，故于第七条再加以鉴别。少腹坚痛，无太阳证，为恶露不尽之瘀滞腹痛；不大便，烦躁发热，脉微实，日晡时烦躁发热加重，不能食，食则谵语者，不独有瘀结在下，且有热结肠胃之里实证，先宜下其里热，以承其阴津，里热去而瘀结未除者，酌用去瘀之法。

（3）*产后伤风* 产后血虚气弱，营卫失其固密，易遭外邪侵袭，或久留肌腠，或入脏腑致成表实里虚，或上虚下实之证候。如第八条“产后风，续续数十日不解，头微痛，恶寒时时有热，心下闷，干呕”，即风邪久留肌腠不去，有内入脏腑之势，但正未大虚，尚可与外邪纷争于肌腠胸膈之间，与《伤寒论》“太阳病，下之后，其气上冲者”条的病机相同，故仍可用桂枝汤，解肌和营卫、扶正以祛邪之法。在第九条中，则进一步指出“产后中风，发热面正赤，喘而头痛”，是亡血正气虚，风邪由肌表直入阳明经络，成为本虚标实，孤阳上泛之表里兼病，其证候错综复杂，不可不辨。第十条仍属产后气血未复，加之哺乳，胃阴亦虚，虚热内生，上扰心络，故烦乱呕逆，治宜“安中益气”，不可苦寒泻火。第十一条则指产后气血俱虚，因饮食不洁，而致下利脓血，发热腹痛，再耗津血，势必形成“双斧伐孤树”，导致正气虚极之危候。

综上各条，产后兼虚虽多，病因各异，寒热不同，但亡血伤津，气血亏损，则是产后病的主要根由。所谓产后病难治者，在于多由本虚标实，或下虚上实，或里虚外实，或寒热错杂，虚实并见，如不详审细辨，易犯虚虚实实之误。

4. 产后病证治与方药之运用

仲景在《产后病脉证》篇中，多数随证提出了治法和方药，但有的条文亦只论述其病机，而出其方药，或虽出其方药，证治亦很原则简略，此皆古典医籍之特点，学者必须前后合参，举一反三，用其法而变其方，要于无字处求字，无方处索方，方能灵活运用。

（1）*产后三病治法* 第一条只论述新产三病之病因病机，未出其方治。所以然者，“痉”与“大便难”皆由产后骤伤津血所致。证轻者，不必医治，待津血自复，即可自愈；若系重证，或兼及其他证，津血难以自复，不能自愈者，则可参合脉症，借用适合之方法，或仿后世医家之有效方药治之。如产后发热恶风、头痛、项背强几几、脉反沉迟者，为风邪深入阳明经腧，将成“痉”病之象，可借用栝楼桂枝汤法，解肌以生津；如亡血过多，血不养筋，项背强急，甚则目睛不了了，角弓反张，已成“痉”证，可按《医宗金鉴》之桂枝汤与当归补血汤合用，和营补血；若亡血复汗，阴血伤耗而生内热，以致肝风内动，抽搐反张，舌赤，脉弦细数而成“痉”者，可宗吴瑭之大小定风珠、复脉汤等法，养血益阴，柔肝潜阳。至于产后大便难之重证，曹家达主张用麻仁丸润导缓下，余常用仲景猪膏煎或蜜煎导法，润肠养阴通便而不伤正，其效甚佳。

产后郁冒证，仲景只出小柴胡汤一方，似不够用，《金匮》注家提出不同见解，有认为郁冒即血晕，应从参附考虑。其实郁冒与血晕不同，不得一例论治，若能针对郁冒证气血偏虚之轻重，以小柴胡汤为主，予以随证加减即可。

产后郁冒，服小柴胡汤病解，胆胃调和而能食，但七八日不大便，发热更甚者，此因胃肠津伤，燥热炽盛，饮食与邪热结成燥屎，若腹大满而硬，脉沉实有力，治宜荡实下热之承气法。

（2）*产后腹痛治法*　产后腹痛之证最为常见，本篇所列举的五种类型（包括附方）较为全面：①肝虚血寒，腹痛绵绵不止，得温稍减，喜按，食厚味热饮，其痛亦减，治当温肝养血，用当归生姜羊肉汤。②肝脾不足，气血俱虚，腹中刺痛，或少腹拘急，甚则牵引腰背，身体羸瘦，少气不足，不能饮食，治宜温中补虚，用《千金》内补当归建中汤；气虚偏盛者，可用黄芪建中汤。③气滞血郁，心烦，腹满作痛，坐卧不宁，多为医者所忽视。其实虚后气滞血郁于里，仍可成为虚中实证，治应先开郁行气，用枳实芍药散。④瘀血停积，干血结块，留着脐下，痛在少腹而有包块、拒按，其脉沉涩，治宜攻坚破瘀，用下瘀血汤，此为瘀成“干血”之顽证，非一般开郁行瘀能效者。若系恶露不净，瘀滞胞宫，少腹作痛剧者，又宜活血化瘀，生新止痛法，可用傅青主生化汤，或《局方》失笑散均妙。⑤胃腹瘀结聚，产后七八日不大便，烦躁发热，腹中满痛，日晡为甚，食则谵语，此为胃热伤津之里实证，宜下热行滞之大承气汤。

（3）*产后伤风治法*　一般伤风本属小病，治之不难，但产后因亡血伤津，百脉空虚，卫外阳气不固，风邪乘虚，易入难出，汗之重伤其阴，表散更虚其阳，故治之较难。本篇列举三条产后伤风证治，仅示读者以范例，非只此也。如第八条产后伤风，续续数十日不解，兼见心下闷、干呕，为风邪留滞肌表，尚未深入之征，故仍可用解肌和营之桂枝汤；第九条系产后脾肾阳虚，风邪直中阳明，致正虚邪实，虚阳外越之候，故以扶正祛邪、解肌温里之竹叶汤；若产后亡血汗出，复感风热阳邪，头痛，四肢烦热，或寒热往来，系风热阳邪客于少阳半表半里之征，治宜和解表里之小柴胡汤，诚如《千金衍义》云："产后邪在半表半里而头痛烦热者，舍小柴胡汤别无他法。"仅四肢烦热而头不痛，知风邪已内陷血分，治宜清热养血，用《千金》三物黄芩汤。

（4）产后胃肠疾病治法　产后失血伤阴，亦可导致胃肠气阴虚亏，升降失司作吐下者。如第十条之烦乱呕逆，即因产后气血不足，乳汁去多，胃阴伤耗，虚热上逆所致之证，治以清热生津、降逆止呕之竹皮大丸；第十一条亦由产后气血虚弱，胃肠失于顾护，伤于饮食秽浊，而腹痛下利、里急后重，甚则滞下脓血者，致气血一虚再虚，已成极虚之危候，用白头翁加甘草阿胶汤，取其苦寒泄热以解毒、养阴补虚以和中。此其大法，非谓仅此一方用之不变，随正邪之进退而灵活遣其方药。

综观此篇，原文虽仅11条，正方10首，附方3首，包括7种产后病证，但其治疗大法悉具，若能结合后世医家之发展补充，随证论治，恰当遣方，或加减化裁，则取用不竭。

5. 妇人杂病范围及证治

本篇仅有条文22条，方剂20首，刺法2例，但所例举病种却不少，既重点突出，又概括全面，紧密围绕妇人生理和病理特点及其产生的主要疾病，提出了比较完备的理法方药。同时着重总结了妇人杂病，虽有36病，千变万端之多，归纳起来，不外乎"因虚""积冷""结气"三大主因，并将肝脾失调，血虚气郁，冲任亏损作为主要病机，而将热入血室列为首要证治。

（1）外邪干忤　本篇所举一、二、三、四条热入血室证，与伤寒太阳、阳明篇的条文相同，俱系外邪侵袭，值经水适来，血室空虚，邪热得以乘虚入于血室。由于正邪之盛衰不同，邪热内结血分之程度有异，故证有轻重之分，治有针刺、汤药之别。

如第一条："妇人中风七八日，续得寒热，发作有时，经水适断，此为热入血室，其血必结，故使如疟状，发作有时。"意谓此证系外感风邪，值经水适来，血室空虚，外邪乘虚而入，邪热结于血室，使经水中断，肝经气郁血滞，营卫运行失常，正邪纷争，故寒热往来如疟状。尤拙吾云"血结亦作寒热，小柴胡亦能去血结，不独和解表里"，使血室之热邪外解，气血运行，寒热自愈。

第二条：伤寒发热，热入血室，较上条为重，故症见"昼日明了，暮则谵语，如见鬼状者"，此寒邪由太阳入于阳明，寒已化热，随阳明之经入于血室，迫血下行，昼则邪热尚有外泄之机，暮则邪内敛于阴分，正邪相搏于血室，故谵语如见鬼状。病邪结于下焦，故不得误用汗下之法，否则不但病不能解，反伤胃气，导致再虚其虚，病必加深。此条虽未出方，后世医家主张仍用小柴胡汤，升散血室之热者（郭白云），有用大柴胡汤者（曹家达），余意用小柴胡加入桃仁、泽兰入血祛瘀之品，较为切合。

第三条：亦外邪乘虚入于血室之证，得之七八日，发热恶寒之表证虽罢，反而胸胁胀满、谵语者，是邪热留滞血室，游移肝络为患，或用十灰散，亦属实而取之之义。

第四条：乃阳明邪热壅滞于里，内陷血室，迫血则下血；逼汗外泄，则头汗出；扰乱神明，则谵语。与上条略有不同者，邪热内盛而病尤重也，其病机则同，故治法无异，刺期门以泻其实热，热去则卫气自复，故全身微汗出即愈。设邪热炽盛，舌赤，烦渴，谵语不休，刺期门仍不解者，可仿用张景岳之玉女煎以滋阴泻热，气血两清法较妥。

至于第七条所云："妇人吐涎沫，医反下之，心下即痞，当先治其吐涎沫，小青龙汤主之。"此系外寒干动内饮，寒饮上逆之呕吐虽经误下，水饮仍留，外寒未解，先宜"外散寒而内蠲饮"之小青龙汤治之，寒饮去则呕吐自止。若心下痞闷不除，为饮邪尚未尽除之征，再以苦辛通降之甘草泻心汤为宜。

以上为外邪干扰为患之例证。

（2）内脏自病　本篇对妇人杂病之起因和形成，除外邪干忤为患外，脏腑、经络、气血自病尤为多见。其病机不外"因虚""积冷""结气"三大方面，亦概括了妇人经、带、崩漏、腹痛、脏躁等多种疾病的成因。

1）因虚：妇人杂病因虚而成者，多由经、带、胎、产损伤气血，累及肝脾肾，以致八脉不荣，诸虚百损，随之而起。因气血之偏虚不同，脏腑经络所虚之轻重各异，故见症不一，治法迥别。如妇人因虚而腹痛，举三种不同证型：第十七条因脾虚肝郁，水湿停滞，腹中拘急，绵绵作痛者，宜养血调肝、补脾燥湿之当归芍药散；若因肝脾气血俱虚，少腹拘急引痛，喜按，得热则减，四肢酸痛，手足烦热，心悸短气，面色无华，脉弦涩者，宜缓肝调中之小建中汤，使生化健运，营卫调和，肝急自缓而腹痛止；若冲任失调，虚寒凝滞，腹中冷痛，经色黯黑，漏下不止者，名为陷经，宜温中补虚之胶艾汤。

2）积冷：阳虚生内寒，阴寒内结，客于肝肾为病者，盖指此也。所谓“经候不匀，会阴掣痛，少腹恶寒，或引腰脊，下根气街，气冲急痛，膝胫疼烦……”“绕脐寒疝”等多因“血寒积结，胞门寒伤，经络凝坚”所形成：①寒湿下注胞宫，阴冷掣痛，少腹不温，白带频下，用蛇床子散，直接温阴中，以散寒邪，其痛即愈。②肾气虚寒，阴寒客于膀胱，气化失常，水津不布，烦热不得卧，脐下急痛，不得小便之转胞证，以温肾化气之肾气丸，使肾气得复，气化即行，小便自利。③半产漏下，冲任虚损，寒凝血瘀，停滞少腹，故年五十而下血不止，少腹里急胀满，手心烦热，唇口干燥，皆瘀血停积之征，非实热内结之象，故用温经散寒之温经汤，寒去瘀行，诸症悉去。后世医家用此方以治冲任虚寒之不孕证，其理实本于此，余常借此治疗男子血虚寒疝多收奇效。

3）结气：妇人因七情气郁，气结为病，尤为广泛。本篇列举 10 例，虽不详尽，确能握其要领：①气痰：“妇人咽中如有炙脔”，吞不下，吐不出者，多因情志怫郁，气郁痰结而成。治以行气开郁，化痰降逆之半夏厚朴汤。后世根据气痰之偏盛，由此方演变成四七汤、大七气汤、苏连饮（薛生白《湿热病篇》）等方剂。②脏躁：系由忧思过度，损伤心肝脾之阴津，肝阴不足，肝阳失其潜藏，出现悲伤欲哭，如有神灵所作，心烦不眠，欠伸不已之脏躁证，用甘麦大枣汤以和中调肝，润燥缓急。“麦乃肝之谷，枣为脾之果”，肝脾之阴得还，心阴自复。后世医家主张再加白芍、茯苓、龙齿、牡蛎以安神潜阳，更为周到。③阴吹：乃肠道阴津不足，大便秘结阻塞谷道，矢气无从下泄，转从前阴而出，出现阴吹正喧之症，非阳明燥热实症，以润肠通便之猪膏发煎导之。④前阴溃烂：湿热下注肝肾经脉，郁结前阴，聚毒生疮，久则溃烂腐蚀者，以清热解毒之狼牙草煎汤外洗。⑤白物浸淫：瘀血内结，胞宫不去，郁为湿热，久则成白带下注，浸淫湿痒，用矾石杏仁为丸纳阴中，为除湿解热去毒之外治法，只能暂止其白物浸淫，但不能根除病因，尚需配合恰当内治法以图根治。⑥腹中刺痛：气郁血滞，腹中刺痛，则以活血行滞、搜风止痛之红蓝花酒内服。《近效方》用此方法治产后血晕，昏闷不识人，脐中绞痛，胎死腹中等症，扩大了红蓝花酒活血行滞之用。所谓治妇人 62 种风者，概指风寒外邪乘虚侵袭经络为患，取“治风先治血，血行风自灭”之义也。⑦胸胁痞闷：肝寒气结，胸胁痞闷，反喜揉按，得热饮则舒，六脉弦大而芤。此由妇人半产漏下，百脉空虚，复因情志不遂，气结于里，郁滞肝络，致成虚中实证。用旋覆花汤通阳解郁，以治其标急，通阳则寒去，散结则气行，标去再治其本虚。⑧少腹满痛：瘀结少腹，阻滞胞络，而经水不利，少腹满痛，虽一月经水再见，仍为瘀血阻滞不行之征，故用土瓜根散之桂、芍以调和肝脾，䗪虫、土瓜根破瘀行滞，瘀去新生，经水自调。⑨发热如狂：血与热结，少腹满痛拒按，经水不畅，甚则发热如狂，为瘀血互结之实证，宜攻逐瘀热之抵当汤；亦治男子瘀热结聚膀胱，小腹胀满急痛，小便不利者。⑩少腹大满：血结水停，产后少腹仍大满如敦状，小便微难而不渴，是水与热结在胞宫。非大黄、甘遂之峻猛，不能破逐水血之互结；佐以阿胶养阴补虚，使邪去正复，祛邪不伤正。

6. 体会

妇人病三篇，虽病种不多，论理简略，但反复细读，则可察其重点突出，概括全面。各篇主要病变悉备，辨证深入精辟，鉴别诊断明确，治疗大法谨严，不仅有指导妇科临床的现实意义，即使内科杂病亦颇能启发思维，具有借鉴互参之价值。若能将《伤寒杂病论》全面理解，彼此贯通，既不要为篇章条文所局限，又不囿于一家之言，无论先圣后贤，均相互融合，择其精华，宗其至理，古为今用，则继承发扬不难矣。

（五）论全真一气汤

1. 全真一气汤的证治机理

全真一气汤是明清时期医学大家冯楚瞻在其所著《冯氏锦囊秘录》中，为弥补前人在治疗"脾肾阴阳两虚，上焦火多，下焦火少"之不足而设，药有人参、白术、熟地黄、附片、麦冬、五味子、牛膝共七味，用"治中风大病，阴虚发热，吐血喘咳，一切虚劳重证，更治危重斑疹，喘促欲绝者"。冯氏认为，"水不足者有六味，火不足者有八味，气不足者有四君，血不足者有四物，气血不足者有十全、八珍，心脾不足者有补中、归脾，独脾肾不足，心肺之火宜抑，而肝肾之阳宜温，实无其药"。冯氏宗前人"阴阳互根，水火同源，脾肾为先后天之本"等理论，尤宋元以来，赵养葵、薛立斋、张景岳等大家不断完善肾阴肾阳、命门水火之相互依存，相互制约，平衡为顺，偏盛为病，并为诸虚之首，百损之根的学说；结合其实践经验，对于脾肾阴阳俱虚所表现的复杂病机、错综证候，在治疗上则温凉补泻皆堪棘手之危重疾患，提出“水中补火，土内存阳”，土金水一气资生化源之代表方，实为治疗此类难治之病证开辟了新途径。相沿至今，证诸临床，确有独特功效。无怪冯氏自喻为“得心应手之方”“滋阴降火之神剂”，并不为夸。

脾肾阴阳俱虚之形成，是多种疾病发展到一定阶段的病理机制，多见于大病久病后期，正虚邪实，久不能愈，导致脏腑经络相互戕贼，气血伤损，五脏俱虚，穷必及本。肾为先天之本，脾为后天之本，先天元气衰微，后天中气虚亏，则灌溉之源匮乏，脏腑经络气血失调，故其病机错综复杂，症状离奇百态，真真假假，虚虚实实，很难区别。或由外感，或由内伤，或外热而里寒，或上实而下虚，甚则寒热混杂，阴阳乖戾，虚实互见，不一而足。亦有禀赋素弱，先后天不足，易病易虚者；更有卒病暴虚者，皆可形成，病因虽异，结果则同。如中风大证，其卒中之前，脾肾已多先病，或肾水虚衰于下，心火亢盛于上；或元阳伤损，脾失温运，水津不布，泛滥为痰，上实下虚，上热下寒，面赤足冷，甚则内闭外脱，阴脱阳越；外风内湿，久留肌腠，阻闭气机，水湿不运，则为风水肿胀，久则正气渐伤，终及脾肾；产后亡血，或外伤失血，阴血骤耗，元阳无依，或再误汗下，更虚其虚，穷及脾肾之势渐成，阴阳俱虚之候悉备矣！

脾肾阴阳俱虚之治虚之法，早在《内经》即已指出“虚者补之”，具体如何补？《难经》则进一步提出了“损其脾者，调其饮食，适其寒温”“损其肾者，益其精”的治疗大法，但仍无方药可法。继则仲景在《伤寒论》和《金匮要略》中，初创了补虚的具体原则和方药，但补阳者多，补阴者少，其肾气丸亦侧重温补肾阳。随着医学的发展，后世医家对于虚证的病因病机及治法不断研究，至明代张景岳等在这方面的认识渐臻全面。根据《内经》“阴平阳秘，精神乃治；阴阳离决，精神乃绝”的理论，提出凡虚皆由阴阳之偏盛、水火之亢害所致，认为“人赖以生者，唯此精气。气虚者，即阳虚也；精虚者，即阴虚也。凡病有火盛水亏，而见营卫燥，津液枯者，即阴虚之证也；有水盛火亏而见脏腑寒，脾肾败者，即阳虚之证也。唯是阴阳之辨，犹有不易，谓其阴阳之中复有阴阳，其在似阳非阳，似阴非阴者，是非确有真见，最易惑人”。在治法上，指出“但当培其不足，不可伐其有余”的原则，并归纳为“壮水制火”“益火之源”“引火归原”等法则。其所制药方，大都以阴阳偏颇为主要的一方着眼，补其不足。如阴虚偏盛，以一阴煎、左归饮、六味地黄丸之类主之；阳虚偏盛，以理阴煎、右归饮、六味回阳饮之类主之。至于脾肾阴阳俱虚，则曰："五脏之伤，穷必及肾，穷而至此，吾未如之何也矣！"对于伤及元阴元阳之危笃阶段的病证，景岳亦感束手。冯楚瞻正是针对这种情况，反复研究，不断实践，总结出了治疗脾肾阴阳俱虚的"补水制火，补阳配阴"之阴阳双补法，全真一气汤就是他这一主导思想的代表方剂。

2. 全真一气汤的临床运用

全真一气汤的作者认为，此方"阴阳具备，燥润合宜，驱邪扶正，达络通经，药虽七味，五脏均滋，保护森严，外邪难入，功专不泛，补速易臻，滋阴而不滞，补脾而不燥，清肺而不寒，壮火而不热，火降而心宁，荣养而肝润"。从此方的药味配伍和功用来看，好似面面俱到，近乎庞杂，然而这正是病情的需要。冯氏说："奈小病暴病，或在一经，大病久病，必兼五脏，既已互虚，若不合众脏所欲以调之，难免反增偏胜偏害之祸，况土金水一气化源，独不观古方中五脏兼调者乎！"脾肾俱虚，元阴元阳已损，先后天之根本不足，气血灌注生化之源衰微，必致脏腑互虚，远非一经一脏罹患，故病机多端，症状复杂。其治疗大法，只宜调理阴阳，补水济火，益阳配阴，调其脏腑之失和，既不可苦寒，又不能辛燥；既用滋补，亦不可骤偏，此乃冯氏设立本方意旨。然而在具体运用时，原非一成不能改变，而应视其虚之偏盛，随证加减，或调其配伍之主次，或增省药味之量。冯氏经验："燥涸则熟地黄倍之，肺热则麦冬多用，脾虚则白术重投，阳虚则附子多加，元气大虚则人参大进，气浮气散则牛膝、五味子略多……倘假阳在上者，去参用之。"同时，还可以根据治法的需要，在药味的炮制方法上，去其不利之偏弊，存其所需之性味，亦属经验之谈。然此方之用，则与任何其他方剂一样，有其明确的针对性，既非太平无害之灵丹，也非万病可疗之神剂，只能起"补偏救弊，扶正驱邪"的功用。用之得当，则取效预期；用之不当，亦能遗害，故冯氏警告说："此方诚滋阴降火之神剂，然假热一退，真寒便生，切勿过剂，反增虚寒滑泻之症。"

余在临床常用此方治疗现代医学所称之慢性肾炎、肾盂肾炎、肾结核、肾结石等病，以及中医之消渴、水肿、中风、淋病等脾肾阴阳俱虚之证，确有很好的效果。若能参合各家精当之论，灵活取用，则可进一步扩大其应用，所谓异病同治者，缘指此类证治而言也。

3. 病例治验

例 1：边某，女，42 岁，成都工具研究所干部。

1980 年 3 月 27 日初诊：腰痛、尿血反复发作 8 余年，近 1 月来症状加重，腰痛不能起床，身软无力，面目浮肿，头昏失眠，食欲不振，恶心呕吐。曾在他院做 X 线照片检查，诊为右肾及输尿管结石，服清热渗湿、排石导滞之药数月无效。察其面色淡白浮肿，精神萎靡，舌苔薄白，舌质淡，脉沉细缓，两尺微弱，右尺尤甚，小便短少，时感急痛。此系久病脾肾气阴伤损，渗利克伐过甚所致，拟养阴扶阳为治，仿全真一气汤立方。

处方：熟附片 12g，泡参 15g，山药 15g，生地黄 10g，麦冬 10g，五味子 10g，怀牛膝 12g，半夏 12g，滑石 12g，水煎服。

3 月 31 日复诊：上方连服 4 剂后，精神好转，食欲增加，头昏、恶心消退，尿量增多，尿血已止，亦未查见潜血，已能半天工作。但面仍浮肿少华，唇舌干红，脉虚弱无力，尺脉稍起。病有转机，守服前方。

4 月 3 日三诊：上方再服 3 剂后，症平稳，食量增多，精神好转，昨日小便时突尿急作痛，随尿排出 2 枚灰黄色石子约 1cm×0.8cm×0.6cm 大小，顿觉腰痛减轻。正气渐复，但肾气末充，气化无力，侧重温肾化气为治，少佐渗利血分水湿之品。

处方：熟附片 15g，生地黄 12g，山药 15g，泽泻 15g，枣皮 12g，丹皮 10g，茯苓 15g，海金沙 10g，水煎服。

4 月 10 日四诊：上方服 5 剂后，精神基本恢复正常，可坚持全天工作，只偶感腰痛腹胀，舌红少苔，脉缓乏力，尺脉尚弱。继行脾肾阴阳双补法。

处方：红参 6g，附片 12g，山药 15g，生地黄 12g，麦冬 12g，五味子 10g，怀牛膝 12g，枸杞子 12g，水煎服。

4 月 17 日五诊：服上方 6 剂，腰痛已不显，偶感背部疼痛，头额昏闷，余无不适，再进全真一气汤去白术，加山药。以后三诊，病情逐渐好转，体质随之恢复，尚待远期观察。

例 2：曾某，男，52 岁，大庆油田干部。

患者腰痛，双下肢浮肿 10 余年。初因外感，发热恶寒，尿痛不畅，继则双足头面浮肿，在当地检查诊断为急性肾炎，经西医治疗好转，但不巩固。多次复发腰痛，下肢浮肿，小便中常有蛋白（+++）~（++++）、红细胞（5 ~ 10/HP）、管形（3 ~ 5/HP），肾功能不全，求治各省市医院均无好转，1965 年 8 月来诊。患者面色黧黑，少气懒言，语声低怯，手足心热而身畏寒重衣，胸膈痞闷，食少无味，口燥不欲饮，舌质淡红，舌苔细白，脉沉细无力、两尺模糊、腰背疼痛、俯仰艰难，下肢浮肿、午后尤甚，小便不利、时灼热涩痛，头痛眠少，口苦咽干。近期检查尿液：蛋白（+++）、管形（2 ~ 3/HP）、红细胞（5 ~ 10/HP）。属脾肾气阴俱伤，水火衰败之证候，非阴阳双补，水火同济，不足以挽其颓丧之势，遂投以全真一气汤加味。

处方：红参 6g，熟附片 12g，白术 10g，麦冬 12g，五味子 6g，怀牛膝 10g，枸杞子 12g，熟地黄 12g，菊花 10g，牡蛎 15g，水煎服。

上方服 6 剂后，精神好转，畏寒、手足心热亦减轻。复查小便：红细胞减至（1 ~ 2/HP），蛋白（+），管形（1 ~ 2/HP）。小便量增多，浮肿减退，但余症如前，尺脉仍微弱不起。肾虚至极，难以速愈，只宜缓图。守用上法，再加山药 15g，茯苓 12g，连服 20 余剂，诸症皆减，腰痛消退，屈伸好转，食量增加，面色渐有光泽，两尺脉虽弱，但沉取可得。小便有时仍可检测到红细胞少许，蛋白少量。或遭遇外感，腰痛可复作，尿中蛋白可增至（+）。后以全真一气汤加减，守服百余剂，时约半年余，查其小便正常，肾功能恢复，症状消失，基本治愈，回原单位工作。1980 年 7 月因外感咳喘来诊，询其腰痛旧疾，谓愈后从未复发，肾功能正常，小便无异常。

4. 小结

以上两案，一为肾结石，一为慢性肾炎，病情有异，症亦不完全相同，但究其病机则一，皆为久病正虚，伤及脾肾阴阳。前者较轻，虚未至极，其愈较速；后者已至阴阳虚损，两仪衰败，气阴将竭，故填补较难，其效亦缓。故曰“治病必求其本”，又曰“识得标，只取本，治千人，无一损”，诚至理之言也。

后学点按：全真一气汤是彭师喜用方之一，主要针对脾肾阴阳两虚及一切虚劳之用。彭师认为：脾肾是诸虚之首，百损之根。常用此方治疗现代医学之慢性肾炎、肾盂肾炎、肾结核、肾结石等病，以及中医之消渴、水肿、中风、淋病等脾肾阴阳俱虚之证，效果良好。案一为腰痛、尿血反复发作 8 年，又有右肾及输尿管结石，久服清热渗湿排石药无效。案二为慢性肾炎伴肾衰竭10年，为久病沉疴。二例病证不同，治方则一，加减有别。彭师抓住二者皆脾肾气阴伤损的病机，用全真一气汤阴阳双补，守方以治本。例一为虚中夹实，加半夏性滑、滑石之利者，排石也，故正复石出而愈；例二虚极，加枸杞子、山药、茯苓者，健脾肾以利水也，使脾肾健，肾功复，则腰痛愈而水肿消也。如此异病同治，论案结合及用药化裁之妙，全在医者之变通，学者当悟。

（六）小半夏汤的研究

小半夏汤一方，始见于《金匮要略》之痰饮咳嗽、黄疸、呕吐哕等病脉证治篇，其药不过半夏、生姜二味，看来似乎平淡无奇，细释其旨，二味药中，祛痰涤饮、止呕降逆俱备，实为治痰饮之祖方。所以历代医籍中根据本方原理加减者数以百种，由此方脱化而出者更不知其几许。只因散见各书，读者多不易窥其全面。为了便于临床运用和参考，故收集前人加减化裁方法加以整理，将于主治方义项下附以己意，结合临证治验予以探讨，希读者批评指正。

1. 小半夏汤之运用

《金匮》用小半夏汤凡三见。一在《痰饮咳嗽病脉证治》篇："呕家本渴，渴者为饮解，今反不渴，心下有支饮故也，小半夏汤主之。"一在《黄疸病》篇："黄疸病，小便色不变，饮自利，腹满而喘，不可除热，热除必哕，哕者，小半夏汤主之。"一在《呕吐哕下利病脉证治》篇："诸呕吐，谷不得下者，小半夏汤主之。"

据此三条分析：前两条重在蠲饮降逆除痰；后一条重在温胃降逆以止呕哕。方中半夏味辛气温能温胃以止呕哕，体滑性燥，可除中焦之水饮，故以为君；佐以生姜，不特制半夏之悍，亦为治呕吐之专品。《外台》以此方疗"脚气入心，烦闷欲死"；《圣惠方》用治"五噎，胸膈咽喉不利，痰结少食"，均取其降逆开结之功，扩充了此方治疗作用。再《金匮》仍以此二味药而易其方名者，则又有生姜半夏汤、半夏干姜散，药味虽同，而用法及主治则异。生姜半夏汤治"胸中似喘不喘，似呕不呕，似哕不哕，唯心中愦愦然无奈者"，此为寒邪搏饮于至高之胃口，用小半夏汤时推生姜改用汁者，取其宣散之力，入口即行，使降逆之力少，而散结之力多也；半夏干姜散则以"干呕吐逆、吐涎沫"为适应证，此为胃寒干呕，故干姜易生姜以守温中宫，半夏降逆以止呕。

总观三方，生姜半夏汤为寒邪水饮结在胸中，较小半夏汤及半夏干姜散之部位在胃者为高，故用生姜汁以宣散之。小半夏汤、半夏干姜散虽同为寒饮在胃，但有气逆而实、气逆而虚之分，实者用走而不守之生姜，虚者用守而不走之干姜，又半夏之性较姜为烈，而姜能制半夏之毒，故实者半倍于姜，虚则姜夏相等，此二方非特意义不同，抑且制剂各异，实则多与而叠与，虚则仅服方寸匕，又用浆水煎之以和其性，一方固难同日而语。

除上述《金匮》二方名异药同外，尚有《外台秘要》之半夏散、《医垒元戎》之生姜半夏汤、《杨氏家藏》玉水汤等方。《外台》半夏散以半夏为末，生姜汤下，而治“伤寒呕呃不止”者。胃寒而呕呃不止，故以半夏为散，取其散以散之；又以生姜汤下，意在以生姜宣散胃中之寒饮耳。见症不同，用法自殊。《元戎》生姜半夏汤虽与《金匮》同名，然此方分量相等，则其宣散降逆同时并重，以宣胃阳，降胃阴，故于止呕吐之外，尚可作消食开胃之剂，较《金匮》有所发挥。杨氏玉水汤即小半夏汤之易名，用于痰气上逆之眉棱骨痛。按语：眉棱骨为阳明经脉所过之地，胃中痰饮随阳明之脉上攻故作痛，此治致病之源，其症自解，为善用古方者之实例。

前言半夏干姜散，为胃中虚证、寒证而设。若妇人妊娠恶阻呕吐不止者，较之半夏干姜散证更虚，则仲景有干姜人参半夏丸，以干姜、半夏温胃降逆以此呕，用人参补其虚，此为深一层立法。若胃中寒、痰俱盛，用半夏干姜散，犹嫌力薄难以胜任，可用《圣惠方》半夏散，取半夏、干姜原方，更加草豆蔻助干姜之温胃开结，白矾助半夏以降逆祛痰，治气上冲胸膈满闷、吐逆不下饮食，又为更深一层立法。

2. 小半夏汤之发展

小半夏汤之加减方：由小半夏汤发展而成的方剂，在《金匮》“痰饮咳嗽篇”有小半夏加茯苓汤，治“卒呕吐，心下痞，膈间有水，眩悸者”及“先渴后呕为水停心下，此属饮家”。以上两条中之“呕”“心下痞”“眩悸”“先渴后呕”等症，无非水饮为患。尤在泾云：“饮气逆于胃则呕吐，滞于气则心下痞，凌于心则悸，蔽于阳则眩。半夏生姜止呕降逆，加茯苓去其水也。”尤氏此论，对本方阐发甚明。

叶氏《录验方》以此方治肩臂痛，名半夏汤。按：肩臂痛似乎与水饮无关，然脾与肺子母相连，脾病水饮不能司其散精之职，则肺气不能通调而引起肩臂疼痛（肺主肩臂），只须治已病之脾，不治受干扰之肺，深得“治病必求其本”之旨，又为善用古方之一例。

《活幼口议》方治小儿吐痰，或风壅所致，或咳嗽发热、饮食即吐等症，以小半夏汤加丁香温胃止呕。设寒不在胃而在心腹，《千金》有加桂心一法，名半夏汤，治“胸满有气，心腹中冷者，以姜半开胸中痰满，桂心散腹中冷气。在胃脘者，以丁香温之；在心腹者，以桂心散之。二方虽同治属寒之证，但病位却有不同。此外，《千金》又有小半夏汤加桂心、橘皮一方，亦名半夏汤，治“气逆心腹满上冲胸胁，心腹冷痛，呕逆及吐不下食”之症。按：胸胁满、心腹冷痛，以及呕逆不下食等症出现，可见其寒邪与气结较前半夏汤症更甚，故加温中利气之陈皮助桂心温中以散寒，助半夏、生姜利气降逆以止呕，此为散寒利气合用之方。前小半夏加丁香为温胃阳而设，然有脾为湿困，以致脾阳不运者，用丁香又非所宜，但可用《圣惠方》中之半夏散一法治“痰饮冷气上冲，胸胁满闷，吐逆不下饮食”者。方中用生姜、半夏降逆止呕，燥湿化痰；更加芳香醒脾，燥湿行气，温胃止呕之陈皮、草豆蔻以助夏、姜之不逮，使气行寒湿去而呕吐自止，此亦散寒利气合用之方。

上述诸方皆为中寒而设，其寒在心腹有加桂一法，在胃有加丁香一法，在脾有加草豆蔻一法，气结有加陈皮一法。若寒不在上而在下，不在阳明、太阴而在少阳、厥阴者，则《千金》又有半夏汤，方中小半夏汤加吴萸、附子以温经散寒，治痰澼嗌气之症为宜。

《千金》小半夏汤和《圣惠方》半夏散皆以本方加桂心、甘草，前者主治“心腹虚冷，游痰气上，胸胁满不下食，呕逆”等症，后者用于“痰饮冷气上冲，胸胁满闷，吐逆不下饮食”。观此二方，其所主证候皆治心腹虚冷，胃气不和，方取小半夏汤加桂心以散虚冷，甘草以和中宫。其有不同者，仅分量之轻与重、制剂之汤与散。病轻浅者，可用轻剂之散以散之；病深重者，宜较重之汤以荡之。“随证施治”是其旨矣，以上为寒证诸方。

《济生》半夏丸，用半夏、瓜蒌仁为末，以生姜汁为丸，治肺脏蕴热咳嗽、胸膈寒满，为肺有蕴热，故于小半夏汤方中加入开胸散结、降火涤痰之瓜蒌仁。

若身热呕吐，或胸中烦热反胃，食不得入，又于本方加竹叶一味，名竹叶汤，治热结贲门不能纳食之症。若热结幽门，旦食暮吐之反胃，《类证治裁》于本方加大黄涤热以去闭。至于《金匮》黄芩加半夏生姜汤治“干呕而利者”，此为肝胃之火上冲而作呕，下注而作利，其方以半夏、生姜散逆于上，黄芩、芍药除热于里，上下俱病，中气必困，故用甘草、大枣、芍药、生姜以安中。

以上四方同为热证而设，热在肺者加瓜蒌，热在上脘者加竹叶，热在下脘者加大黄，热在胆胃者加芩、芍，所主部位及热证程度不同，故用药亦异。

《妇人良方大全》之半夏汤于小半夏汤中加皂角一味，治“喘急有风痰者”，此病在肝脾两脏，故取半夏、生姜以治中焦痰水，再加通关窍、搜风痰之皂角，使木静风恬，痰去呕止。一方于此方加甘草者，意在护胃和中，使风痰去而脾胃无损，较之前方更胜一筹。以上两方为风痰而设。

《千金》小半夏汤以本方加橘皮，治“心腹虚冷，游痰气上，胸胁满不下食，呕逆者”，方后又云“若心中急痛入桂心四两，若腹满痛入当归三两，羸瘦及老人尤宜服之，一方用人参二两”，总取《金匮》小半夏汤与橘皮半夏汤之意。以小半夏治支饮不渴，橘皮汤辛温散结，用治心腹虚冷、温理中气而已，故心腹急痛、寒热互结加桂心以散之；血虚不能营经脉而胀满腹痛，故加当归以和之；羸弱不能自持，则加人参以补之，此《金匮》法外之法也。《局方》橘皮半夏汤即此方，用治“积气痰黏，饮食呕吐不止”，亦即此意。

《济生》玉液汤，即小半夏汤加沉香，治“七情伤感，气郁生痰，随气上逆，头目眩晕，心嘈惊悸，眉棱骨痛”。据所述症状看来，由气郁痰涎上逆所致，故于降逆止呕祛痰方中加入导气散结之沉香，此为治痰者宜调气之法。前小半夏汤加橘皮为温理中气之方，此为降气开结之治法。故温理中气者，加芳香行气之陈皮；降气开郁者，加温而不燥、降多升少之沉香。同为治气而用各不同，深得灵活运用之妙。以上三方为调气降痰而设。

钱乙以小半夏汤加陈仓米治“小儿吐泻，脾胃虚寒”之证。按：小儿为稚阳之体，脏腑脆弱，脾胃最易伤损，或曰“胃阳不伤不吐，脾阳不伤不泻”，既吐且泻，脾胃俱伤可知。方中半夏降逆以止吐，得生姜辛散之力以助之；加陈仓米者，取其陈米之性纯、味薄，使其不伤脾胃反而能安胃和中也。魏念庭殊胜汤以小半夏加甘草用于“去痰涎，进饮食”，亦取其祛痰和中之义。以上二方为和中而设。

《袖珍方》辰砂半夏丸，即小半夏汤加朱砂，用治水饮停蓄于中则食少，水气上干则头晕目眩，干及心则悸，方用小半夏汤以治其本，辰砂以护其心，并清利头目。此为祛痰镇心之剂。

3. 小半夏汤之变化

由小半夏汤变化的方剂甚多，兹略举数方以概其余。

《保命集》半夏丸以半夏、槟榔、雄黄为末，姜汁为丸，生姜汤下，治“因伤风而痰作喘逆，兀兀欲吐，恶心欲倒”之症。此为风寒夹痰上干清阳，故有恶心欲倒之症，方用姜、半降逆涤痰，再取雄黄、槟榔性沉下降以降气除痰而止恶心呕吐，以匡姜、半之不逮，此为下气除痰之峻剂。张洁古玉粉丸用南星、陈皮、半夏为丸，生姜汤下，主治“气痰咳嗽”，故于降逆除痰方中加入温中行气之陈皮、南星。若不属气而属寒者，去行气之陈皮，加散寒之官桂，即洁古姜桂丸。若寒不在脾而在肾者，则《济生方》有二生汤一法，方中用附子以温肾中之真阳，半夏燥湿以豁痰，标本同治之法也，二物生用取力大而功效速。上述二方对证均为寒痰，若系热痰为患，二方万不可投。张洁古于姜桂丸中去温中散寒之官桂，加入清热之黄芩，则成清肺热之小黄丸。设热不在肺而在脾，症见痰火上冲，心中嘈杂，心悬如饥者，可用三圣丸，方中陈皮温中利气，姜、半降逆除痰，加黄连以清湿热。若系湿痰为患者，于小黄丸方中去黄芩，改用补脾燥湿之白术，名白术丸，同一方也。张氏随症化裁，信手拈来，头头是道，步步是法，确为善用古方者。

《局方》桔梗汤于小半夏汤加桔梗、陈皮、枳实，用治“胸胁胀满，寒热呕哕，心下坚痞，短气烦闷，痰逆恶心，饮食不下”之症，而为开泄导滞除痰下气之法。

由本方变化用于治胃反呕吐有《金匮》大半夏汤，尤在泾云：“胃反呕吐者，胃虚不能消谷，朝食而暮吐也。”又“胃脉本上行，虚则反逆也，故以半夏降逆，人参、白蜜益虚安中”。若其人脾胃本虚又兼上焦气壅，症现“胃反不受食，食已即吐”，此为表实里虚之候。《千金》另有半夏汤一法，于前方加温运之白术以补脾燥湿、辛散之生姜以治上焦气壅。以上二方皆为胃虚而设。

上述方剂虽方名不同，但仍不脱离小半夏汤之加味，故仍以变局括之。

4. 小半夏加茯苓汤发展之方剂

《局方》以小半夏汤加茯苓，再加陈皮、甘草，去生姜（一方有生姜、乌梅）名二陈汤，治一切痰饮为病，见咳嗽胀满、呕吐恶心、头眩心悸之症。仍取半夏降逆止呕，燥湿豁痰为君；臣以醒脾利气之陈皮和淡渗利湿之茯苓；佐以调和诸药，兼和中之甘草，为利气调中去湿之总方。

《千金》茯苓汤即半夏茯苓汤加桂，治“胸膈痰满”。方后云：“冷极者加大附子四两，气满者加槟榔三七枚。痰气聚于胸中，非辛散之桂心不能除；真阳虚而冷者，非温肾之附子不能使阳气于将绝。气盛而满，又宜附子加槟榔行气以逐痰，此一方而备二法焉。”

《千金》小茯苓汤药味与上方相同，治“逆气心中烦满呕吐”。张石顽云：“《金匮》小半夏加茯苓汤治心下痞，膈间有水，眩悸者;《千金》方加桂一味上摄虚阳，下导水道，但治呕吐而已哉。”

指迷茯苓丸即半夏茯苓汤加利气之枳壳、软坚之芒硝，治中脘留伏痰饮，臂痛难举，手足不能转移。其功用别于二陈汤之甘缓，远于礞石滚痰之峻悍，乃攻停痰伏散之平剂。

吴鞠通《温病条辨》以小半夏加茯苓汤，再加厚朴、杏仁，治咳嗽，咳声重浊，痰多不甚渴，渴不多饮。仍以小半夏加茯苓汤蠲饮和中，加厚朴、杏仁利肺泻湿，预夺其喘满之路。

《局方》消暑丸，即半夏茯苓汤加甘草一味，治“肥人伤暑，眩晕呕逆”之症。此方名消暑者，实系伤暑之湿，肥人多湿故也。仍以小半夏加茯苓汤蠲饮涤痰；加甘草和中，亦取其去湿之意。

《金匮》半夏茯苓汤加丁香汤治“伏饮之属虚者”，加丁香能温胃以散寒。

《金匮》半夏厚朴汤用半夏、茯苓、生姜、紫苏、厚朴等味，治“妇人咽中如有炙脔”。此痰凝气阻，故加苏叶、厚朴以行气。

综上 10 方同系《金匮》小半夏汤加茯苓随症加味，因病源有湿痰、寒痰、气痰、老痰、湿郁、气郁之分，故药味亦随之而变异。此前人用古方而不泥方，开后人随症立方之先河。

5. 二陈汤之加减变化

二陈汤本为湿痰立法，若能随症化裁，则风、寒、热、气、郁诸痰证及呕逆皆可通用，后贤以此方为基础之加法甚多，略集数方如下。

本方用于外感风寒初起，症见鼻塞、胸痞，则加枳壳、桔梗，以开利肺气；若风寒犯肺，咳嗽喘满者，加止咳平喘、下气祛痰之苏子、杏仁，兼见微恶风寒者，可以解表之苏叶易苏子；恶寒发热头痛者，加羌活、防风疏风解表；恶寒发热兼见喘逆者，加羌活、防风、苏叶、杏仁；若症见寒热往来之因于风寒者，景岳于本方加柴胡一味名柴陈煎，为和解表里之剂。又本方加祛痰下气平喘之白芥子、杏仁名六安煎，景岳用治“风寒咳嗽及非风初感，痰滞气逆”等症，按外感邪少而痰滞气逆、咳嗽胁下痛等症状可用此方。凡外感风寒咳嗽而寒气盛者多不易散，宜加细辛或羌活、防风散之，冬月（作表寒看）可加麻、桂；若风胜而寒不甚者，可加防风或苏叶；若鼻塞头痛属太阳者，可加蔓荆子，属阳明者加白芷，属厥阴者加川芎；若寒热并见者，可加柴胡、苏叶兼解表邪，风寒初减痰盛者可加藿香。

综上五方，风寒闭束皮毛，肺气不利，则加开提肺气之药；风寒夹痰饮犯肺，则加降气化痰之品导之下行；风寒干及太阳而动其水气者，则解表涤痰并用；若外感邪少而偏里证者，则偏治里而略为解表。三方虽同系风寒而设，但其中症状又有同中之异，故加法亦自殊。

再以里寒证言之，脾胃虚寒而腹痛心悬悸者，加益智仁以温胃阳；脾胃俱寒而心下痛者，加炮姜；胸膈寒痰停蓄，吐涎沫者，以干姜易炮姜，名温中化痰丸；脾胃虚寒而恶心呕吐、胸膈满闷者，加干姜之外更加温胃止呕之砂仁，即和胃二陈煎；咳吐稀痰、头眩心悸为脾虚而水气凌心，宜加温化散寒之桂枝、干姜，名姜桂二陈汤；脉沉、小便不利者，为脾肾虚寒，痰水上溢之候，可加温脾肾之桂附，名桂附二陈汤；本方（二陈汤）加丁香、姜汁，名加味二陈汤，用于呕吐吞酸、胃脘疼痛、呃逆之症，较前半夏茯苓汤加丁香更胜，故多用行气之陈皮，为脾胃虚寒而气滞又立一法。

上述七方俱为脾胃虚寒而设：脾湿胃寒，加益智仁；脾胃俱寒，加炮姜；寒甚则干姜易炮姜，更甚加砂仁；脾虚而水气上泛，则以桂枝易砂仁；脾肾虚寒而痰水上泛，则以附子易干姜以温肾化气行水；脾胃虚寒气滞，则加丁香、生姜。此为法中之法，方外之方。

《集验方》温胆汤，即二陈汤加枳实、竹茹，治“胆热呕吐，虚烦惊悸不眠，痰气上逆”之证。按：竹茹、枳实为清热止呕、降气祛痰之物，似与胆病无关。然呕虽为胃病，但实由胆气上逆所致。二陈汤用以安胃祛痰，加竹茹以清膈上之虚热，枳实以除三焦之痰壅，热除痰清而胆自宁，胃气亦和矣。古人有“胃本不呕，胆木克之则呕”之说，方名温胆，实以清胆也。

本方加竹沥清热滑痰，生姜涤饮降逆，为治胆胃有热，呕逆痰稠之热痰证。若热盛，上方不能胜任者，有加青黛、石膏一方，清胃火、泻肝胆之热。设热不在胆胃而纯在胃者，宜加黄连、竹茹；热在肺胃咳喘唾臭痰者，宜加清肺热之黄芩，即茯苓半夏汤；热甚者，芩、连宜并用。二陈加栀子、黄连、生姜，亦治膈上热痰之胸中烦热、欲呕不得等症，用栀子、黄连苦寒清热除烦，生姜和胃止呕。

上列八方，治热在胆胃者，有温胆汤及二陈加竹沥、生姜，二陈加石膏、青黛三方随症选用。

热在胃者，有加黄连，有加黄连、竹茹二方；热在肺胃者，有加黄芩，有加黄芩、黄连二方；在膈上者，有加栀子、黄连一方。虽同为热证立方，而有部位浅深之别。

二陈汤去半夏之温燥，加清热涤痰之竹沥、滋养胃阴之麦冬，治燥痰、咳吐胶黏稠痰。若郁热结肺之咳嗽痰少者，可加川贝母清热以散结，润肺以化痰；或加瓜蒌共奏殊功。若喘咳盛而热不甚者，二陈汤去半夏加杏仁以平喘降气。以上四方为燥痰而设。若心下痞满坚，腹中累累成块，系顽痰结聚，可加软坚消积之海蛤、海浮石，或加破坚积之芒硝、海浮石治之。以上二方为顽痰而设。

二陈汤加苍术，名苍术二陈汤，用于湿困脾阳之四肢倦怠、恶食症。若再加温补脾阳之白术，即丹溪二术二陈汤，治一切“呕吐清水如注”，亦治“脾虚痰食不运”之证，诚为补运脾阳除湿痰之良剂。

二陈汤加辛开苦降之白豆蔻、杏仁以开脾肺之阴结，用于“痞满气逆”之证。设因脾湿而成疟疾，症见舌白脘闷、寒多热少者，则加辛烈大热之草果以燥脾除湿。

痰饮而兼食积，症见嗳腐吞酸者，本方加山楂、麦芽甚佳，以山楂消肉滞、麦芽消食积。

从上述五方中可以看出，善于运用二陈汤加减方法，不独降逆利痰，而且运脾、开胸膈、截疟、消食，用之皆当。

本方加运脾行气之砂仁、枳壳，名砂枳二陈汤，用于胸满甚。

本方加枳实、木香，治心下痞痛由于气滞者。加此导滞行气之品，一升一降，使气机通畅则痞消痛止。气机阻滞因于肝气抑郁而产生痞满胁痛、精神不快者，应于本方加解郁之香附、行气之枳壳。

痰气血郁结，胸胁痛如锥刺者，可以本方加疏肝之香附、下气滑痰之莱菔子、散瘀活血之韭汁，此为气郁血滞实证立法。

二陈汤加南星、枳实，名导痰汤，用于湿痰内外壅盛之证，虽治湿痰，实为风痰而设。若风痰上壅，头晕目眩，呕逆者，则去枳实，加白附子，疗效显著。

胁下疼痛者，加祛痰利气之白芥子；痰流关节、四肢疼痛者，加宣通经络、利窍豁痰之皂角、竹沥。

脾胃虚弱，痞满痰多，面色萎白者，本方加人参、白术治之（即六君子汤）。若脾虚气弱，呼吸不相接续者，则宜大补元气之人参、黄芪，此二方为气虚立法。若二陈汤加入补肝肾之当归、熟地黄，即景岳金水六君煎，以治肺肾虚寒，水泛为痰或年迈阴虚，气血不足，外受风寒所致咳嗽、呕恶、多痰、喘急等症。叶天士认为水泛为痰，当用地黄汤。风寒咳嗽而用当归、熟地黄，其邪不能解散，当用二陈加羌、防、苏、杏之类。呕恶而用归、地，必致胸膈痞闷，用本方时当慎。

6. 温胆汤之发展

温胆汤加清热散结之瓜蒌，治呕吐清水，痰湿热内留，木火上逆之证。若具上述症状，湿热夹痰者，温胆汤加清热燥湿之黄连甚妙。若更甚者，加入清热之黄芩。

本方加人参、柴胡，名参胡温胆汤，治寒热往来、呕而痞闷。此为邪在半表半里，故加柴胡和解表里，人参扶正驱邪，与小柴胡汤同义。

本方加青蒿、黄芩、碧玉散，即为蒿芩清胆汤。何秀山释此方云："足少阳胆与手少阳三焦合为一经，其气化一寄于胆中以化水谷，一发于三焦以行腠理。若受湿遏热郁，则三焦之气机不畅，胆中之相火乃炽，故以蒿、芩、竹茹为君，以清泄胆火，胆火炽，必犯胃而液郁为痰。故臣以枳壳、二陈和胃化痰，然必下焦之气机通畅。斯胆中之相火清和，故又佐以碧玉，引相火下泄，使以赤苓，俾湿热下出，均从膀胱而去，此为和解肝胆之良方。凡胸痞作呕，寒热如疟者，投无不效。”

小结：中医学的特点在于辨证论治，随证立方。经数千年来历代医家之临床实践，笔之于书的方剂数以万计。然方虽多总有所本，如树之枝叶虽繁，实由一干所生。要知今之方剂皆古方之发展，掌握它的发展规律，见流而知其源之所在，则千万之方可以数十百方概之。

本篇所收，皆小半夏汤发展之方剂内容，分五段叙述。由小半夏汤变化而仍用原方药物，只是治证与用法不同之生姜半夏汤等 5 方作第一段，并附半夏干姜散发展 2 方；以小半夏加味和变化而成之小半夏加茯苓汤等 30 方作第二段；以小半夏加茯苓汤发展之二陈汤等 10 方作第三段；以二陈汤发展之温胆汤等 46 方作第四段；以温胆汤发展之 5 方，六安煎发展之 10 方作第五段。共计 106 方，每段中举出一方或两方作为发展之代表，使学者易于理解方剂发展规律。当然由本方发展之方绝不止此，学者可扩而充之。本篇各段加法总不出外感、内伤两途，方剂亦可以风、寒、热、湿、气、郁诸法概括。掌握此加减变化原则，则临床用古方而不泥于古方。大法在此，用药亦就无差，如木匠之有规矩，则能成方圆矣。

后学点按：小半夏汤主要针对寒痰、水饮、呕吐、呃逆、眩悸等病证而设，是彭师一生研究方药运用最突出的成就之一。小半夏汤药虽二味，却变化无穷，化裁众多，虚实可用。彭师指出其用法：实者，半夏倍于生姜，宜量大；虚者，姜、夏相等，宜量小，体虚者可加人参。总结了历代医家运用小半夏加茯苓汤组成二陈汤，再从二陈汤组成温胆汤、六安煎的发展变化过程。其中涉及证变、药变、方亦变，病证兼夹寒热虚实者，药物也随之加减变化。但用药均是由小半夏汤一方根据证候不同，逐渐加味成 106 方。这给后学扩大了认证、用药、制方、化裁的辨治思路，更能使后学者眼界大开。善读此文者，值得细细品味，可有《伤寒论》用 97 味药、制 113 方之义，堪称一绝，极具启发也。

（七）调气法的运用体会

人身以气为主，如呼吸之出入，阴阳之升降，营卫之运行，经络之交相贯通，五脏六腑之相生相养，全赖气之推动。人身之气有两个方面：一是物质之气，包括吸入之空气，以及食入之水谷经脾胃消化后转化的精气。其精微者入于脉中为营气，慓悍者行于脉外为卫气，二者结合，聚于胸中，侍奉心肺，助肺气之升降而司呼吸，促心气之变化而运行不息。二是脏腑之气，如肺之敷布治节，心之化营为血，脾之健运转输，肝之疏泄条达，肾之潜藏蒸腾开合，胃之受纳腐熟，大小肠之泌别传导，三焦和胆之宣泄决渎，膀胱之化气行水，均系脏腑之气的表现。气与人身健康、疾病、生命关系至为密切。气机调畅，人即安和；气机紊乱，疾病丛生。古代医家从实践中的体会是“百病皆生于气”，说明气病涉及广泛。若气之“一息不运则机枢穷，一毫不续则霄壤判”，元气耗散殆尽，生命也就停止了。总之，气和则安，气乱则病，气散则死，可见气之重要。所以张景岳指出：“行医不识气，治病从何据？”

气病范围相当广泛，临床各科均可泛及，但归纳起来不外气逆、气滞、气郁、气虚四个方面。因此，从气病的共性出发，研究气病及调气法的运用，不论从临床上或理论上都是一个重要的课题。古代医家关于调气法的运用积累了丰富经验，做了许多精辟的论述。如《素问·至真要大论》说：“调气之方，必别阴阳，定其中外，各守其乡。”张景岳指出：“夫所谓调者，调其不调之谓也……如邪气在表，散即调也；邪气在里，行即调也；实邪壅滞，泻即调也；虚羸困惫，补即调也。”笔者根据中医学对调气法的有关论述以及临床体会，拟从降逆、行滞、开郁、益气四个方面，谈谈调气法的运用，供参考。

1. 降逆

降逆，即降敛上逆之气的方法。人体气顺则平，气逆则病。临床上以肺、胃之气上逆，以及肝气过于升发而上逆为常见。因此，降逆法适用于肺、胃、肝气上逆的病证。

（1）*肃肺降逆*　肺为娇脏，为呼吸之门户，其气以清肃下降为顺。若六淫内袭，或停痰伏饮，痹阻肺气，即失其肃降之职，出现咳逆喘息、胸膈胀满等上逆之证。故《素问·脏气法时论》说：“肺病者，咳喘逆气。”其治疗应根据气逆的不同原因和性质，采用不同的肃降方法。如肺有伏热，壅遏肺气，身热喘促咳逆，当清热泻肺、降逆平喘，可用麻杏甘石汤。若汗大出、口大渴、脉洪大、舌黄少津，是肺胃之热俱盛，去原方之麻黄，加入清胃肃肺之知母，或山药、粳米。若气促鼻扇动，脉虚数，是热伤肺胃之气阴，促使肺气上逆，再加人参、麦冬、五味子清热敛肺。若邪热化火，火热壅肺，高热寒战，咳吐臭味浓痰，为肺热气壅，有成痈之征，于前方中去麻黄，加入鱼腥草、冬瓜仁、苇茎、薏苡仁、桑皮等泻火解毒、利气肃肺。若外寒干动内饮，出现恶寒、无汗咳喘、胸闷，甚则倚息不得卧，舌白滑，脉浮紧，此胃浊脾湿，肺失清肃，治宜解表蠲饮、散寒降逆之小青龙汤。若不恶寒而咳喘吐稀涎，是外寒虽去，里饮未除，去原方之麻黄，加入降逆利气之杏仁。若气冲胸满、口渴、头眩、吐稀涎，为水饮留伏膈间，肺气不降，津液不得上朝于口，去原方之麻黄、白芍，加降逆涤痰之茯苓、杏仁。如素有留饮，聚胃关肺，阻碍肺气下降，出现上气咳逆、咳吐痰涎、胸中痞结，治当降气涤饮，用苏子降气汤。若气逆上冲，咳逆喘满，是下虚上盛，气痰上逆，加降逆化饮之沉香、肉桂。若心悸、背寒、胸痞、咳吐痰涎，为胸中留饮，加降逆散饮之杏仁、生姜。

（2）和胃降逆　胃主纳谷，脾主运化，脾以升清为平，胃以降浊为和。胃气上逆则干呕、嗳气、恶心、呕吐等症随即出现，但引起胃气上逆的原因是多方面的，故其治疗各不相同。例如脾虚清气不升，胃中浊气上逆，则干呕噫气、心膈痞满，当理气镇逆，可用旋覆代赭石汤加陈皮、柿蒂；如胃中积热，客气动膈，呃逆烦渴，可用《温病条辨》新制橘皮竹茹汤加黄连、柿蒂、刀豆（烧成性）清热和胃、降逆理气；胃中积热，火气冲逆，呕吐酸苦，当泻火降逆，可用《圣济总录》石膏竹茹汤加枇杷叶、芦根；胃中湿热搏结，胃气上逆，呕而胸痞，轻则苏叶、黄连，甚者半夏泻心汤去人参、干姜、甘草、大枣，加枳实、生姜苦辛通降，以促脾胃之机升降；若胃中热痰积累，食入即吐痰涎，用矾郁丸加枳实、山栀仁清热理气、祛痰降逆；若胃中积饮，水气不消，胃气上逆，当温中化饮和胃，可用小半夏汤加丁香；胃中虚冷，寒凝气滞，胃阳不伸，浊阴上逆，正如《素问·举痛论》所说："寒气客于肠胃，厥逆上出，故痛而呕也。"当温通降逆，可用理中汤加丁香、吴萸、半夏、陈皮降逆利气；大怒动肝，肝气上冲犯胃，胃气上逆，当泄肝安胃，可用椒梅汤去干姜，加生姜、川楝；胆随胃降，若胆胃湿热炽盛，胆胃之气上逆，呕吐不止，即所谓"邪在胆，逆在胃"，当清胆和胃，可用张锡纯镇逆汤。

（3）调肝降逆　肝性喜条达升发，但不宜太过。若因寒热失宜，情志激动，使肝气失于调和，发生气逆上冲，宜调肝降逆，以达到平和。但由于上逆之因不一，寒热气逆各异，故治疗大法虽同，方药各别。如阴寒客于肝经，上犯阳明胃腑，夹督脉上冲头脑颠顶，出现干呕、吐涎沫、头顶痛，治宜暖肝和胃、祛寒降逆之吴茱萸汤；若噫气呃逆，或呕恶不已，肝气横逆动膈冲胃，原方中加入理气降逆之陈皮、半夏；若胸胁疼痛，不能转侧，为肝气结于经脉，不得条达，再加行气调肝之金铃子、青皮、延胡索；如因情志拂逆，或大怒气逆伤肝，突然昏仆，口噤眼开，四肢厥逆，成为《素问·举痛论》所云“怒则气上，肝气逆乱”之气厥，治宜降逆下气，可用五磨饮子灌服；若醒后心烦易怒，舌尖红，或口苦，小便黄，为气逆胸中，有化热之象，原方中去木香，加入通络解热降气之青藤香、降香、郁金、白芍之类；若久病胸腹胀满气结，得噫气稍舒，为正虚邪实，调气降逆，必须益气，五磨饮子去枳实、木香，加入人参；若喉间痰声辘辘，为痰随气上，于五磨饮子中加入祛痰下气之莱菔子、生姜汁、皂荚末少许。

2. 行滞

行滞即宣通气滞，有轻可去实、宣可决壅、通可去闭的含义，适用于经隧闭阻，或腑气不通，体内气机不畅的病证。如外邪束表，肺卫气滞，而汗出不彻、鼻塞声重、咳痰不爽；胃肠气滞，则满闷胀痛、滞下窘迫、便秘不通；三焦气化失司，决渎窍闭，水液泛滥而气急肿胀；肢体气滞则局部麻木肿痛、瘫痪不仁，或发痈疽疮毒等。因气滞的部位、性质不同，故行滞方法各异。

（1）宣肺行滞　仅适用于肺卫气滞的病证。以肺主开泄，肺气宣发，卫气充肤温肉以卫其外，熏肤泽毛以散其邪。如风寒犯肺，塞闭肌表，肺卫失宣，则恶寒发热、鼻塞声重、咳痰不利、呀呷有声，可用华盖散加桔梗、枳壳宣肺解表。如温邪上受，肺卫气滞致咽喉肿痛、咳痰不爽、鼻阻气热、汗出不畅、微恶风寒，当清解气热、宣肺达卫，可用银翘散、桑菊饮加味。初起欲发越，宣散肺卫，必须注重辛散，故轻清之中可兼微辛之品，如加入苏叶、前胡，既可庶免凉遏之弊，又能宣肺散邪；湿温初起，湿遏肺卫，闭阻清阳之气，而见头痛恶寒、身重疼痛、胸闷不饥，当以轻苦微辛之品宣通气滞，以达于肺，肺气开发，使卫疏汗透，水道通调，气化则湿化，可用杏、蔻、橘、桔或三仁汤类以开泄之。徐灵胎评价说：“疏肺气而和膀胱，此为良法。”临床上一些长期发热，诸药难解，如辨证属湿遏肺卫者，运用此药即有可能奏效。若见恶寒发热，而用辛温表散，以图汗出热解，往往湿随辛温发表之药蒸腾上逆而闭阻清窍，或因发热不退而“热者寒之”，或因过用寒凉而滋助湿邪、闭塞气机而致长期低热难退。此外，长期湿浊蕴肺，郁遏化热，使肺窍阻塞，肺气不利，鼻流腥臭浊涕，此为鼻渊，亦当宣肺通窍，如苍耳子散等。

（2）理气行滞　为调理胃肠气机的重要法则之一。胃主受纳，肠主传化，其气以通行为顺。胃肠气化正常，则五脏元真之气通畅，人即安和。若起居不慎，湿热直犯中道；或饮食不节，嗜食肥甘厚味，化生湿热，酿成痰浊；或恣食生冷而寒凝气滞，或情志不遂而气结不畅，均可使胃肠受伤，腑气阻滞。其证轻则胃脘痞闷，恶心吞酸，噫气矢气；重则腹满疼痛，大便溏而不爽，或里急后重，虚坐努责等。其治疗理气行滞大法虽一，但所因不同，出现症状各异，所用方药应随之变化。

如湿热内陷胃肠而成滞下，胸脘痞满，腹胀而痛，时欲大便，里急后重，下坠窘迫，甚则脓血杂下，系湿热搏结，胃肠气机紊乱。张洁古创立的“调气则后重自除，行血则便脓自愈”法则已成为治疗痢疾之准绳，故治痢之方多有理气行滞之药。如临床上常用之香连丸，多加入大腹皮、莱菔子而收效更速；用芍药汤则酌加厚朴、枳实、陈皮以理气行滞，坠胀疼痛则易减轻或消除。汪昂治热毒痢方药，多加陈皮、莱菔子，深得解毒必理气行滞之旨。如系饮食积结胃肠，发热恶食、嗳腐吞酸、胃脘胀满，则于保和丸中加枳实、麦芽以消积理气，或用楂曲平胃散加莱菔子、藿香消食导滞，使积食去而胃气易复。如因痰饮留滞胃肠，腹满烦热，大便燥结而溏泄更作，宜本“调气必先豁痰”的原则，选用指迷茯苓丸加厚朴、杏仁、陈皮，使痰去气行，胃肠不伤。若痰结日久，痰愈盛而气愈结，宜用葛可久庚字沉香消化丸。若胃中因气结而血瘀，胃脘疼痛，噫气不除，得热饮而痛缓，借用《金匮》旋覆花汤时，必加苏木、降香理血中之气。痛久不减，时痛时止，可用丹参饮加入金铃子、延胡索、佛手片，气行则瘀去，疼痛自止。如寒凝气滞，寒湿积结，胃脘满胀，心腹冷痛，甚至呕吐，可用半苓汤加官桂、丁香，或理中汤加厚朴、枳实，以温中行气，使胃肠气行，疼痛自止。

（3）下气行滞　肠以畅为顺，壅闭为病。若肠道气机壅闭，腑气不通，则非用下气行滞方法不能畅通其气。诚如柯琴所说：“秽物之不去，由于气之不顺也。故攻积之剂，必用气分之药。”肠道气闭，病因不一，归纳起来有热、寒、湿、痰、食、虫、水、血八类。其表现肠道闭结虽同，但各具特殊症状，故运用下气行滞方法大致相同，而遣方用药则因病而异。

如热壅气闭之证，同用苦寒下气攻积，但热壅与气结有偏盛不同、轻重之分，其下气行滞不尽相同。其热结为主者，食已即吐，大便不通，只宜大黄甘草汤，酌加枳实下热行气，使热去而胃气不伤。若腹微满，扪之有积滞，大便不通而身热者，此热结与气滞均较轻，用小承气汤下热行气。若腹胀满而痛，扪之无物，大便闭结，为气滞甚而热结轻，用厚朴三物汤利气行滞为主，下热为辅。若腹大满不减，痞、满、燥、实、坚俱备，并有面目俱赤，呼吸气粗，舌苔老黄干燥，或甚黑有芒刺，此热壅气结俱盛，其病危重，急用大承气汤峻猛攻下，泻亢盛之阳而救将竭之阴。中气素不足者，可酌加甘草以守中。若因胃肠寒凝气滞而大便闭结，是诸寒收引，阳气不行，当温通下气。暴病发作，腹内绞痛，腹胀满，大便不通者，此为中恶，俗称绞肠乌痧，轻证用外台走马汤，加入薤白通阳下结；重证兼面唇、四肢青黑，脉沉伏，则须三物备急丸加入官桂温中下气。若系阴寒积结于少腹气海，影响肝肾之气运行而成寒疝，腹中冷痛，有包块突起，牵引睾丸胁下痛不可忍，须天台乌药散以温下行滞，理气疏肝。如因湿凝气阻，三焦俱闭，二便不通，则当用半硫丸磨服沉香汤送下，以燥湿散寒，通阳行气。如因痰热互结，潮热谵语，不食不饥，不得卧，或踏垣上屋，大便闭结，此顽痰壅塞，气结化火，当下气降火祛痰，急宜礞石滚痰丸加枳实煎汤，并磨入沉香送下，使热痰随大便泻出。如因饮食积滞胃肠，胸满腹胀，不思食，当用平胃散加神曲、麦芽、枳实、大黄消食导滞。若腹大满不通，亦可宗仲景用大承气汤下之。如因蛔虫结积肠中，腹痛胀满突起如转索，扪之则痛减，宜行气祛虫，可用万应丸加乌梅。如因津亏热结，口干舌赤，大便干燥难下，又当以麻仁丸润肠行气。若系血虚津亏，大便秘结，须以更衣丸，加天台乌药煎汤送服，养血行气。如肠中水热互结，腹满而口舌干燥，大便不通，则须己椒苈黄丸加入木香、槟榔导水行气。

（4）分消行滞　系疏理三焦气机的方法。三焦总司人体气化，是水、火、气升降出入的通路。三焦气化正常，引水火升降出入，则通调无病。若三焦气机不利，升降失司，浊气充塞，上则胸闷胁胀，中则腹部痛满，下则二便秘塞；三焦气滞，水湿不化，水停为饮，饮停痰聚，进一步阻碍气机，则呕恶胀满或成痃癖积聚；下焦气壅，气滞水停，不司决渎，则水道闭塞、二便不通，水邪泛溢则遍身水肿或腹满膨胀等。其治疗总宜分消上下，疏理气机。

如寒湿阻滞，三焦气壅，心胸痞满，上气喘急，面目、四肢浮肿，腹胁膨胀，呕吐不食，大便秘结，小便不通，宜温中散寒，分消流气，可用《和剂局方》木香流气饮。三焦气滞痰停，胸膈不利，痞塞不通，呕恶痰涎，大便秘结，或痃癖积聚，宜疏导三焦、宽利胸膈、破痰逐饮、快气顺肠，可用《御药院方》木香槟榔丸。三焦气滞水停，腹大胀满，如囊裹水，胸腹胀闷，小便量少，宜分消上下、利气行水，可用《万病回春》分消汤。湿热阻滞三焦，有偏湿、偏热、湿热两盛，以及偏上、偏中、偏下或三焦均受之别，虽同用分消方法，但用药各不相同。如湿热两盛，三焦均受，胸脘痞闷，潮热呕恶，烦渴自利，汗出尿短，舌苔灰白，宜苦辛开泄、苦寒清热，俾三焦疏利，其混处之邪各得分解，可用《温病条辨》杏仁滑石汤。如湿偏盛，三焦湿郁，升降失司，脘连腹胀，大便不爽，偏于中焦，宜升降气机，可用《温病条辨》加减正气散。如湿热弥漫，三焦分布，决渎失司，小便不通，窍阻神昏，热蒸头胀，身痛呕逆，当疏理决渎，行气利湿，可用《温病条辨》茯苓皮汤或何廉臣加味虎杖散。

（5）通经行气　即宣通经络以行滞气，适用于经络气机阻痹的病证。经络气机阻痹，可出现肢体麻木不仁、瘫痪、局部肿痛、痰癖、痈疽疮毒等。如风湿阻络，经气阻滞，左瘫右痪，宜祛风涤湿、温经行气，可用《证治准绳》木香煮散。风寒流注，与经气搏结，或闪挫气滞，结成肿痛，或瘰疬肿核等，宜疏通经气，可用《外科正宗》香附饼敷于患处。如系乳中结核，酸痛，可用《外科正宗》木香饼外敷。如气与痰结，阻滞经隧，形成痰癖积聚，宜通气行滞、破痰消癖，可用《济生方》香棱丸。邪热蕴结，经隧不通，形成肿痛结核、寒热气急、头痛恶心，宜疏通导滞、透络散热，可用《和剂局方》五香散。邪毒壅滞，经气不畅，形成痈疽、疔毒、乳吹等，偏热者可用《疡医大全》香附饼解毒通滞，偏寒者可用《外科正宗》木香流气饮温经行滞。

3. 开郁

郁为气聚不得发越的总称。人身气血调和，经络脏腑通畅，肺气收敛，心情愉快，肝气条达，脾气冲和，肾气固密，健壮无病。若脏气怫郁，气化失调，气不周流，积聚郁结，即成气郁。气郁之起，虽由五脏之气怫郁而成，但其中以肝脾气郁尤为重要。因气郁与情志关系密切，大怒气逆伤肝，忧愁思虑过度伤脾，肝脾气机郁结，势必影响其他脏气而致郁结，故临床上所称之气郁，多指肝脾气机郁结而言。所谓开郁法，即指调理肝脾气机，解散其郁结的方法。由于郁则气滞，故开郁法应与行滞法互参。

肝脾气郁病变复杂。如肝气不舒，气郁而生热化火，或因气郁而血不周流，成为瘀积；脾郁则食积、停湿、生痰而致食、湿、痰聚，阳气不运，阴寒内生，成为痃癖、疝瘕、气聚等证。故治肝郁气结，宜疏肝理气，多用四逆散、柴胡疏肝散之类；脾气抑郁，当运脾开郁，多用越鞠丸、保和丸之类；肝脾气郁血瘀，当理脾调肝，多用逍遥散、清肝解郁汤。应用这些方法，应辨别偏气、偏血、夹寒、化热、宿食、留饮、伏痰等情况，于治疗方药中加入燥湿、涤饮、祛痰、清热、降火、消食、活血、化瘀之药，此祛邪即所以开郁也。

（1）疏肝理气　适用于肝气郁结之证。如因情志不遂，出现胸胁胀满疼痛，或腹中气聚、走窜疼痛，或嗳气呃逆、饮食不思，舌苔白，脉弦缓等肝郁气滞之证，治当疏肝解郁，可用四逆散或柴胡疏肝散之类随证加减。若胸胁痛剧，不能屈伸转侧，此肝经脉络因郁而滞，原方中加入青皮、佛手、香橼、橘络行气活络。若少腹走注而痛，或气结成块，痛引睾丸，时聚时散，此寒气结于少腹肝经，上方加入小茴香、槟榔、艾叶、橘核、肉桂之类温经开郁。若胁下或脐之左右一条突起，如指如臂，或胸胁之内绵绵而痛，干呕短气，此痰饮留滞肝经所过之处，不得下行，结为痃癖，于上方加入白芥子、莱菔子、茯苓、半夏之类祛痰散结；若兼口苦、小便黄，甚至难眠易怒，此肝郁生热之象，于上方加入川芎、香附、黄连、木通、车前草、栀子、青黛之类清肝解郁。若喘咳气促、呃逆，此客气动膈之象，上方去柴胡、川芎，加入郁金、枇杷叶、杏仁、桑白皮、柿蒂、浙贝母之类下气解郁。若头掣痛、不得眠，此肝火夹胆经上攻于头，可用四逆散去柴胡，加菊花、钩藤、夜交藤、僵蚕、蝉蜕之类清肝降火。

（2）运脾开郁　适用于脾气郁结之证。表现为四肢困倦，头重目蒙，嗳腐恶食，面黄胸闷，舌苔白腻，小便黄少，此脾困气郁之象，法当运脾开郁，可用越鞠丸或保和丸随证加减。如兼头身重痛，精神困倦，青苔舌白，脉浮缓无力，为湿邪蒙蔽清阳，宜于越鞠丸中去栀子，加防风、白芷、羌活胜湿开郁，取风药能胜湿之义。若午后发热，胸闷不饥，口干不欲饮，小便黄，脉缓，舌白为湿郁化热之象，上方加淡竹叶、藿香、茯苓化湿开郁。若高热，烦渴，小便短赤，脉数，舌尖红，舌根白，为湿热郁而化火，火热弥漫三焦，上方去川芎、苍术，加淡竹叶、连翘、芦根、滑石、通草清热渗湿开郁。若胸胁疼痛胀满，嗳气矢气，不思食，舌白，此肝脾气郁之象，上方加降香、厚朴、枳壳行气开郁；兼见胁痛吐酸，为肝热脾郁，宜再加黄连、吴萸。若胁下痛，牵引腹中作痛，恶寒，舌苔细白，脉沉紧，为寒湿郁结肝脾两经，上方去栀子，加吴萸、川椒、丁香温经散寒，开郁行滞。若脘闷腹胀，恶食欲呕，嗳腐吞酸，手足心热，舌苔黄，脉滑，为宿食郁结，脾失健运，则宜保和丸加麦芽、枳实、鸡内金消积导滞。因肉食郁积，可加阿魏、硝石；瓜果积加丁香、草果、麝香。若发热腹胀，大便不通，为宿食郁结化热，可加枳实、大黄开郁下结。若胃脘至少腹胀满而痛，欲吐不吐，欲利不利，舌白，脉沉迟，为痰气郁结，加槟榔、厚朴、郁金、白矾散结祛痰。

（3）理脾调肝解郁　适用于肝脾气血郁滞之证。表现情志激动，或默默不欲言，胸胁拘急，寒热无常，饮食减少，舌质红，脉弦细，小便黄，治宜理脾调肝，用逍遥散随证加减。如兼见胸胁刺痛，妇女月经不调，或少腹痛，脉弦涩，乃气郁血瘀，原方酌加佛手、降香、延胡索、金铃子之类理气活血。兼见午后发热，手足心热，脉弦数，为肝热入营（血），原方加丹皮、山栀仁清肝解郁。若潮热，口苦心烦，舌赤，为肝热化火，去原方白术、当归，加丹参、麦冬、生地黄清热养血。若头痛目赤，夜热盗汗，为肝热化火之证，原方去柴胡、当归、白术，加青蒿、菊花、钩藤、生地黄清热祛风。若头痛、多梦难眠，为阴虚阳亢之象，于上方加入牡蛎、龟板、石决明、赭石镇肝息风。若面白颧红，形体消瘦，吐血衄血，为肝热动血，上方去薄荷，加藕节、茅根、茜草、小蓟凉血止血。若肝脾气郁，表现情志苦闷，颈侧腋下马刀侠瘿，或乳房结核，胸胁胀痛，脉弦数，舌少苔或无苔，此肝经气郁血瘀，治宜降气开郁、活血行瘀，可用清肝解郁汤加减。如头痛目昏，易怒难眠，为肝郁血热，原方去桔梗、木通、远志，加夏枯草、夜交藤、牡蛎开郁清热。若妇女月经愆期，寒热无常，腹痛，为血虚肝郁，原方去紫苏、桔梗、远志、香附，加人参、阿胶解郁行滞，补气养血。若少腹积结包块，疼痛不移，日轻夜重，为肝郁血瘀已成癥积，于原方中加入䗪虫、血余炭、刺猬皮、阿魏、蒲黄之类逐瘀散结。

4. 益气

益气为调补或助益正气之简称，故益气法适用于正气亏虚，气弱不足的病证。肾藏元真之气、脾胃化生水谷之气、肺司呼吸之气，三者相合，内充盈脏腑经络，外敷布四肢百骸，生生不已，生命不息，故气为人体生命之根本。若气有不足，则脏腑衰弱，营卫乖戾，津血运行迟滞，形体消瘦，诸虚弱病证由此而起。或表虚而卫气不固，则易感冒、自汗；或中虚而清气下陷，则水谷不消、腹胀、泄泻、短气、内脏松弛；或气不生血，则毛瘁色夭、心悸、头晕；或气虚不能摄血则便血、尿血、崩中漏下，甚者阳气外脱，生命危在顷刻。可见益气法重要！临床上应根据气虚的程度、所涉及的脏腑、是否兼夹邪气、正邪盛衰的多少而合理应用益气法，不能见虚即补，一补就堆集。一切补药，往往壅滞气机，闭住邪气，因此在许多补气方中多佐理气之药，如补中益气汤之用橘皮，参苓白术散中之用砂仁、桔梗，归脾汤中之用木香等，取其调理中焦之气，使其补而不滞，深得益气之妙用。

肺主一身之气而司呼吸。若肺气不足，则呼吸微弱、咳逆短气、倦怠懒言，治当补肺益气，可用补肺汤去熟地黄，加百合、甜杏仁。若咳吐冷沫，自汗畏寒，舌淡，为肺冷而将成肺痿之象，前方加温中补肺之炮姜、甘草。若咳嗽痰多，气喘，为肺气不足，水寒射肺之证，原方去人参，加入散寒涤饮之紫菀、白前、沙参、生姜汁等。若喘咳日久，气短不续，身蜷卧，不得眠，为肺肾气虚，补肺汤加温肾补肺之蛤蚧粉、破故纸、胡桃肉等，使肺肾之气恢复，喘咳气促之证自减。如夏月暑热伤肺，或病久肺之气阴两伤，症见口渴、舌干、自汗、气短息促、脉虚数，当益气养阴敛肺，可用生脉散。若汗多、脉散大、喘促者，为肺气将脱之候，急加黄芪、熟附片，重用人参，以益气固脱。若发热、口干、咯血、鼻衄，为暑瘵损伤肺络，于生脉散中加补肺止血之阿胶、茅根、百草霜，出血多者难治。

脾胃为后天之本，为营卫气血之源。若饮食劳倦，伤及脾胃，则气虚不运，症见食少便溏、面色萎白、语声低微、身倦乏力等，当本“劳者温之”“形不足者，温之以气”，宜从脾胃着手，以甘温益气为治，如四君子汤之类。若兼胃脘痞闷，是脾不健运，气机阻滞，则加理气和胃之橘皮、生姜；虚而生痰，则宜加降逆祛痰之茯苓、半夏；脾胃虚寒而气逆呕吐，则加温中行气之木香、砂仁；脾胃虚寒，腹中冷痛、呕吐涎沫，则去茯苓，加温中、散寒、行滞之干姜、枳实；脾虚胃热，烦渴腹泻，则加芳香和胃，行气升清之藿香、木香、粉葛；虚热内壅而吐泻并作，腹痛肠鸣，则加泻热理脾之黄连、木香；如症见头晕眩、少气懒言、自汗、畏风寒、动则气短息促、小便黄、舌淡、脉虚无力，此脾胃阳虚，中气下陷，法当升阳益气，用补中益气汤之类。若食少便溏、腹胀、苔白厚，为湿困脾阳，前方去白术、当归，加芳香悦脾燥湿之木香、苍术。若大便泻泄、完谷不化，为清阳下陷，加祛风通阳之防风、谷芽、羌活，升举下陷之脾阳；若发热、口渴、小便不利，为脾气下陷，不能转输津液，加输脾利水之泽泻、茯苓、苍术；若暑月发热恶寒、身重疼痛、手足逆冷、烦渴、脉细芤迟，为夏月暑热伤气，加入清暑益气之麦冬、五味子、粉葛。

虚损劳怯，元气不足，虚羸少气，形色衰夺，当补养真元之气。偏精气不足者，可用大补元煎；偏阳气虚者，可用保元汤。命火足则脾气运，中气健则饮食增，气充血生，虚损渐复。

阳生阴长，气旺血生。若劳倦内伤，元气不足，影响阴血亏虚，当益气生血，可用当归补血汤。若兼怔忡健忘、惊悸不眠，乃气虚血弱，血不养心，可与归脾汤同用，以健脾益气，补血养心。若见脉结代、心动悸、虚羸少气、舌光少苔，乃气虚血少，宜益气滋阴，补血复脉，可用复脉汤。兼心悸、短气、心中刺痛、舌暗瘀点系气虚血滞，可加黄芪、桃仁、丹参、降香等益气行滞。

“阳虚阴必走。”气虚不摄，可见便血、尿血、皮下出血、妇女崩中漏下等。当益气摄血，可用归脾汤之类。大量出血，可致血脱阳亡，症见心慌气促、喘喝欲脱、神志恍惚、额出冷汗、脉微欲绝、面色惨白，宜本血脱益气的原则，速进大剂温补益气之品，如独参汤、参附汤或参附针，以益气回阳，固脱救急。

气病和调气，内容十分丰富。本文仅从调气法方面论述了自己的点滴体会，一鳞半爪，很不全面。不过进一步对气病及其调气法进行研究，不管从理论和临床上，都有着十分重要的意义。

后学点按：本文专论调气法，彭师将气病归纳为气逆、气滞、气郁、气虚四类，均用调气法以降之、行之、开之、益之。气逆者，多见肺、胃、肝之气上逆也，宜调气降逆为治，气顺则逆降。气滞者，常因肺气壅塞，脾胃气滞，肠道闭郁，治宜肺滞宣之，脾胃气滞理之，肠腑闭滞则消之、通之、下之，通则不滞也。肝郁气滞者，尤以肝脾气郁为重，宜疏肝、理气、解郁，调和肝脾为治，肝疏脾运则郁解。气虚者，气血阴阳不足，肺脾肾气亏虚也。治当据虚的程度及何脏腑之虚，分别选方用药，补益亏损，使气血充足，阴阳平复则脏腑安也。彭师同时强调，用补气药时不忘佐以小量行气药，以免壅塞气机。

以上各法均阐明相关生理、病机、主证、治法及用方，条分缕析，理法方药一线贯通，使后学能遵循用之，有所助益而不惑。

（八）对一些疑难杂证的认识

对中医药学的整理、发掘、提高工作是多方面的，例如从辨证到辨病，从传统理论到运用现代科学方法从事原理的研究，从民间的单方、验方到有计划的临床验证，从膏丹丸散传统剂型到片剂、合剂、冲剂、针剂等改革剂型，形式多种多样。这些基本上是从辨证施治开始，逐步“推陈出新”，从量变到质变的。但他们不能完全代替中医认识疾病、治疗疾病的基本方法——辨证施治。大量临床实践表明，辨证施治是科学的，符合辨证法的，不能忽视。因此，进一步研究辨证施治，是继承和发扬工作中不可缺少的部分。应该看到，辨证施治不是变化莫测，捉摸不定的。一般来说，将望、闻、问、切所得资料进行综合、分析、归纳，提出治疗的理论依据，然后立法处方，并不是很难掌握的。不过每个患者体质虚实不一，受病轻重各异，病情变化缓急不同，临床表现错综复杂，或表里同病，或本虚标实，或虚实互见，或寒热错杂、真寒假热、真热假寒等，辨证就比较困难些。但古代医家总结了丰富的辨证施治经验，如能结合临床进一步钻研中医学理论，密切观察每一个患者的证候表现，也是能够正确辨证、掌握病机的。我在临床实践中深切感到，务必以理法指导方药，即对待每一个患者必须审证求因，据理立法，依法处方选药，使理法方药一线贯通，方能不断提高疗效。现拟将这方面的点滴体会作为引玉之砖，错误之处请批评指正。

1. 寒凝痰结，喉阻咽痛

喉阻咽痛，医生和患者多以为系火热上灼咽喉。因阳明为燥热之经，少阳厥阴同司相火，少阴主君火，其经脉皆循咽喉，一般外感风热、温毒、疫疠等病多干及之，故咽痛喉痹以热证为多。然证诸临床，远不只此。如外感风寒郁遏卫阳，少阴寒邪上逆咽喉，太阴湿痰上泛于咽，以及气郁痰结、阴虚阳亢等，皆可导致喉阻咽痛，岂能只以火毒概括一切！《灵枢·经脉》《灵枢·经别》皆认为十二经脉、支络、别络大都循喉咙，人身气血相通，经络相贯。因此，凡外感内伤，干及咽喉，俱可出现本证。

此证初起，咽喉肿痛，现代医学称为“咽炎”“喉炎”。若不详辨兼证，不细察火之虚实，概施苦寒泻火，以求消炎抗菌，如上清丸、六神丸、黄连解毒汤以及板蓝根、青黛、山豆根等，往往药过病所。诚然苦寒泻火，对于实火、温毒重证，确有药到病解之效，但亦须适可而止。若病程稍有迁延，即以为炎威虽退，余焰犹存，更进大剂苦寒，以熄余焰，多犯始于热而终于寒之弊。若系风寒、阴寒、湿痰、气郁等证，仍宗上法，克伐正气，资助病邪，寒凝痰结，疼痛阻梗非但不减，且与日俱增，终致莫知所措。或以为病重药轻，屡用泻火解毒，或持“阳常有余，阴常不足”之论，迭进阴柔滋腻而致寒凝痰结更甚，梗痛难除，甚至数月、数年不愈，患者亦东猜西疑，思想负担很重，究其所现证候及舌脉，类似寒热错杂，虚实并见。如胸中痞闷，若有痰涎积结、咽中梗阻如有炙脔，甚至咽喉干燥、灼热疼痛、唇口亦觉灼热不适，但察其口舌津液满布、咽喉不红不肿、舌质淡、苔薄白，或无苔而有津液，脉亦沉缓无力或见沉弦。服苦寒、阴柔之药，则疼痛增剧，上述表现实系寒结少阴，随经上逆咽喉，正邪纷争所致。《伤寒论》“少阴病，咽中痛，半夏散及汤主之”一条，即为寒邪客于少阴，上逆会厌之轻证而设。若系过用苦寒，伤及肾气之重证，往往迁延难愈，前方亦难奏效。治宜温经通阳之麻辛附子汤，酌加桔梗、甘草。方用附子温肾气以生少火；麻黄、细辛、桔梗既能温通经脉、祛散凝寒，又能引附子温热之力，布达咽喉，直入病所，祛邪外出；甘草甘缓守中。方虽辛温但不致伤阴耗液，寒邪去而浮热不生，庶免矫枉过正之弊。若因苦寒重剂，损伤中下之阳，脾肾阳虚，湿痰内生，而致湿郁痰结，并随太阴经脉上逆于咽，亦可出现上述证候。治宜温经壮阳、祛痰降逆，以薏苡附子散和三因白散子同用，亦可收效。方用附子温肾气以壮元阳，薏苡仁、半夏祛痰邪而降逆气，滑石可使已成之痰随三焦水道下行，病邪去而梗阻疼痛渐解。

2. 湿热瘀血，历节烦疼

历节疼痛，相当于现代医学类风湿性关节炎。中医学早就认为本病是一独立存在的疾病，与风寒湿三气杂感之痹证迥然不同。然近代中医著述，多将痹证、历节合二而一，混淆了两者界限，将痹证之方药施治于历节，失之太远，临床鲜有获效。

中医学对历节的认识很早。之所以认为本病是一独立疾病，是因为具有以下特点：①多关节受累，表现为历节痛、诸肢节疼痛（《金匮要略》）及流注关节（《三因方》）；②疼痛剧烈，如其痛如掣（《三因方》）及昼轻夜重、痛时觉热（《医学纲目》）；③关节畸形，脚肿如脱（《金匮要略》）、其肿如脱（《三因方》）；④肢体功能障碍，如关节不可屈伸（《金匮要略》）；⑤系全身性疾病，常伴有短气、自汗、头眩、脉涩小（《金匮要略》）等。本病之病名，除历节之外，尚有历节风（《诸病源候论》）、白虎病（《外台秘要》）、白虎风（《太平圣惠方》）、痛风（《格致余论》）等名称。本病之形成，历代医家多宗仲景之说，即肝肾气血不足，络脉空虚，筋骨失养，贼邪不泄，蓄于关节，病自内生。或因血寒痰凝、血虚生风、湿热内注、气虚血瘀等，亦可发生历节疼痛。至于饮酒汗出当风，或汗出入水中浴等是诱发因素。

然近年来临床上湿热内侵经络，流注筋骨，深伏关节，而致气滞血瘀者较多见。这类患者，多见于体质较好的中、青年。其诱因：或因感冒，或因跌仆闪挫而发作。发病之初，腰脊四肢烦痛，指节红肿，灼热疼痛，游移不定，反复发作，不断加重，积年累月，经久不愈。其中热偏盛者，发展迅速，遍及全身，多在一年之内即出现畸形、关节肿大、不能屈伸、肌肉消瘦、剧烈烦痛，但面色红润、若无病容、关节皮色如常、不青不黯、舌质红赤、脉多细数；湿热俱盛者，发病稍缓，发作间隔较为稀疏，常在发病 2 ~ 3 年后逐渐累及手足腰脊，关节出现畸形，甚至口不能张大、咀嚼无能，发作时关节红肿，疼痛缓解后关节皮色黯黑，肿胀较突出，但手足尚能勉强动作，多伴有口渴、自汗、盗汗、小便短赤、唇色暗、饮食减少、舌尖红赤、舌根白厚等症；湿偏盛者，起病缓慢，常局限在指趾关节，局部灼热、红肿、疼痛，发作间隔较长，虽不治疗或间断治疗即逾八年，病变仍然局限不变或略有发展，亦病不重，对日常生活、生产劳动一般无妨，饮食、二便正常，舌苔厚白，脉多弦缓。

上述三种类型中，热偏盛者，治愈较难，常因疼痛难忍，多用西药皮质激素类。中药清热凉血、解毒养血、活血通络方药，较之激素生效迟缓，多不为患者接受。但于发病之初，与医生合作，坚持凉血解毒、清热透络，禁用辛温走窜，耗气伤血；饮食清淡富于营养，不食辛辣厚味，庶免助长热毒，耗伤津液，可不致关节气血壅滞，而遏止病情急剧恶化。

湿热俱盛者，于发病初期及时采用清热化湿、行血活络法，如薛生白《湿热病篇》第四条之方药（鲜地龙、秦艽、威灵仙、滑石、苍耳、丝瓜藤、海风藤、黄连）加入赤芍、鸡血藤等，可取得较好疗效。即使病程已逾1～2年，只要关节尚能勉强活动，未服或已停服皮质激素，上方加入清解血热、活络定痛之乳香、没药、赤芍、伸筋草等，亦可使疼痛缓解，红肿消失。

湿偏盛者，乃历节之轻证。肝肾气血未至大亏，仅营气不通，卫不独行，脉络空虚，湿邪外袭脉络、内侵筋骨，而致湿郁痰凝，气滞血瘀，流滞关节，故病变局限。宜辨其气血湿痰郁滞程度，选用仙方活命饮加减，可以完全控制病情。凡历节疼痛，不宜食醇酒厚味。附病案二则如下：

案一：李某，男，46岁，彭县银行工作。1976年5月8日，其家属用自行车推来就诊。患者口不能张大，言语吃力，病史由其爱人代述。

据云：患类风湿关节炎两年半，加重半年。于1974年春发病，开始手脚关节、腰脊背肩、游走掣痛，在当地医院服西药无效，嘱来成都检查。经三次照片，诊断为风湿性关节炎、骨质增生。口服强的松，注射中药针剂，兼饮药酒，辅以外治法，治疗四月有余，病情有增无减，指关节开始红肿变形，颈椎、胸骨、肘、膝、髋关节相继红肿灼热，游走掣痛，并有严重功能障碍，腰不能直立，手不能握，口不能张大，咀嚼无能，仅可送进豆大饮食。步履艰难，生活不能自理，洗涤、进食、入厕均需专人护理。入夜盗汗，手足心热，咽红肿痛，口干欲饮。再到成都复查，检验结果：类风湿因子阳性，血沉30mm/h，抗“O”正常。诊断为类风湿关节炎，嘱患者回当地治疗。先后在县中医院、某公社医院住院。经中药治疗4个月，病仍如故。所服方药，不外温经散寒、活血通络、祛风除湿、补益肝肾等类。就诊时，患者情绪悲观，表情痛苦，面色晦暗，唇口青黑、全身僵硬如前所述，关节灼热，红肿疼痛，小便深黄，舌尖红赤，苔少薄白，脉细略数。初诊为气滞血瘀，经络阻闭，郁而化热之证。拟用活血通络方药。以赤芍、地龙、桑枝、防己清热通络，桃仁、红花、姜黄、乳香、没药祛瘀活血，反佐党参、桂枝、防己，使血行而气不伤。连进2剂，疼痛略有加重。前方去桂枝、防己，加入延胡索、金铃子、秦艽、黄芪、桑寄生、土鳖虫、苏木，嘱服2剂。剂尽复诊，关节红肿热痛增剧，不能屈伸，舌赤更甚，六脉仍数。推敲再三，系辨证不确所致。将湿热侵淫脉络，深入筋骨，流注关节之历节病，误为一般寒湿阻痹，气滞血瘀，郁结成痹之证。遂改用清热凉血，活血通络法。仿薛生白《湿热病篇》第四条方药，重用银花藤、桑枝、血木通、伸筋草、地龙、苍耳子，加入乳没、鸡血藤、僵蚕、蝉蜕、赤芍、甘草。一剂已，晚间即觉倦卧思睡，夜半醒来，疼痛减轻，身能转侧，次晨口可张大。二剂完，蹒跚能行。再进6剂，疼痛大减，可自行洗脸、入厕小便，但有口渴、舌赤、脉数等症，仍宗上方，去乳香、没药、僵蚕、蝉蜕，加粉葛、连翘、花粉、石膏、丝瓜络、海风藤。嘱服6剂，疼痛基本消失，但腕、胫仍然红肿，盗汗依然，小便黄赤。仍本上方，加白芍、沙参，盗汗减轻，以后一直守方，仅随证略有加减。如咽喉红肿疼痛，加桔梗、射干；手足心热，加生地黄、丹皮、地骨皮等。兼感冒发热、头痛鼻塞，加荆芥、淡竹叶；咳嗽加杏仁、薏苡仁。前后服药90余剂，治疗6个多月，症状消失，行动如常，生活自理。再到成都复查，血沉10mm/h，余无异常。嘱再服前方10余剂，巩固疗效。现已恢复工作，上班两月余，未见不适。

此案病情虽已完全控制，但有两点教训：①辨证不要限于历节无热证，故不可妄用辛温方药；②本案属于湿热病范围，表现湿热俱盛，忌用甘温补中，曾因汗多、脉虚，两次加用黄芪，俱使病情加重，说明实证不宜补也。

案二：李某，女，44岁，天全县工作。因指趾关节梭状变形、红肿疼痛、发作频繁、步履艰难入院。

就诊前，服强的松已半年有余，不能减量，反因疼痛难忍而增加剂量，但疼痛发作日趋频繁，血沉一直很高。同时，每半月左右，即有类似感冒发生，常须服银翘解毒丸1～2日始可缓解。初辨证系湿热流注关节所致，拟清热渗湿、活血通络方不效。后力劝患者减少激素用量，前方增入活血定痛之乳香、没药等，疼痛不减。类似感冒症状不断发生，患者误以归脾丸作银翘丸用，果然“感冒”痊愈，疼痛减轻。此乃气血俱虚，湿热不盛之证。遂宗补阳还五汤加入清热化湿、活血通络之品，守方2月，病情好转出院。现已控制5年，未见发作，恢复上班。此案为气血亏虚，湿热留滞之证。病程较长，使用激素量较大，虚实错杂，治疗颇难。

3. 心肺阴伤，百脉悉病

百脉俱病之百合病，多源于大病之后，余热未尽，或汗吐下失治，或平日多思过虑，情志不遂，或卒惊异遇，扰乱心神，以致精神涣散，气血抑郁生热。伏萌之火，郁而不伸，损伤心肺之阴，故百脉悉病。惜乎自张仲景提出此病以后，不少《金匮》注家虽做了较多补充，但很少进一步阐发其运用。正如陈修园所说："此病最多而人多不识耳。"现代医学之神经官能症、癔病等属于百合病范畴。对于是证，患者常苦于病久不愈，医者苦于症状捉摸不定，难以着手。实际上，只要掌握了本病的特点，对其认识不难。凡具备以下三点者，即可诊为百合病：①证以心神涣散为主，如默默不欲言、欲卧不能卧、欲行不能行、欲食不能食、如寒无寒、如热无热，诸药不效，变幻无常；②自觉症状极多，全身似病，苦恼万状，但体检病征极少，身形如和，无显著病态；③头眩、头痛、口苦、舌赤、尿黄、脉数常为可凭之症，切不可单凭一些变幻莫测、捉摸不定、有如鬼神驱使之症，即诊为百合病。心肺阴虚，邪少虚多为百合病的特点，故养心肺之阴、清气分之热为其治疗原则。心肺之阴足，气血之余热得清，则百脉调和，其病可愈。一般镇心安神、和中补气方药皆不治，甚至得药则剧吐利。《金匮》出百合地黄汤，为百合病之正治法。方中重用百合，取其性味甘淡，调补肺阴，清其虚热；生地黄甘寒，既养心阴，又清血热。常守方十数剂，遂可使心肺得养，阴足热退，诸症渐解。至于《金匮》所载其余五方，为百合地黄汤之加减方。或百合病汗吐下误治后为救逆而设，或为病情演变，原方不尽适其证而设。临床宜灵活加减运用，如里热偏盛、小便黄赤，加滑石导热外泄；口渴舌赤，热盛津伤，加知母、花粉清热生津；虚热内扰，心烦不卧，加鸡子黄除烦宁心；若梦多不宁，可加代赭石重镇潜阳；里虚内陷，大便滑泻，宜去阴柔之地黄，加牡蛎固涩止泻；若兼心腹疼痛，进辛温而痛甚者，系气郁热结，加天台乌药开郁散结（即《医学正传》百合汤）等。

百合病欲卧不能卧，与不寐之证判然有别，不可混为一病，而乱投方药。常须鉴别者，有如下几类：①胆热不寐：其不眠、口苦、头痛、尿赤、心烦、惊悸、呕吐、舌尖红、脉数等与百合病相似。不同者，此证病程不长，面呈病容，头掣痛或重痛，心烦喜呕，不欲食，舌尖红、根部白腻，或黄白相兼，脉多弦数。治宜清降胆胃、利气调中，如温胆汤类。②虚劳不寐：其身热、口苦、舌赤、心烦、不寐、脉数，与百合病同，但午后潮热骨蒸、咳嗽盗汗、多梦遗精、形体瘦削、面色苍白、两颧发赤、舌赤少津、脉多细数则不相同。治宜养阴清热、调肝安神，如酸枣仁汤之类。③心虚胆怯不寐：其失眠、心悸、易惊，如有神灵者，与百合病略似。但细审其不寐之由，多系独卧恐惧，不敢入睡。心悸易惊是因胆虚气怯所成，常为受惊而作。脉弦细不数，小便清长，与百合病不同。治宜养心阳、益心血、安神志，如仁熟散之类。④脏躁不寐：心烦不得眠，坐卧不安，状如神灵所作，脉虚数，类似百合病。但脏躁以悲伤欲哭，数欠伸为突出，系情志抑郁，脾胃精血亏损，累及他脏精血不足所致。治宜益脾和胃、养心安神，如甘麦大枣汤之类。⑤心阳独亢不寐：心烦不得卧，舌赤脉数，与百合病类似。但细察其证，不得卧实系不思卧，因卧则更烦，与百合病欲卧不能卧有别。壮热、舌赤干绛、脉数躁急等是其主症，百合病则无。此因心火亢于上，肾水亏于下，治宜清心火、滋肾水，如黄连阿胶汤之类。近10余年来，诊治百合病甚多，轻者2剂即可初见疗效，病重者守方10～20余剂，可渐解而愈，附案例如后：

案一：余热未尽，心肺阴伤案。

张某，女，34岁，什邡县民主公社供销社工作，1974年4月21日就诊。

自述：1971年底患重感冒，高热之后，经常头昏头痛，神志恍惚，失眠少寐，甚则彻夜不眠，苦恼万状，身软乏力，不欲饮食，或食之无味，常口苦，尿黄。舌尖红，苔薄白，脉略弦数。系热病之后，余热未尽，心肺阴伤，百脉悉病。治宜清除余热，滋养心肺。百合30g，生地黄6g，知母9g，滑石9g，夜交藤30g，牡蛎30g，连进5剂，稍有好转。守方15剂后，热去津还，百脉调和。半年以后偶遇，据云亦未复发。

案二：百合病，得药剧吐利案。

曾某，男，56岁，农民，住遂宁县安居区幸福公社八大队。

患者神志恍惚多年，中西医治疗不效。证现心慌不宁，劳动中情绪不定，欲动不能动，欲行不能行，心神涣散，情绪低落，烦躁易怒，寝寐不安，不耐劳力，遂整日钓鱼养病。唯口苦口渴，小便黄，舌甚红赤少苔，脉弦略数。同时，遍身疮疹，其似杨梅疮毒，问其故，乃偶遇打鱼人，吸其烟具后，遂遍身生疮，顽固不愈。据证审因，乃心肺阴伤，里热偏盛，为百合病之典型者。方用百合、生地黄、知母、滑石等味，服10剂后，诸症略减，唯疮疹如故，于原方加金银花以解疮毒。但一剂未已，反胃呕吐，腹泻如水，再次来诊。审其所由，恐系银花伤其胃气，非百合病所宜，故再投原方，吐利即止，守方20余剂，不仅疮疹隐没而愈，而且诸症若失，恢复劳力，从事生产。

点按：彭师据证审因，认为百合病类似西医所谓神经官能症，系心肺阴伤所致，故用滋养心肺法之百合地黄汤化裁而取效。

4. 湿遏热伏，身热不退

湿热证发热，临床上最常见，尤以夏秋季为多，治疗得法，其退热时间亦比一般时行杂感略长；若失于治疗，或治不如法，拖延病程，使湿热内传营分，或影响肝胆二经，或内陷心包，或流注下焦，则治疗较为棘手。西医某些急性传染病、急性感染性疾病，如伤寒、副伤寒、胆道感染以及某些未明原因的长期发热等，多系中医的湿温或湿热证范畴。这类疾病的特点，发热时间较长，发热不规则，朝轻暮重，汗出热减，继而复热，持续难解，常伴有困倦不舒、头身重着、胸腹满闷、渴不引饮、舌苔厚腻等症。以湿为阴邪，黏腻重着，热为阳邪，易于伤津耗液，热得湿则郁遏不宣而热愈炽，湿得热则蒸腾上熏而愈黄，故湿热合邪，病重缠绵。临床上不能拘泥于"热者寒之"，因徒清其热，则湿邪不化；反之，若徒祛其湿，则热愈炽。要在审其湿热孰轻孰重，辨别湿在上焦、中焦、下焦。总宜苦辛寒以清其热，苦辛温以化其湿，使湿热分解。同时概以淡渗佐之，为湿热寻求出路。但偏于上焦，宜开肺气；湿留中焦，健运脾气；湿注下焦，则须化膀胱之气。随证变法，使湿去热清，其病渐愈。附病案如后：

李某，男，干部，住省委宿舍。患者因高血压病住院，经治一月余，血压有所下降。偶因洗澡受凉，即头晕、恶寒、身热、咳嗽，体温 39.5℃，经注射青、链霉素三日，体温不降，最高体温 40℃。改用其他抗生素，治疗观察一周，仍高热不退，乃约中医会诊。初诊时，患者头额汗出，咳嗽，恶风寒，虽重被不温。一日间体温 38 ~ 39.5℃，头晕重，四肢困倦，胸中痞闷，不欲饮食，恶闻油荤气味，舌苔白厚，中心略黄有津液，尿黄少，脉缓无力。乃湿遏脾肺之证，治宜运脾渗湿、宣肺透卫，三仁汤加藿香、茯苓、建曲。

守方 4 剂后，恶风寒乃解，体温一日内 37 ~ 38℃之间，饮食略增，小便量多，尿色薄黄，咳嗽减轻。胸中仍闷，舌苔薄白，脉缓。为湿热渐解，仍宗上法，加入谷芽、山楂。嘱其再服 4 剂。

三诊时，体温基本正常，午后体温约 37.3℃，胸中不舒，饮食无味，小便略黄，舌苔薄白，舌尖略红，脉缓。乃湿热余邪未尽，原方去厚朴、滑石，加黄连 3g，鲜豆卷 30g。连进 4 剂后，体温正常，饮食增加，能下床活动。但睡眠欠佳，口中多涎，原方去淡竹叶、藿香，仍服 4 剂，诸症消失，血压亦复正常，改用甘淡运脾法。处方：沙参、薏苡仁、茯苓、半夏、陈皮、谷芽、建曲、白豆蔻、鲜豆卷，嘱服 8 剂而愈。

5. 气郁气虚，小便癃闭

癃闭一证，一般多见于肺热气壅、膀胱积热，或阴寒凝结下焦，或转胞不得尿，或命门火衰，不能化气行水等原因，常为医者所重视。唯气郁、气虚之小便癃闭，临床上虽不少见，但常易被忽视。如肺肾气机郁遏，肺气不能清肃下降，三焦水道不得通调，肾气不化，关门合而不开，则小便蓄积而难，治宜肃肺温肾、化气行水，常借用《三因方》白散子，加宣肺通阳利气的麻黄、杏仁等，使肺肾气机通畅，小便自利。至于脾虚气弱，中气下陷，肝失疏泄条达，肝郁乘脾，导致气虚肝郁，三焦决渎失职，小便不通，出现一派类似淋证胞痹证候，小便点滴难出、时作时已、精神困倦、食少便溏、或口苦心烦、脉缓舌淡等症，则宜调肝理脾，益气升阳，使脾气冲和，肝气条达，三焦气化下及州都，水道通调，小便畅通，癃闭亦解。多仿补中益气之法，略为加减，亦可收到较满意的疗效。附病案如下：

张某，女，32 岁，住什邡县两路口公社五大队，于 1974 年 8 月 16 日就诊。

自述：小便涩痛，甚至点滴难出，反复发作已 12 年，加重 2 年。于 1962 年 4 月开始发病，当时妊娠 3 个月，因步行劳倦，忽然恶寒发热，小腹坠胀，在某医院按“肾炎”收治，住院一月余，症状控制出院。从此以后，每因劳倦或食辛辣即发，发作时仍小便点滴难出，尿黄，尿道灼热，坠胀疼痛，双眼泪流，全身畏寒，皮肤粟起。夏月发作较多，每周 1 ~ 2 次，甚至 1 日 2 次。须饮入大量车前草、黄柏浓汁，加入白糖，小便渐能解出。发作缓解后，身痛、腰痛、手肘痛及腰胯、小腹、前阴灼热不欲近衣裤，上半身畏寒极甚，重被不温。从 1963 年以后，病情逐渐加重，经成都某医院检查，确诊为“肾盂肾炎”，嘱回当地治疗。近两年发作频繁，发作时，小腹坠胀难忍，小便点滴全无，前后二阴烧如火燎，虽严冬腊月，亦须凉水两盆，交替坐浴，同时饮入车前草、金钱草、黄柏、白糖浓汁，一小时许，小便解出始觉松缓。其家属系医务人员，曾拟方如龙胆泻肝汤、加味二妙散、六味地黄丸、知柏地黄丸、四苓散、八正散、导赤散等均未能控制发作。现在面色萎黄，精神困倦，少气懒言，咽痛，心累汗出，身觉寒热游移不定，如胸中灼热，胃中冷痛，双足厥冷，恶食油腻，食则胃痛，身疼，口干口苦，月经正常，舌苔黄，舌尖红，脉沉缓无力。系脾虚中气下陷，肝失条达，三焦郁热，水道不利之征。治宜升阳益气，调肝解郁。处方：明沙参24g，黄芪30g，粉葛12g，谷芽30g，柴胡9g，麦冬12g，菊花12g，乌梅9g，浙贝9g，白芍12g，淡竹叶9g，嘱服2剂。

10月16日二诊：据云服上方2剂后，仅有2次小发作，症状轻微，又坚持服10余剂，小便癃闭、小腹坠胀疼痛、二阴灼热等症消失，但仍咽痛（不红不肿），身觉寒热游移不定，脉缓无力，舌上白薄苔。乃久病及肾，少阴枢机不利，阴阳俱损，应从本治，宜温阳滋肾。处方：明沙参24g，山药24g，麦冬12g，生地黄9g，黄芪30g，谷芽30g，熟附片24g，菊花12g，半夏9g，山楂15g，怀牛膝12g。

12月30日三诊：上方已服20余剂，症状基本消失，小便癃闭一直未发，已能参加劳动。略觉咽痛，胃脘隐痛，痛剧则呕，短气，腰痛膝冷，舌尖红，苔薄白，脉弦虚数。系中气虚弱，土虚木乘，治宜扶脾调肝，补中益气汤去甘草、当归，加麦冬、半夏、山楂、谷芽，连服8剂后，咽痛、胃痛基本消失而瘥。

6. 营卫失调，目暗青盲

青盲一证，目睛外观正常，但视力减弱，逐渐失明。西医学中的某些眼底疾患，多属本证范围。中医眼科专书，多认为由肝肾病变导致。因肝为藏血之脏，开窍于目，目得血而能视；肾为元阴元阳潜藏之所，受五脏六腑之精而藏之。肝肾精血充足，元气旺盛，上注于目，则目视清明，能察秋毫，分辨五色。肝肾受病，影响精血营贯，常为青盲证的开端。以血生于心，藏于肝，肝血亏虚，不能上荣于目，则目暗青盲，即所谓“脱阴者目盲”；精生于气，气根于肾，肾气亏损，不能蒸腾阴精，上注于目，亦多目盲，即“气脱者目不明”之意。故方书治疗青盲，多侧重肝肾，如杞菊地黄丸、明目地黄丸或肾气丸、右归丸等。证诸临床，远不局限于肝肾。如感风热，始则目睛红肿疼痛，继风热外解之后，肿痛消失，目睛外观正常，但视物昏蒙模糊，渐至目盲；或脾胃湿热积滞，泄泻日久，渐至弱视青盲等亦不少见。究其所以然，常为失治、误治而成。如风热目痛，苦寒辛凉过剂，伤其中阳，或辛温燥热误投，耗血伤精，或阴柔补虚过早，助湿生痰等，俱妨碍脾胃，损其气血生化之源，终至营卫紊乱。以营卫生成于水谷，变化于中宫，故“脾为营之源，胃为卫之本”。肝与营卫至为密切，因“营司于肝，为卫之根；卫司于肺，为营之叶”。脾胃既伤，水谷精微不能上奉于心，变化为血，故不能藏于肝而荣于目，渐成弱视青盲。治疗以调营卫、和阴阳，桂枝汤颇为适宜。附案如后：

廖某，男，20岁。初患眼病，红肿疼痛，经西医治疗，红肿疼痛消退，但逐渐弱视失明，而外观双目圆睁，毫无异态，身无不适，经久不愈。初诊时，虑其病久未愈，必肝气郁结所致，拟逍遥散数剂不效。再诊时，据述原住院1年多，中西药不效，病随日增，观所服方药，均以“目为火户”作依据，多系清热泻火之类。分析其初病时，目虽红肿疼痛，尚能视物如常；肿痛消失，反而不明，愈治而视力愈弱，此必苦寒阴柔过剂，损伤中气，以致营卫紊乱，精血不能上荣于目，故目盲不能视物。此医药不当，非目病所致。拟以调和营卫之法，处以桂枝汤全方，取损其心者调其营卫之义。方用桂枝9g，白芍9g，生姜9g，大枣18g，甘草9g，嘱服6剂。

复诊时据云：上方服3剂后，目有光感，模糊能视物。6剂服完后，视物比较清楚。仍守上方，嘱再服6剂，半月后再诊，询及目力，已能写字、看书报，计上方共服12剂。1年后随访，据云至今未复发。

至于腹泻日久，失明青盲，亦多因屡用苦寒消炎止泻所致。因“苦先入心，其化以燥，服之不应，愈化愈燥”，使脾胃气阴两伤，气血生化不足，则肝失血养而过于疏泄，目失血濡而弱视青盲。方用人参乌梅汤酌情加减，亦可奏效。附病案如后：

彭某，男，28岁，军人，患者1974年因内伤生冷，腹痛腹泻，用黄连素、痢特灵治疗1周，腹泻已止，但仍腹中隐痛。患者自恃身体强壮，不愿继续治疗，从此腹痛腹泻时作时止，至1975年痛泻加剧，大便下血，再服上述西药，痛泻虽减，但两目不明，视物不清，经某医院检查，系视神经萎缩，当时视力仅0.5，遂收入住院治疗。经用激素、抗生素等治疗3个月，视力仍未好转，停用西药，遂请中医治疗。初诊两目外观正常，仅视物昏暗模糊，腹中隐痛，腹泻反复发作，舌白，脉弦缓。认为系腹泻日久，脾胃气阴两伤，影响气血生化，目失血养所致。拟酸甘化阴之人参乌梅汤为主，加入养血调肝之药。处方：党参15g，乌梅12g，莲米15g，山药15g，木瓜12g，甘草6g，生地黄9g，炮姜12g，白芍12g，牡蛎30g，黄连3g，嘱酌情守方久服。

再诊时，上方已服4剂，大便成形，腹痛消失，方已奏效，原方续服。又10剂后，视物稍觉清楚，更进20余剂，视力接近恢复到1.5出院。后因旅途劳顿，腹泻再作，双目视物昏暗，视力降至1.0，经我院眼科检查，仍系视神经萎缩。仍宗原方略为加减，处方：明沙参15g，乌梅12g，木瓜9g，牡蛎30g，白芍15g，炮姜9g，山药12g，炒白术9g，黄连3g，谷芽30g，甘草3g。服4剂后，腹泻停止，视力未见好转，仍宗前方去沙参、黄连，加入云茯苓15g，党参15g，嘱再服4剂。从此以后，每复诊1次，针对病情在上方中加减一二味。如饮食不易消化，去山药、甘草，加山楂、神曲、鸡内金；夜梦多，加珍珠母、制首乌；口渴舌赤，去白术、炮姜，加麦冬、石斛；头痛目胀，加石决明、菊花；小便黄，加茯苓、车前草之类。上方共服30余剂，医治一月余，再到眼科复查，视力恢复至1.5，至今一年多未复发。

后学点按： 彭师在“对一些疑难杂症的认识”一文中，列举了咽痛、历节、百合病、湿热、癃闭、青盲的证治，其中诊治历节病的五大特点、百合病的三大特点和五种病证的鉴别诊断及病例说明最为精当。阐述分析各病时，有论、有证、有治、有法、有方、有案，分析透彻，诊治精准，理、法、方、药完备，疗效可靠，对后世极具启发和指导作用。如论中诊治李某案，患类风湿关节炎两年半，初用温经通络、祛风除湿治疗，非但无效，疼痛反增。彭师反复推敲，认为是“湿热侵淫脉络，深入筋骨，流注关节之历节病，误为一般寒湿阻痹”。后改用清热凉血、活血通络法，服后一剂知，八剂已，疼痛止而活动自如，并由此总结出两点教训：①辨证不要限于历节无热证，故不可妄用辛温方药；②本案属于湿热病范围，表现湿热俱盛，忌用甘温补中。彭师还列出因治湿热证汗多、脉虚，加黄芪补气，使病情加重的教训。这些肺腑之言，谆谆告诫，值得后人谨记。

（九）辨析肝脾肺气郁致心悸证治

心悸一症为临床所常见。究其成因，不外本脏自病、他病及心两类。本脏自病者，或责于实，求诸于痰结、瘀阻、火扰、水凌诸因；或归于虚，缘由气血阴阳之不足。历代文献论述较丰，认识亦易。他病累及所致心悸者，从肝、脾、肺、肾可求。然从肝、脾、肺三脏失调，气血郁滞致悸立论者尚少。致郁之因，虽有六淫、七情、饮食郁滞之说，但证诸临床，七情怫郁，起源于心动，肝脾首当其冲；六淫抑郁脾肺，寒与湿居多；饮食停郁，中气先伤。《丹溪心法》谓："气血冲和，万病不生，一有怫郁，诸病生焉。"《景岳全书》亦云："凡五气之郁，则诸病皆有，此因病而郁也。至于情志之郁，则总由乎心，此因郁而病也。"故因郁致悸者，不得从心脏病患论治，而以肝、脾、肺三者为气血郁结之常处。因肝为藏血之脏，性喜条达而恶抑郁；脾为后天之本，气血生化之源，主升清降浊；肺为气之主，敷布精微，通调水道于全身内外。如脏腑气机稍有怫郁，当升者不升，当降者不降，当变化者不变化。脾肺气郁致悸者，《古今名医临证金鉴·心悸怔忡卷》治以运脾开郁；脾虚肝郁致悸者，应理脾调肝；肝胃气郁致悸者，当清肝解郁，和胃行滞。诸郁得解，气血通畅，则心悸自愈。

例1：肝胃气郁证

许某，女，36岁，干部，1978年2月27日初诊。

主诉：心悸心痛，胸中痞闷4年，近1年多来有所加重。4年前，患者因口苦咽干，胸中隐痛，服用龙胆泻肝汤4剂，治后前症有所好转，而胸痛仍在。改用大黄黄连泻心汤后，心悸胸痛，烦躁不安。复因爱人患肝硬化，病情严重，忧心忡忡，更觉咽喉梗塞，从梅核气论治，服中药6剂后，喉阻虽减，余症加重。1978年8月某晚，突然心中悬悸，胸闷气短，全身振颤，手足痉挛，四肢厥冷，神志不清，经抢救好转。此后每年如是发作七八次，某医院怀疑"心脏病"，但心电图检查未见异常。迭经中西药治疗，未见好转，苦闷不已。刻下：心中悸动不安，胸痞眩晕，叹息则舒，形体消瘦，四肢振颤，潮热盗汗，两颧发赤，面如尘蒙，声低懒言，惊悸难眠，唇红，舌赤无苔，脉促。初步认定心阴不足，心神不宁之证。予天王补心丹减味：红参须10g，丹参15g，玄参12g，生地黄12g，枣仁12g，柏子仁12g，麦冬12g，茯苓15g。

二诊：上方服后，胸痞益甚，温温欲吐，停药稍减，一剂未毕即来复诊。结合病史全面分析，认为当属肝郁引起，郁久化热所致，改用开郁行滞、活血通络之法。处方：郁金9g，降香9g，丹参12g，桃仁10g，山楂15g，麦芽24g，茯苓15g，沙参15g，薏苡仁15g。

三诊：上方服4剂后，心悸减轻，胸闷亦见好转。继服2剂，仅觉胸中微痞，胃脘及胁肋游走掣痛，舌尖略红，苔薄白，脉细带数。仍宗前法，加黄连3g，枳壳 10g 宽中降逆。

四诊：因缺沙参，药店替以潞党参，岂料服后约 3 小时，突然胸胁痞满又作，减去潞党参再服，症情复见好转。

五诊：上方服 2 剂，各症缓解，仅见晨起口苦、时而头晕、胃脘发热、苔薄白、脉细，投温胆汤加菊花 2 剂，药后诸症消失，睡眠、饮食亦复正常。后以甘淡益胃调肝之剂巩固。月余信访，心悸诸症未作，情况良好。

例 2：脾肺气郁证

谢某，女，45 岁，工人，1978 年 8 月 31 日初诊。

自述：曾经某医院诊断为“左胫下 1/3 稳定型慢性骨髓炎”，服用大剂党参、黄芪、当归身、川断、生龙牡等类药物近月。又因月经提前而量多，诊为“更年期综合征”，肌注丙酸睾丸酮 13 次，继而出现心悸、短气、烦乱易怒、头昏；逐渐发展至头胀如裂，咽喉梗塞，胸胁脘腹痞闷，得食更甚，只能进食少量流质，目蒙多眵，全身肿胀，皮肤绷急，身倦乏力，左胫疼痛，行动艰难，卧则胸膈窒塞，倚息不得眠，舌质麻木，肛门坠胀，大便稀溏，烂如豆渣而量少，无黏液，日行 2 ~ 5 次，尿黄短少，体重 72.5kg。先后检查过肝、肾功能，基础代谢率，血、尿常规等，除胆固醇 310mg/dL，大便常规见有少量不消化食物外，余未见异常。刻诊时症如上述，形体肿胀，表情痛苦，语声低微，频频叹息，不断呵欠，面如满月，皮肤淡黄而硬，按之无凹陷，皮下扪及大小不等之软性结节，皮肤不易捏起，冷、热、痛、触觉迟钝，舌质淡紫、边有齿痕，苔淡黄，脉沉涩。综上病情，认为暑湿内伏，迭进补益固涩之剂，脾肺气郁，运化失职而成郁证。治以运脾开郁，行气活血。处方：苏梗 6g，檀香 10g，厚朴 12g，枳实 10g，陈皮 10g，郁金 10g，香附 10g，川芎 10g，白豆蔻 10g，建曲 15g，山楂 10g。

二诊：服上方 4 剂，全身肿胀减轻，心悸短气好转，可食稀粥少许，夜能入眠，便溏见好，苔白薄，脉沉涩。仍从前法，略加调整。处方：泡参 10g，薏米 10g，建曲 15g，麦芽 24g，蒺藜子 12g，山楂 15g，厚朴 10g，陈皮 10g，白豆蔻壳 6g，苏梗 4.5g，通草 3g，桔梗 10g，莱菔头 24g。

三诊：服上药 2 剂，各症虽有缓解，但不如前方疗效显著。是运脾之药有余，理气之药不足，改用越鞠丸加减。处方：川芎 10g，苍术 10g，香附 10g，建曲 15g，益母草 8g，麦芽 24g，苏木 10g，山楂 18g，茯苓 15g，桃仁 10g，白豆蔻壳 6g。

四诊：服上方 14 剂，心悸、头昏诸症已失，喉阻及全身肿胀亦基本消失，精神好转，肌肤柔软，肢体活动自如，每日进普食约 400g，二便正常，胆固醇降至 130mg/dL，体重降至 65kg。但觉四肢麻木，倦怠思睡，口淡无味，舌淡，乃郁结已解，脾胃尚虚之证，改用香砂六君子汤理脾和中善后。

例 3：脾虚肝郁证

朱某，女，29 岁，工人，1978 年 10 月 28 日初诊。

主诉：胸腹胀痛，痞塞气短 6 年，心悸、中脘觉冷 2 个月。6 年前，因产后生气，常感胸脘胁肋胀痛，甚则胸中痞闷，呼吸短气，长叹、嗳气稍舒，须臾如故。咽中如物梗塞，吞吐不利，阵阵恶心，呕吐白沫，食欲减退。多方求医，概从肝气不舒论治，服药虽多，疗效甚微。次年产后复再生气，前症加重，食欲大减，稍有不慎，吐泻并作。2 个月前开始，自觉阵阵“心窝内（剑突下）”寒冷如冰，逐渐自内向外蔓延至全身，此时胸中痞塞更甚，有似气绝，身不能动，但神志清楚，持续 7 ~ 8 分钟，手足、全身渐渐转温。唯身暖后心悸更甚，脉搏达 104 次 / 分，静推高渗葡萄糖后迅速好转，1 日之中发作 5 ~ 6 次。头目眩晕，惊恐难眠，有时梦交，食少，喜食咸味。月经 40 ~ 50 天一至，行前额角交替掣痛，小腹坠胀绞痛，经血不畅，色暗淡，有少量瘀块，带下量多。有“慢性宫颈炎”“菌痢”病史。大便溏薄,1 日 2 ~ 3 次，或 2 ~ 3 日 1 次。面色淡黄，舌质淡，苔薄白，脉虚数。是病源于心脾气血不足，成于肝脾气郁血滞，首当理脾调肝治其标，后以补益气血扶其本。因月经未潮，腹痛量多，本应先用胶艾四物汤合圣愈汤，但由于腹胀食少，恐其壅滞中焦，故先用连理汤加味理脾和中。处方：①泡参 24g，炒白术 10g，炮姜 10g，茯苓 15g，陈皮 10g，黄连 5g，谷芽 30g，建曲 18g，甘草 3g；②红参 6g，黄芪 24g，生地黄 10g，川芎 10g，当归 10g，炒白芍 12g，阿胶 l0g，艾叶 3g。

二诊：服①方 4 剂、②方 2 剂后，月经已净，中脘觉冷，日发 2 ~ 3 次，睡眠好转，余症同前，治以理脾行气之四磨饮加味。处方：泡参 15g，苏叶 3g，半夏 12g，槟榔 12g，乌药 10g，沉香 10g，白豆蔻 10g，厚朴花 10g，小茴香 10g。

三诊：服上方 6 剂，诸症基本消失，精神好转，食欲增加。但食后脘腹略胀，心悸嗳气，头昏痛，左半身麻木，双下肢冷。是郁结虽解，出现心脾血虚之象，故用炙甘草汤去阿胶加当归，益气养血，调和营卫善其后。

解惑：

1. 3 例皆有心悸，后 2 例心悸症状尤为突出，为什么不从心脏疾患论治？

引起心悸的原因比较多，归纳起来不外本脏自病、他病及心两大类。以上病例，俱为气血郁滞产生的心悸，属他病累及于心范围。其致郁之因，虽有六淫、七情、饮食郁滞之说，但证诸临床，七情怫郁，起源于心动，肝脾首当其冲；六淫抑郁脾肺，寒与湿居多；饮食停郁，中气先伤。《丹溪心法》说："气血冲和，万病不生；一有怫郁，诸病生焉。"《景岳全书》也说："凡五气之郁，则诸病皆有，此因病而郁也。至于情志之郁，则总由乎心，此因郁而病也。"故虽有心悸，不得从心脏疾患论治，而以肝脾肺三者为气血郁结之部位。因肝为藏血之脏，木性喜条达而恶抑郁；脾为后天之本，气血生化之源，主升清降浊；肺为气之主，敷布精微，通调水道于全身内外。如脏腑经络气机稍有怫郁，当升者不得升，当降者不得降，当变化者不得变化，运化失职，气血不调，因而气滞血郁，不仅出现心悸不宁，而且类于虚损诸症蜂起。由于起病是因郁致病和因病致郁，故不从心脏疾患论治，而皆从郁证治疗。例如谢某以脾肺气郁为主，则治以运脾开郁之法；朱某以脾虚肝郁为著，治以理脾调肝；许某为胃阴不足，肝郁化热偏甚，治以清肝解郁，和胃行滞之法，使气血畅通，心悸自愈。

2. 谢某全身肿胀，溺少，为什么不从水肿治，采用利小便方药？

水肿初起，目下多有"如蚕新卧起之状"，然后逐渐延及全身皆肿，按之没指，是肺、脾、肾三脏俱病，水无出路，泛溢于表里而成皮肤光亮、腹皮肿大之水肿病。此病起于感受暑湿之邪郁滞中焦，又因过服补气壅塞之药，则气机郁滞更甚，使脾气失于升清，肺气失于肃降，影响三焦水道不得通畅。证属脾肺气郁水结之胀病，而不是脾肾阳虚之水肿，故只宜运脾开郁、行气活血之法。若误认为水肿，而用温脾壮阳，化气行水，不但湿热郁遏，肿胀更甚，而且肾气壅塞、气化郁结不行，水无出路，将成胀满之危候。所以《景岳全书》说："肿胀之病，原有内外之分，盖中满者谓之胀，而皮肤之胀亦谓之胀。若以肿言，则单言肌表，此其所当辨也。"又说："病在气分，则当以治气为主；病在水分，则当以治水为主。"张氏此说，辨明气郁之胀，不得从水肿论治，为后世医家指出治气胀方法，故不用利小便而用开郁行气，收到较满意的疗效。

3. 许某之病，出现一派阴虚热甚之象，为什么从养心安神治疗，病情反而加重?

关于这一问题，必须结合病史讨论。该病初起，即有口苦咽干、胸胁隐痛等症，可见平时肝阴不足，肝阳偏旺，偶因气滞血郁，易于化火。因肝经之脉布胸胁上络喉，火性炎上，故出现一派气滞火热之象。虽龙胆泻肝汤清肝泻火，病情有所好转，但调肝解郁不足，故胸痛仍在。更以大苦大寒之大黄黄连泻心汤，不仅再伤肝阴，而且苦先入心，其化以燥，服之不应，愈化愈燥，又增心悸烦躁不宁，是心肝阴血亏虚、火热内扰的具体反映。以肝阴伤则肝气横逆，克贼脾胃，胃为阳土，吴谦所说“厥阴上犯阳明”即指此而言。况胃络上通于心，肝胃郁热随经上逆，心神不宁，故心悸、脉促；脾胃郁热伤阴，则唇红、舌赤无苔等，状若阴虚的心脏疾患，实为心肝气郁血瘀所致。当时虑不及此，竟以天王补心丹之阴柔呆滞大补气血，使气郁血瘀塞滞更甚，故病情加重。究其教训的产生，是只看到现有脉症，忽略病因于郁所造成。所以《临症指南》华岫云按:“郁则气滞，久必化热，热郁则津液耗而不流，升降之机失度，初伤气分，久延血分，郁劳沉疴。故先生用药大旨，以苦辛凉润宣通，不投燥热敛涩呆补，此其治疗之大法也。”华氏之说深得治郁之关键，值得参阅。

后学点按：以上3例均有心悸、短气，但病因不同，虚实有别，治法各异。例1案以心悸伴胸闷痛为主，乃因爱人病重而怄气伤肝所致。一诊认为心阴虚，治之反胸痞益甚，说明阴愈盛而气愈阻，胸阳痹则痞、痛、吐也。二诊后以肝胃气郁论治，调和肝胃，开郁行滞，郁解气畅，诸症悉平。例2为“更年期综合征”，自认为虚，迭进大剂补益，反致心悸、短气。脾肺气郁，使病情加重。彭师以运脾开郁治之，脾健则能食，郁开则神畅，心悸短气诸症自愈。例3胸痞、心悸、短气6年，用疏肝行气药反无效，何也？盖病久必虚，中阳不运也。故治用连理汤、四磨饮等方加味，既理脾和中，又行气开郁。中阳复则脘温食增，郁结解则痞消悸平而安。故例1、例2病本为实，反补其虚则病益增；例3其本为虚，疏肝行气治实反无效。可见，辨证之妙在于“谨守病机，各司其属”也。

（十）漫谈泽漆汤

泽漆汤始见于《金匮要略》:“咳而脉浮者，厚朴麻黄汤主之；脉沉者，泽漆汤主之。”再见于《备急千金要方》“夫上气，其脉沉者，泽漆汤方”，并将原方中紫参作紫菀，桂枝用桂心。《金匮要略》泽漆汤方：半夏半升，紫参五两（一作紫菀），泽漆三斤（以东流水五斗，煮取一斗五升），生姜五两，白前五两，甘草、黄芩、人参、桂枝各三两。上九味㕮咀，内泽漆汁中，煮取五升，温服五合，至夜尽。

泽漆汤为治水饮内停、上冲于肺的肺胀（相当于慢性咳嗽、哮喘病、肺气肿、肺心病等）之方。其脉沉迟，为水饮蕴结在里的征象。因脾衰不能制水，肺气上逆不能通调水道，故本方所治乃虚中夹实无疑。再以药测证，结合临床观察，泽漆汤的适应证应为表证已罢，咳嗽上气而喘，面目一身皆肿，小便不利。而厚朴麻黄汤的适应证则为表证未解（但不剧）之咳嗽上气，胸满烦躁，喉中不利如水鸡声，虽胸满而痰不多。条文将脉沉与脉浮对举，戒示医者不可忽视脉象在诊治疾病中的重要作用。脉浮者为表邪击动内饮，病势急迫；脉沉者为水饮内结，病势稍缓。故二方治法大异：厚朴麻黄汤以利气降逆平喘为主，祛寒化饮为辅，优于降气；泽漆汤以逐水通阳为主，止咳平喘为辅，长于利水且服法特殊，服“至夜尽”，使药力持续攻邪无余，免其水饮复聚。二方同用半夏化饮降逆，但厚朴麻黄汤主用厚朴、麻黄、杏仁利气降逆而兼解表；泽漆汤主用泽漆行水消痰而平喘。厚朴麻黄汤用干姜、细辛、五味子化痰涤饮，降逆止咳，有一散一敛之妙；泽漆汤则以紫菀开结气，白前宣肺气而有保肺之功。前方无需宣阳以化饮；后方则佐桂枝生姜通阳散水，兼化膀胱水气，辅泽漆增强行水之力。前方养正和中仅甘平之小麦一味；后方扶正气而培补脾阳，有甘温之人参、甘草，预防泽漆峻猛逐水以伤正之弊。前方反佐一味石膏解饮热以除烦；后方反佐一味黄芩以清肺上之浮热。

考泽漆，味辛苦，性微寒，俗名猫儿眼睛草、五凤草、绿叶绿花草，川北一带俗呼“五朵云”。《本经》载泽漆“主皮肤热，大腹水气，四肢面目浮肿，丈夫阳气不足，利大小肠”。故泽漆最擅行水退肿，化痰退热。历代医家认为，本药毒性比甘遂、大戟弱，行水而不伤阴，故治因虚水停者。近年来对泽漆的临床运用有所发展，如治疗心性、肝性、肾性等各种原因所致的水肿，以及肺水肿、肺气肿合并心力衰竭，并用以治淋巴结核、结核性瘘管，试用治食道癌等。笔者在《金匮要略》教学过程中讲述泽漆汤时，查遍历代《金匮》注家及古今医案，竟未曾见此汤有治咳逆上气之病案记载，亦曾疑其治咳逆上气之疗效，多方访求。询及彭师，彭师忆及治一农民因咳喘久不愈而用泽漆汤验案附录于后，以供参考：

曾某，男，50余岁，农民，住遂宁幸福公社九大队。形体尚壮实，三年来长期咳嗽，吐泡沫痰夹少量稠黏痰，时作喘息，甚则不能平卧，咳喘冬夏均有发作，无外感时也可突然发作，面目及四肢凹陷性浮肿，饮食尚佳，口渴喜欢（不分冷热），口腻，大便时干时稀，小便短少，曾服小青龙、射干麻黄、杏苏散、苓甘五味子姜辛汤等，均无显效，时作时止，舌苔薄白有津，舌根苔微黄，脉不浮而见沉滑。诊为肺胀，水饮内停，气郁化热。投泽漆汤原方，服1剂后，咳吐涎痰明显减少，腹泻2次。再进4剂，诸症消除。观察三年未复发。

观彭师验案，足以说明泽漆汤确有行水消痰之效，体现了“导水下行，因势利导”的治法。案中前数方无效者，因其解表散寒、宣肺降气之力多，消痰逐水之力少的缘故。彭师说“泽漆汤治心下郁热之水饮所致水肿咳喘上气”，实为经验之谈。（本文曾经彭师审阅）

后学点按：泽漆汤能消痰逐水，又扶正祛邪。为治水饮内停，上冲于肺的肺胀、咳喘，又治水气泛滥于体内外之水肿、胸腹水等。本方泽漆有毒，偏于攻逐，临床较为少用，一般初学者更不敢妄用。彭师用该方治咳喘、咯痰3年，诸方用之皆无效。彭师分析认为：乃水停气郁，大胆用泽漆汤消水化痰，5剂而安。敢用《金匮》泽漆汤治疗咳喘水肿重证，非饱学多验者实难为也。彭师喜读书、善读书，造就了深厚的理论功底和精湛的诊疗技术，其学识之渊博，经验之丰富，堪为师表，值得效法。

（十一）百合地黄汤治疗瘿气

瘿病多指西医学之甲状腺肿大疾患，包括单纯性甲状腺肿、甲状腺炎、甲状腺肿瘤、甲状腺机能亢进症等病。古人早在三千年前对瘿病已有所记载，后经晋唐以来历代医家不断地临床实践和总结，对其病因、病机、分类及其证治，逐渐形成了较为系统的认识。

西医“甲亢”一病，金元以前医籍多笼统包括在瘿病之内，究其证治，则多散见于“消中”“食亦”“肉瘿”“气瘿”等病之中。直至明代，李梴在《医学入门》中所述之“瘿气”证候，确与是病酷肖不二：“瘿气，今之所谓瘿囊者是也。由忧恚所生，忧虑伤心，心阴虚损，症见心悸、失眠、多汗、舌光红。七情不遂，则肝郁不达，郁久化火化风，症见心情急躁、眼球突出、面颊升火、脉弦、震颤。肝火旺盛，灼伤胃阴，阴伤则热，热则消谷善饥。若肝旺犯脾，脾失运化，症为大便溏泄、消瘦疲乏。”李氏以肝郁化火，心胃阴伤来概括了本病的主要病机。明、清以后直至近世医家，多宗此说，临床从肝郁痰结、火灼阴伤这两个常见证型出发，以疏肝理气、养阴清热为主，软坚散结、消痰化瘀为辅立其治疗大法。遣方用药，则多从心、肝、脾、胃着眼。诚然，瘿气为病，多由情志不遂，痰气互结，肝郁化火，燔灼上炎，致中上二焦阴津亏耗，呈现一派阴虚火旺征象，且心、肝、脾、胃阴津耗伤体征确实较为明显。但证诸临床，此病心肺阴伤的存在也绝不应被忽视。余曾以《金匮》百合地黄汤为主方随证加减，治疗甲亢患者数例，疗效尚属满意。现录2例，以供参考：

例1：吕某，女，47岁，遂宁县银行干部。就诊日期：1978年3月14日。住院号：19179。

心悸心累，动则增剧已近5年，急躁易怒，阵发低烧，多汗常湿衣被，汗后畏风，肢面不敢外露，善食易饥，甚至日进8餐，耗粮5斤，体反消瘦，气短乏力，稍事动作或行走、解便后，更感短气难以接续。双眼渐突，闭目欠佳，睑聚不良，皱额尚可。甲状腺轻度肿大，质软而无结节，扪之有震颤感，可闻及血管杂音，双手平伸震颤明显，基础代谢率试验为+82%，甲状腺吸碘功能试验6小时后为70%以上，先后由地区医院、川医、我院附院诊断为“甲亢”。患者大便稍硬，小便黄赤，舌质红，苔薄白，脉细数无力。辨证：肝胃阴伤，上干心肺。处方：百合30g，生地黄12g，知母10g，玄参12g，白芍12g，浙贝母12g，夏枯草30g，牡蛎30g，麦冬18g，北沙参30g。服上方2剂后，即觉心累、心慌、汗出、低热诸症有所减轻，继而守方月余，病情稳步好转。5月18日做基础代谢率实验降为+37%，后因百合、知母、生地黄缺而更易疏肝理气、软坚散结药物为主，但进展减慢，时见反复，基础代谢率一度曾上升为+47%。自6月中旬起因药源解决，仍以百合地黄汤守方月余，诸症又复显著好转，心悸、心累缓解，低烧不作，体重维持在45kg未见下降，汗出减少，基础代谢率及吸碘功能试验均已基本正常。唯自觉症状随情志不畅而时有波动，遂于7月14日出院。继续门诊服药30余剂，症状基本消退，食量接近正常，饥饿感不明显，汗出适度，睡眠好转，体重增加，脉转平缓，舌现细白苔，继以调养肝胃收功。目前坚持半日工作，观察已近两年，情况良好。

例2：张某，女，36岁，南光机械厂职工。就诊日期：1979年12月14日。

3年前曾因食欲亢进，消瘦乏力，甲状腺吸碘功能试验高峰前移，基础代谢率试验阳性（+66%），由川医诊断为“甲亢”。就诊时自觉夜热盗汗，心悸易惊，头昏时痛，烦躁易怒，能食善饥，饥则手颤，体重下降至96斤，身软疲乏，短气喉痒，口渴喜热饮，舌红有瘀斑，苔薄黄细腻，脉沉细弦数。辨证：肝郁血瘀，心肺阴伤。处方：百合地黄汤加味。百合30g，生地黄15g，牡蛎30g，知母10g，郁金10g，白芍15g，丹参10g，薏苡仁10g，浙贝母10g。嗣后每周就诊1次，治疗过程中除因胆囊炎复发而更方疏理肝脾外，坚持随证加减，守方将近10月，服百合汤加味方达70余剂，病情恢复较为顺利。现自觉症状基本消退，精神好转，睡眠转佳，气短乏力、头眩心悸已不再作，饥饿感亦不明显，体重增至108斤。今年7月做基础代谢率及吸碘试验，均已恢复正常范围。现仍继续每月1次就诊服药，以巩固疗效。

按语：

1. 瘿气一病，多由情志不遂，肝郁化火而诱发。肝火横逆，势必燔灼心、肺、脾、胃阴津。是证素体阴虚肝郁，加之久病戕害，各脏受累，郁热之势既深且广。木火横逆，中土阴伤而胃火亢盛，邪热杀谷；阴伤难运，津血不得生化，壮火徒灼肌体，导致多食善饥而形体消瘦。心阴不足，心火独亢，故心悸、失眠、多梦、汗出、烦躁、尿黄、舌红、脉数诸症迭见。肝热阴伤，筋失滋濡，则手颤、突眼。肝火上炎，木火刑金，则肺阴被灼；心肺同居上焦，心火既亢，胸中炽热，肺胃津精难保无虞；胃火杀谷，多食消瘦，中土阴津亏损，肺脏气阴无源接济，营卫生化匮乏，心肺阴血日趋不足。由此可见，心肺阴伤亦为此病发展过程中的必然转归。而瘿气患者临证除可见心阴不足、心火亢盛诸症外，也常可出现气短、气少、低热、盗汗、声嘶、乏力、倦怠等肺脏气阴伤耗征象。明·李梴、清·沈金鳌等在论及瘿气时都有“忧恚耗伤心肺，故多著颈项及肩”的记载。因此，临床分析本病阴伤证候，绝不应忽视心肺阴伤一环。

2. 以百合地黄汤为主方施于瘿气，从治法角度探讨，原委有二：

其一从“清金制木”立法着眼。肝气郁结，化火上升，燔灼心、肺、肝、胃阴津，助长中上二焦阳热。故本病治疗，既令肝火有制，又欲阴伤得复。方以百合为主，味甘性平微寒，兼具清润泄降之能。《本草正义》称其：“虽云甘平，然古今主治皆以清热泄降为义，其性可见。”以此为主，清金制木，俾金气清肃，木火受抑，则逆上之势得制，燥土得润，热却胃和，则营卫生化有源。生地黄甘寒，《雷公炮制药性解》谓其“入心肝脾肺四经”；戴元礼《重庆堂随笔》说：“阴微阳盛，相火炽强，来乘阴位，日渐煎蒸，阴虚火旺之证宜生地黄以滋阴退阳。”知母苦寒，能“清肺胃之热，则津液不耗而阴自潜滋”。三味同用，清肺金而抑肝火，养阴津而泄诸热，用治此证颇为合拍。

其二从“调和百脉”角度考虑。《金匮要略》所载百合病与瘿气起因虽不相同，病机却差别不大。就其出现“心肺阴伤，百脉失调”的证候来说，两者确有一定的类似之处，故而反映百合病特点的五个主要体征，即汗出、口苦、头痛、舌红、脉数等症在瘿气的病变过程中亦为常见，证同治同，异病同治，移方于此，以调和百脉，益阴退热，况是方药性平和，随证化裁得宜，适宜守方久服，对此病之迁延日久者，既可从缓图治，又无消伐太过伤正之虞。

必须看到，百合病和瘿气毕竟属于两种疾病，虽同具“心肺阴伤”证候相似的一面，但实际上还存在着同中有异、似是而非的另一面。瘿气而见阴虚火旺，无论脏腑阴伤程度，还是阳热亢炎之势，都比百合病既深且广，临床表现也更为复杂多变，反复难愈；加之百合病多系热病或大病后期，余热扰于心肺所致，病因尚属单纯，受累仅在血脉失调；瘿气则“其源由肝火，其证属五脏”（林佩琴《证治类裁》）且多素有肝郁痰结，又由情志不遂，忧虑恚怒所诱发，出现火郁伤阴证候的同时，往往还可伴见肝郁气滞或痰结瘀阻等表现，故以百合地黄汤守方治疗时，尚须随证适当配伍疏肝理气、消痰软坚之品，于证始惬。

3. 余以此方治瘿气临证加味，多宗仲景活用百合方原旨，结合后世治瘿诸法化裁。口渴、失眠加花粉、牡蛎；烦躁盛者，加鸡子黄；热郁尿赤，加滑石；为加强养阴清热之力，必要时加沙参、麦冬、玄参；若见气滞血瘀明显，酌合四逆散加郁金、桃仁。

尚须指出：是病加减药味，更当谨守病机，临证增损切忌随意。因病变日久，气血津液为热所伤较深，往往各脏诸症杂见，令人莫衷一是。患者形神脆弱，极度敏感，用药稍有疏忽，病变接踵而来。譬如失眠多梦，若仅从对症出发，遣以夜交藤、枣仁之类养心安神，往往反复徒劳。阴虚火郁诸症不解，失眠断难先愈。更有汗出一症，若误以气虚自汗或营卫不和而随手增入黄芪、桂枝等甘温之品，意欲固表和营以止汗，则欲盖弥彰，汗反大泄不止。须知瘿气为病之汗出，多由阴虚郁热所致，误用甘温之药，则反助热劫阴津，故使汗出更甚。甘温须当慎用，而苦寒伤中之品亦不可草率轻投。瘿气虽有胃热杀谷之标证，然脾胃阴亏既久，气必随之耗伤，苦寒虽折郁火，而苦先入心，其化以燥，服之不应，愈化愈燥，变证多端，临证不可不知。此皆余治疗瘿气过程中的点滴体会，录之以供参考。

后学点按：本文由彭师口述，其子彭介寿及邓中甲教授共同整理而成。论中借用治百合病之百合地黄知母汤治瘿气，是一极大突破。虽病名不同，但因病机略同，二者均有阴伤郁热的一面。瘿气为肝郁气滞，化火灼阴，燔灼心肺肝胃阴津，有虚热亢炎之势，可见实质病变；百合病则是病后余热扰心肺，有情志病变及五个主要体征，即汗出、口苦、头痛、舌红、脉数等症。彭师用清肺金以制肝木之百合地黄知母汤治瘿气，使阴足则肝火减，郁热退而病愈。从五行学说而论，金克木，金生水，金旺水足则制木火不亢，不治火而虚火自灭也。又曾用补中益气汤加附片治阳虚感冒、久咳遗尿等，均体现了异病同治之理。更可见彭师辨证之娴熟，用方之独到，非见病医病，而能谨守病机，治无不中也。

二、立法选药（八法）

彭师的常用立法，除《论湿病的治法》和《理气法的运用》论述较详外，其余者可从分析彭师医论、医案中拟出几个常用立法，主要针对疑难杂病、时令病的治疗。由此可以悟出彭师诊治疾病，除辨证精准外，还在于如何把握立法、选方、用药的思路。

1. 清热法 可从外感、内伤两个方面分析。今时之气温，因人多污染重而偏高；今人之体质，多为“郁热伏气”之倾向，此也为外感温病的内因。因此，无论外感、内伤，均重视清郁积之热。彭师治热病多在辛凉芳透的同时加用栀子、黄芩、龙胆草等苦寒清里药。然暑湿者，则以清化湿热为主，区别用药。对于内伤杂病，亦是如此。清热药应用较多，如暑痉卫分有热者，用银花、连翘解毒；血分热毒者，以丹皮、赤芍凉血，方如清营汤；肺胃热盛者，用生知母、生石膏；肝胆火盛者，用龙胆草、栀子；阴虚火旺者，选知母、黄柏等。

2. 散寒法 是针对温散表里寒邪为主的病证。温者，味辛性温之品；散者，发散表寒之谓。彭师认为："邪从外来，阻遏肌表，必当头身疼痛而无汗。治应开门逐邪，邪祛体安。"药如荆芥、防风、羌活、麻黄、桂枝、细辛等祛风解表散寒药，方如麻黄汤、桂枝汤等。若夹表湿者，加苍术、独活以芳燥；兼里寒者，加附子以温养；阳虚感寒者，彭师喜用麻辛附子汤解表温里；兼里热者，加黄芩、黄连以清里；体虚者，加党参、黄芪以鼓邪外出，方仿人参败毒散之法。

3. 祛湿法 彭师常说"湿遏热伏，身热不退"之症临床上最常见，故非常重视祛湿。治上焦宜芳化，中焦宜苦燥，下焦宜淡渗。外感暑湿者，常用藿香、佩兰、竹茹、荷叶等芳化清利；肝胆湿热郁遏者，用陈皮、建曲、山楂、半夏、厚朴、莱菔子等清浊和胃导滞；或有水肿者，常取通草、茵陈、车前子等利湿。彭师告诫，"临床上不能拘泥于热者寒之"，因徒清其热，则湿邪不化。反之，徒祛其湿，则热邪愈炽。要在审其湿热孰轻孰重，辨别湿在上焦、中焦、下焦。总宜苦辛寒以清其热，苦辛温以化其湿，使湿热分解。同时概以淡渗佐之，为湿热寻求出路。以上三法均含解表法，风热辛凉、风寒辛温、表湿芳化也。

4. 滋阴法 今人阴虚者多，以肝肾阴虚、胃阴虚、心肺阴虚常见。可以理解为：一为先天之阴，一为后天之阴。其不仅在外感温病中重视，而且在内伤杂病也非常重视。凡肝肾阴虚者，善用矿、介类之品，既取其滋阴之功，又取其潜阳之力，诸如石决明、珍珠母、磁石、生牡蛎、生鳖甲等，方如三甲复脉汤。心肺阴虚，用百合地黄汤主之；胃阴虚，常用天花粉、麦冬、玉竹等清凉甘润、益胃生津之品，如益胃汤；肝阴虚，用一贯煎以柔肝阴；肺肾阴虚，重用百合、麦冬、天冬、生地黄调补肺阴，滋养心肾，方如百合固金汤等。

5. 降逆法 适用于肺、胃、肝气上逆的病证。肺气上逆则咳喘上气；胃气上逆则恶心呕吐；肝气失于调和，气逆上冲则头痛眩晕。彭师喜用麻黄、杏仁、石膏、知母、山药、粳米、紫苏子以降逆平喘、清胃肃肺，方如麻杏石甘汤。胃气上逆者，常用旋覆花、代赭石。其中代赭石入肝经血分，潜阳降胃；旋覆花有"诸花皆升，此花独降"之称，且有化痰行水之功，方用旋覆代赭石汤。对肝气逆而头痛者用吴茱萸汤，阳亢者，加石决明、牡蛎等平肝潜阳。

6. 开郁法 今时之人，情志为病者多见。由于郁则气滞，使气聚不得发越。彭师认为“虽由五脏之气怫郁而成，但其中以肝脾气郁尤为重要”，故开郁法应与行滞法互参。肝郁气滞者，多用柴胡、枳实、芍药、香附等疏肝解郁，方如四逆散、柴胡疏肝散之属。若胸胁痛剧，不能屈伸转侧，此肝经脉络因郁而滞，原方中加入青皮、佛手、香橼、橘络行气活络。脾气郁结者，喜用神曲、香附、枳实、川芎、苍术、降香、厚朴等行气开郁。肝脾气郁者，喜用越鞠丸、逍遥散治之。

7. 益气法 适用于正气亏虚、气弱不足的病证。彭师认为，肾藏元真之气，脾胃化生水谷之气，肺司呼吸之气，三者相合，内充盈脏腑经络，外敷布四肢百骸。若肺气不足，则呼吸微弱、咳逆短气，多用黄芪、熟地黄、五味子、百合等补肺益气。脾胃之气不足者，症见食少便溏、面色萎白、语声低微、身倦乏力等，善用党参、白术、茯苓等甘温益气，以五味子异功散统治。元气不足，影响阴血亏虚，当归、黄芪、丹参以益气行血。彭师反对“见虚即补，一补就堆集”的用药法。

8. 温阳法 主要用于素体阳虚，阴寒内盛的病证。多因大病、久病后期，或素体虚弱，阳气不足所致。阳虚则阴盛，阴盛则生寒。大凡治热病（炎症）后，过用寒凉而伤阳，转为虚寒者。彭师常说，此“以为炎威虽退，余焰犹存，更进大剂苦寒，以熄余焰，多犯始于热而终于寒之弊。若系风寒、阴寒、湿痰、气郁等证，仍宗上法，克伐正气，资助病邪，寒凝痰结，疼痛、梗阻非但不减，且与日俱增，终致莫知所措”。故治疗宜温经通阳散寒法，药如黄芪、人参、干姜、附子、细辛、砂仁、白豆蔻等。如治寒凝痰结，喉阻咽痛用麻辛附子汤，酌加桔梗、甘草。治胃虚寒痛者，理中汤治之；兼泛酸者，连理汤加味。寒痰头痛者，常用青州白丸子散寒化痰；寒痰留滞筋骨者，阳和汤以温阳补血，散寒通滞治之。

三、各科医案

清代医家徐灵胎谓：“凡述医案，必择大病及疑难症，人所不能治者数则，以立法度，以启心思，为后学之津梁。”彭师医案诚是也。本医案是从彭师的一部分医疗、教学案例中收集整理而成，其中有些是他亲手所记，有些是其门人随其医疗教学所记录整理。从这些医案中可以反映出彭师精深的学术造诣、思路广阔而又能抓住疾病本质的高超诊疗技巧，颇有参考和启示价值。

（一）内科验案

1. 痢疾 5 例

案一、湿热痢

罗某，女，26 岁，什邡县城关。1974 年 8 月 16 日入院。

腹痛、腹泻、便下脓血、里急后重 5 天。患者因饮生水后，于 8 月 11 日晚，突发腹部剧痛，欲大便，10 分钟后大便下血，夹有黏涎，至 12 日上午泻下 10 余次，仍腹部疼痛，里急后重，发热恶寒，微汗出。经用氯霉素、痢特灵治疗，效果不显著。15 日上午 9 点后，进厕所突然昏倒，四肢厥冷，经用西药抢救好转。现大便仍下血不止，泻则腹痛，里急后重，肛门无灼热感，大便下血量多，色如蕃茄瓤，日 4 次。腹中饥，但不欲食，畏寒，口苦，吐清水，四肢不温，尤以指趾寒冷更甚。语音低微，面色红润。舌质淡，苔灰白，津液满布，脉沉缓无力。

辨证：湿热蕴结肠道，脾胃阳气虚弱。

治法：清热除湿，调气行血，佐以温运脾阳。

方药：芍药汤化裁。

白芍 12g　黄连 3g　槟榔 12g　肉桂 3g　当归 6g　木香 3g　山楂 25g　谷芽 3g　茯苓 9g　泡参 25g

8 月 17 日二诊：服上方 1 剂后，泻痢显著好转，17 日仅泻 1 次，泻出物中略带红色，夹少量黏涎，腹痛坠胀减轻。精神好转，但睡眠不好，食欲不振，口中和，舌质淡，苔黄，脉沉缓。说明药已中病，但邪未尽，拟原方再服 1 剂。

8 月 18 日三诊：服上方后，大便转为溏泻，已无血和黏液，食欲好转。但泻时仍腹痛，肠鸣，四肢不温，神倦，起则头眩，舌质淡，苔薄白、多津，脉细弱。此为邪去正气未复，脾阳不升，用补中益气汤加减。

党参 25g　黄芪 9g　炒白术 9g　陈皮 6g　谷芽 3g　柴胡 9g　炒白芍 12g　山楂 25g　甘草 3g　2 剂

8 月 20 日四诊：服药后，腹痛、腹泻、肠鸣减轻，食欲增加，气未全复，仍便溏、畏寒、四肢欠温、起则头晕、呕吐清水 1 次。再服上方 1 剂后，腹痛、腹泻、肠鸣、头眩等症消失，仅见腹微胀、矢气、食欲欠佳、脉仍沉缓。改用香砂六君子汤加建曲、山楂。

8 月 22 日五诊：服上方 2 剂后，饮食恢复正常，精神好转，诸症痊愈，上午出院。随访未复发。

按：本病初由湿热毒邪蕴结肠道，后因下血较多，正气亏虚，入院之时热象已不显著，而有手足不温、指趾寒冷、少气懒言、心累、舌质淡、苔白、脉沉缓无力等脾胃阳气虚弱的脉症。病已 5 日，邪正发生变化，故治疗第一阶段以芍药汤扶正祛邪。原方去大黄、黄芩以防寒凉太过损伤正气，而加泡参、槟榔、茯苓、谷芽等以健脾益气渗湿。第二阶段是邪虽退，但失血过多，气随血耗，故重在补脾益气，升阳举陷以扶正。第三阶段是正气渐复，以香砂六君子汤加味，理脾和胃以善其后。

案二、休息痢

罗某，女，57 岁，农民，彭县城关。1975 年 6 月 15 日诊。

主诉：下痢脓血，时作时止 2 年余。病始于 1973 年 8 月，因食凉拌猪肉而致腹痛，以少腹为甚，痛则欲泻，下痢暗红色黏液大便，日三五次，肛门灼热坠胀，经治疗缓解。1974 年 7 月又吃冷食复致腹痛即泻，泻下脓血，里急后重，以后便溏与正常大便交替出现。1975 年 5 月上旬，经化验大便，查见阿米巴滋养体，曾服中药无效（白头翁汤加鸦胆子，每次以龙眼肉包鸦胆子 30 粒，每日 3 次，服用月余；四君子汤加白花蛇舌草、黄药子等 10 余剂）。现仍下痢脓血，里急后重，两胁疼痛痞闷，头昏眼花，肢体倦怠乏力，嗜睡，少气懒言，语音低微，面色无华，唇舌淡白，舌质淡苔少，根部微黄厚腻，脉细弱略弦。

辨证：肠蕴湿热，脾虚肝乘。

治法：清热利湿，补土抑木。

方药：五味子异功散合香连丸加味。

红参 12g　焦白术 16g　云茯苓 12g　白芍 3g　陈皮 6g　防风 12g　黄芪 3g　当归 12g　木香 9g　白头翁 3g　黄连 9g　甘草 3g　醋炒地榆 3g　水煎服

再用鸦胆子 3g，以龙眼肉包裹送 10 粒，一日 3 次，空腹吞服。并嘱忌食生冷、辛辣、肥甘厚味以及不洁之品。

6月17日复诊：服上方3剂后，下痢脓血、里急后重、腹痛均显著好转，余症亦大减。药已中病，继用上方，以党参3g代红参（因红参价昂）。

6月25日三诊：服上方7剂后，诸症俱除，仅头微昏、肢倦。以参苓白术散加黄芪、当归、鸦胆子，为囊丸服，巩固疗效。

按：休息痢多因痢疾初起，止涩太早或治不彻底，以致肠中积热未尽，或因饮食失节，或因过服寒凉，脾肾阳虚等而发。此例休息痢属西医学的阿米巴痢疾，在病初起，正盛邪实时未彻底治疗，日久正虚而邪留，稍摄生不慎，极易诱发，或时发时止。病久脾胃虚弱，运化失司，清阳不升则头昏眼花、肢体倦怠乏力、少气懒言、语音低微、面色无华、唇淡、舌质淡、脉细弱。虚中夹实，湿热留滞肠间，故下痢脓血、里急后重、苔舌根微黄厚腻。方以四君子合痛泻要方加当归、黄芪、党参以补土抑木，益气活血以扶正；以白头翁、黄连、鸦胆子之苦寒，清利肠间湿热；重用地榆醋炒，取其酸涩能收和止血之作用；重用白芍、甘草，以取芍药甘草汤之意，酸甘化阴，以缓腹痛；木香、陈皮理气以除里急后重；以参苓白术散加黄芪、当归扶正，巩固疗效；加鸦胆子祛邪以杜复发。

案三、脾虚肝郁

廖某，男，31岁，干部。1978年12月18日来院门诊。

左下腹胀痛9个月，开始每晨出现左下腹胀痛，痛则欲大便，便出稀便后缓解。4个月前开始加重，每日腹痛腹鸣2次以上，腹痛即入厕，便中有涎沫。检查大便，发现脓细胞少许，红细胞少许。某医院诊为“痉挛性结肠炎”。服中西药不效。诊其舌尖红，苔薄淡黄，脉弦细。

辨证：脾阳虚，肝气郁。

治法：温脾调肝。

方药：减味乌梅丸加减。

泡参12g　乌梅12g　白芍15g　黄连3g　炮干姜10g　葛根12g　槟榔12g　苍术10g　茯苓12g　泽泻15g　建曲18g　谷芽24g

二诊：服上方3剂，腹痛便溏显著好转。复查大便常规：红细胞、脓细胞少许，并见吞噬细胞。先用鸦胆子仁10g，胶囊分装，一日2次，分3日服完。同时服芍药汤加减：

白芍15g　黄连6g　槟榔12g　桂枝10g　木香6g　枳实10g　厚朴12g　陈

皮 10g　当归 10g　山楂 15g　建曲 18g

三诊：服上方 10 剂后，腹痛大减，压痛消失，仅隐痛，痛时反喜按，大便已成形，唯睡眠不熟。继以调补中气，拟补中益气汤加味：

泡参 18g　白术 10g　黄芪 24g　陈皮 10g　柴胡 10g　当归 6g　升麻 6g　白芍 12g　茯苓 12g　谷芽 24g　牡蛎 30g　甘草 3g

四诊：服上方 30 剂，左下腹痛消失，食欲、睡眠好转。复查大便一切正常，以柴芍六君子汤调理善后。

案四、寒湿痢

徐某，男，30 岁，职工。

自述：里急后重，大便脓血 1 周来诊。近年来起居、饮食稍不慎即腹泻。近 1 周来里急后重，泻下脓血，日三四次，常觉胸脘痞满、食欲减退、全身疲乏。查大便常规，黏液（++），脓细胞少许，红细胞（+），吞噬细胞少许。服黄连素、痢特灵仍不好转，反现恶心、厌食、身出冷汗。诊其形体瘦弱，精神萎靡，面色淡黄，舌边尖红，苔薄白，脉弦滑。患者素体脾阳不足，加之饮食不洁，伤损肠胃，用苦寒之药再伤胃阳，以致运迟纳呆，胃失和降，故见恶心、厌食之症。治宜调气行血之芍药汤加减：

黄连 6g　黄芩 10g　槟榔 12g　木香 6g　白芍 12g　桂枝 10g　甘草 3g　藿香 12g　枳实 10g

二诊：服上方 4 剂，腹痛、冷汗减轻，吞噬细胞消失，脓细胞减少，红细胞（+），舌淡，舌边略红，苔细白，脉细无力。为脾阳未复，寒湿未尽之象。以连理汤加味：

泡参 12g　炒白术 10g　炮干姜 10g　黄连 5g　吴萸 3g　桂枝 10g　甘草 3g

三诊：服上方 4 剂，腹痛好转，身汗减少，日解稀便 1 次，食欲正常，大便常规检查阴性。脾阳渐复，改服六君子汤和香连丸，调理善后。

按：痢疾一般多从湿热论治，而虚寒者多被忽视。辨证时务须审查寒热虚实，用药当随证施治。所谓“调气则后重自除，行血则便脓自愈”，多是对寒湿痢而言。

案五、休息痢

谢某，女，35 岁，住彭县。于 1976 年 5 月 29 日初诊。

患者于1970年患急性痢疾，未予彻底治疗。以后四季常发，尤以夏季为甚。近一年来加重，发作时下利脓血，大便清稀，一日二三次，里急后重，肠鸣腹痛，小便黄，饥不欲食，四肢乏力，口干喜冷饮；唇红，舌质红，舌中部有裂纹，少苔，脉弦细而数。

痢疾初起多因感受湿热，注于肠道而为痢。由于失治或误治，湿热蕴结肠道，气血瘀滞，肠道络脉受伤，甚至败坏部分肠膜而下痢脓血。久痢脾伤气陷，兼之湿热壅滞，肠道气机不行，故里急后重。痢久伤及厥阴，上犯阳明，故久痢不愈、饥不欲食、便时肠鸣腹痛。痢久气阴两伤，气伤则脾虚不能胜湿，故大便清稀、四肢乏力；阴伤则口干喜冷饮，唇红，舌质红，舌中部有裂纹、少苔，脉弦细而数。

辨证：肝胃气阴两伤。

治法：益胃养阴，调理肝脾。

方药：仿人参乌梅汤法加减。

明沙参16g　乌梅12g　山药16g　防风9g　白芍12g　黄连3g　炮姜9g　粉葛12g

6月5日二诊：患者来诊时心情愉快。自述服上方4剂后，腹泻即止，脓血消失，饮食增加，但大便时仍有腹痛，舌质正常，苔薄白，舌中部裂纹尚在，小便正常，脉细弦。此乃病势大减，余邪未尽，仍宗前法。于上方中加谷芽24g，木瓜9g，槟榔12g，甘草3g。嘱服4剂。

半月后随访，患者服上方4剂后，诸症基本消失，至今未复发。为了巩固疗效，嘱患者将原方中黄连、槟榔减去，加陈皮9g，再服2剂。

按：本例因下痢日久而伤及厥阴，上犯阳明，肝脾胃肠同病，气阴两伤，故仿人参乌梅汤化裁。方中明沙参益气，配合炮姜、山药顾护脾气。乌梅、山药、白芍养肝胃之阴而条达肝气。再以防风、粉葛升举下陷之气，使气机和调，脾胃得安。少量黄连配炮姜，取苦辛通降而转输脾胃。共奏益胃养阴，调肝理脾之效。

2. 喉痹7例

案一、寒凝气滞，阴盛格阳

何某，男，48岁，干部，彭县。1976年6月10日就诊。

自述：患咽痛1年多未愈，从去年3月开始，自觉咽喉部灼热痛，吞咽亦觉不适，乃往当地医院就诊。经西医检查，诊断为咽炎。用西药抗生素（土霉素、四环素）治疗无效，改为中药治疗仍无效。所用中药处方完全保持到现在。查所服方药，大致为清热解毒、滋阴润燥类，如玄麦甘桔汤之类。又曾到成都等地检查，均诊断为慢性咽炎，服中西药亦未见效。

现症：咽喉疼痛，吞咽仍感不适，自觉牙龈肿痛，口唇内外灼热干燥，头晕重痛，体倦乏力。精神不振，饮食睡眠及大小便未见异常。舌淡，苔腻，脉沉弱尤甚。细查咽喉部未见红肿，牙齿亦不动摇，虽自觉口唇灼热干燥，但扪之不热，望之润泽。

辨证分析：综合上列病情，初多系外感风热，郁滞于经脉而引起咽痛，当时治疗未重视祛风解表，引导风热外出，而以苦寒泻火解毒之药损伤阳气，致使病邪寒化，成为寒凝气滞之真寒假热之证，故咽痛久不愈。继屡用抗生素及苦寒阴柔凝滞之药，逐渐变成“阴盛格阳”之证，即《内经》所谓：“邪客于足少阴之络，令人咽痛不可内食。”以阳虚于下，火不归原，则无根之火浮动，客于少阴经脉，故咽喉疼痛、吞咽不适；波及阳明之络则牙龈肿痛，唇口干燥；过服寒凉损伤中阳，故肢体倦怠乏力、精神不振。中虚不运，湿浊留滞，故舌苔白腻；湿浊上冒清阳，则头昏重痛。脉沉弱，两尺尤弱，为阳虚寒邪郁滞下焦经脉之征。

辨证：寒凝气滞，阴盛格阳。

治法：辛温通阳先治本，调其阴阳紊乱，使水火降，咽痛可缓解。

方药：三因白散加味。

熟附片 9g　麻黄 3g　半夏 12g　苡仁 16g　枳实 9g　桔梗 9g　滑石 16g　甘草 3g　2剂

二诊：服上方2剂后，头痛大减，咽痛稍释，唯牙龈肿痛、口唇干燥未除，脉仍沉弱。虽获小效，然病重药轻，非大辛大热之剂不能直达病所。拟麻黄附子细辛汤加味。

熟附片 9g　麻黄 3g　细辛 16g　桔梗 9g　甘草 3g　2剂

三诊：服上方2剂后牙龈肿痛，口唇干燥顿减，咽痛亦减轻，吞咽舒畅，精神转佳，脉沉较前有力。再拟芍药甘草附子汤以扶阳益阴。

熟附片 16g　白芍 16g　甘草 3g　2剂

四诊：服上方2剂后，诸症皆退，微感咽部稍有不适，痰多不易咯出，舌淡苔腻，脉已有力、沉未变。为阳气渐旺，仍宜温阳以固其本，拟真武汤。

熟附片12g　云茯苓12g　白术9g　白芍12g　生姜9g　4剂

按：咽痛属风热上窜咽喉之症，故宜清热泻火、解毒养阴之法。然而有始于热中，终于寒中，不可常法治疗。本案初数服清解之方全然无效，实未细审致病之由。初诊本病时，确见咽喉灼痛、龈肿唇干等一派火热之象，但诊其脉沉弱、两尺无力，全无实火可据，故用麻、辛、附子等温通肾阳之剂，使虚火归宅，而咽痛愈。

案二、少阴寒湿

向某，女，19岁，彭县纺织厂。1986年6月25日诊。

自述：初因风热感冒，发咽痛半年多未愈。从此以后咽部常觉干痒疼痛，吞咽不适。西医诊断为“慢性咽炎”，曾服中西药均无效。

现病：喉干咽痛痒，说话吞咽亦疼痛，头晕，食少无味，时而上半身热，但下半身发热不太明显。舌淡红，苔白，脉缓，察咽部不红肿。

此症初起多为外感风热，郁滞经脉所致。所用之药苦寒有余，祛风不足，因而损伤阳气，成为始热终寒之证。寒邪凝滞少阴经脉（少阴经脉循于咽之后），故咽痛不愈。阳虚于下，津液不能上潮，虚火不归原而上浮，故咽喉干痒、说话吞咽亦痛。中虚不运，而食少无味。清阳不升，则头晕。阴虚于下，阳浮于上，故上半身热。舌质淡、苔白，亦是阳虚之故。脉缓为湿阻经脉之征。故考虑为少阴寒湿，治以温经散寒，仿麻辛附子汤佐以导虚热下行之药。

麻黄6g　附子16g　细辛3g　黄芩9g　白芍16g　射干9g　牛膝16g　2剂

6月28日二诊：服上方2剂后，说话、吞咽痛已不明显，时有咽痒感，或时而发热，舌质淡红，脉缓。此为少阴寒湿渐去，火已能归原，病有好转之象，乃本前法。麻黄减为3g，附子减为9g，又服2剂以巩固疗效。

按：咽痛一症，初起风火热证为多，清热、泻火、养阴、利咽亦系常法。然亦有相反之症。本例咽痛，治疗已达半年之久，虽服药不详，推想常法已用，为何久不能愈？可能在审证方面，只从西医的炎症方面考虑，而恣用苦寒泻火，成为始热终寒之证。本病辨证，应抓住咽痛不红肿、上半身热而下半身不热这关键点，即从少阴寒湿凝滞经脉辨证，选用麻辛附子汤温肾通阳，佐以牛膝、白芍引火归原；黄芩反佐治其标，击中病机，故能收效。

案三、肺脾气郁化热

欧某，女，36岁，住彭县城关镇。1976年5月10日诊。

自述：曾有肺结核史。于1974年12月初两耳后突起如鸡蛋大包块，不红不肿，但痛不可忍，随即出现咽喉疼痛，饮食似有物梗塞，头昏晕，项背僵，转侧不灵活。经县医院检查，诊断为“慢性咽炎”，给予清热消炎及抗生素等西药2个月不见效，乃转中医治疗。查其所服药物，均属清热解毒养阴及软坚散结之类中药达80余剂，但仍未获效。现症：口腔糜烂，头昏痛，咽喉干痛，鼻流鲜血，自觉胃脘部有一股水声直冲咽喉，舌质紫暗，脉沉细。

综上脉症，经屡服苦寒泻火药而热仍不退，虽有口糜、鼻血不多、咽喉干燥疼痛，但咽部不红不肿，又久久不愈，当考虑为假热真寒、阴盛格阳为主，佐以散浮火、导浊阴下降之法。用《三因方》白散子加味。

熟附片 12g　半夏 12g　苡仁 16g　滑石 9g　杭菊花 12g　2剂

5月21日二诊：上方2剂已服完，症状同前，病情仍无改变，但未加重。是认证不准？还是理法方药与病情不合？如果确属阴虚火旺，前服80余剂清热解毒养阴及软坚散结之类中药，为何不见效果？改为开郁降逆论治，取其苦辛通降之意。

紫苏叶 3g　半夏 9g　茯苓 12g　郁金 9g　黄连 16g　桔梗 6g　甘草 3g　2剂

5月28日三诊：服上方症状仍未减轻，咽喉干痛、鼻流鲜血、口舌糜烂等症仍在。胃脘有水声直冲咽喉，但不吐水，可见胃脘水声不是水停，患者脉象平素沉细，实非假热真寒之症，而是脾肺气郁化热，故有上列热证出现。以脾气不升，肺气不降，胃气因之上逆，以致愈郁愈热，今用开郁降逆，虽肺胃同治，但忽略清解郁热，所以仍不效。现侧重清解肺胃郁热为治。

紫苏叶 16g　半夏 12g　浙贝 6g　杏仁 9g　桔梗 9g　云茯苓 12g　黄芩 9g　甘草 3g　4剂

6月2日四诊：自述服上方4剂后诸症大减，精神清爽，咽喉干痛、鼻衄亦止，耳后包块缩小至樱桃大，头昏晕、项强也消失，吞咽、饮食稍感不适，舌质转红润，舌尖淡红，脉较前有力。综上脉症，肺气郁热虽解，但防其未尽，继以清热祛风利咽为治。

僵蚕 9g　蝉蜕 3g　半夏 12g　粉葛 12g　云茯苓 12g　姜黄 9g　蒺藜子 12g　陈皮 9g　紫苏叶 16g　甘草 3g　2 剂

此后未见患者复诊。7 月 28 日患者又来诊病，云服上方 2 剂后症状全部消失，两耳后的包块亦完全消失。精神畅快，仅感咽喉部稍感不适，要求巩固疗效。现症：咽喉微有不适，舌淡苔白，舌尖微红，脉沉细、微弱。拟当归六君子汤补益肺脾，以杜痼疾复发而善其后。

泡参 16g　炒白术 12g　茯苓 12g　当归 12g　白芍 12g　陈皮 12g　法夏 12g　甘草 3g

按：本例患者病情演变自始至终表现为一派热象，前医屡用清热泻火解毒药反而不效，故初诊时见其脉症有似真寒假热之象，以手少阳三焦之经与足少阴肾之经脉皆上于咽喉之理，参前几例咽喉疾患治疗，服后不效。详究其根源，患者脉象平素沉细，并非假热真寒，故改用轻宣透达之品以宣肺脾之郁热；继以清热祛风利咽等清淡之品，竟获满意的效果。由此可见，临证须仔细审症求因，方不致为错综复杂之假象所惑。

案四、寒湿盛于下，虚阳格于上

刘某，女，37 岁，住彭县城关镇。1976 年 5 月 8 日初诊。

自述：咽喉痛两月余，今年二月下旬感冒发烧、头身痛、咽喉痛，经治疗后感冒虽愈，但喉痛一直不解，后经西医诊断为“慢性咽炎”，用抗生素、穿心莲等药未效。又转中医治疗，曾用板蓝根、银花、连翘、黄芩、黄连及玄麦甘桔汤等清热养阴利咽之剂仍无效。现症：咽喉干燥疼痛但不红，牙龈肿痛牵及颈项痛，心累气短，全身乏力，痰少，口干不欲饮，饥不欲食，口苦，小便黄少，大便干结，舌质红，苔薄白，寸关脉细数，两尺脉弱。

综上脉症，初为外感风湿，经治疗外邪已解，余邪未尽，内侵少阴经脉，波及阳明经络的具体表现。故外感解而喉痛不止，并引颈项痛、牙龈肿痛。病在少阴，医反从肺和三焦火热论治，重施苦寒滋腻之品，非但病不能除，反伤肾阳，故见两尺脉弱。阳伤则湿胜，湿困脾阳，脾气困乏，故饥不欲食、心累气短、苔薄白；湿久不治，流注下焦，损伤肾阳，肾阳虚衰，气化无力，不能蒸腾水津上潮于口，故出现一派假热之象，咽喉虽干燥，但疼痛而不红，牙龈肿痛，口干而不欲饮，舌质红，寸关脉细数等。此证为寒湿盛于下，虚阳格拒于上，故拟薏苡附子散加菊花、麦冬治之。

薏苡仁 16g　熟附片 16g　菊花 12g　麦冬 16g　2 剂

方中以薏苡附子散温阳除湿而治其本，用菊花、麦冬清在上之虚热以治其标，具护阳和阴之义。上方进 2 剂后，口干、小便黄消除，咽喉干痛、牙龈肿痛、颈项痛等症显著减轻，尚有少量鼻血、喉中梗阻感。此为阴邪欲去，阳气始健之征，故病减而有少量鼻血。治以清虚热，兼顾护肾气。

白芍 12g　麦冬 12g　明沙参 16g　熟附片 16g　山药 16g　4 剂

上方进 4 剂，诸症消失，食欲增进，唯喉中觉干不欲饮，舌质红，苔少，脉较平和。为邪尽正未复，故拟全真一气汤维阴护阳。

明沙参 19g　寸冬 9g　五味子 9g　生地黄 16g　熟附片 16g　山药 9g　4 剂

一月之后顺访，得知痊愈。

按：本例喉痹，患者表现为一派假热象。唯两尺脉弱，且久经清热养阴不效，可测其病为阴盛于下，虚阳格拒于上，故用薏苡附子散治在下之真寒，加菊花、麦冬以治格拒于上之假热，使阴阳互济，故邪去病减。复诊时，病者有少量鼻血，为阳气运行，阴不相济之象，非实热迫血妄行，不可妄投凉血止血之品而伤始复之阳。故二、三诊用全真一气汤化裁，使阴阳调和以收全功。

案五、肾阳不足，脾胃阴虚

张某，女，35 岁，住彭县，1976 年 5 月 18 日诊。

自述：咽喉痛半年余，时轻时显，曾服中西药效果不佳。咽喉隐隐作痛持续半月余，尤以夜间为甚。月经后期色淡，饮食一般，大便稀溏，小便正常，舌质红，无苔，脉沉细尺弱。

综上所述，本症病程较长，曾服苦寒清热之药过多伤损肾阳，肾阳不足不能蒸腾肾水上滋心阴，致心火独亢，火旺灼金，耗伤肺阴，咽为肺之门户，故咽喉隐隐作痛。火炼津液成痰，随气道上阻于咽，故常觉喉中有物梗阻。夜间咽喉隐痛、头昏痛较甚，是因少阴之脉系咽喉络舌根而入脑，夜间阴盛阳消，阳不得天时以助，阳无力气化阴液上行以濡润咽喉，加之心火所炎，故入夜尤甚。阴寒之气上犯清窍，故入暮头痛较甚。脾主运化，为生化之源，而脾的运化靠肾阳的温煦，今肾阳不足，脾阳亦虚，化源虚衰，运化不足，加之素体虚弱，故月经后期色淡。大便稀、舌红、无苔，一为少阴心火上炎，二是金火侮土所致。脉沉细尺弱，亦是阳气不足以鼓动血脉。据此诊为肾阳不足，肺胃阴虚。拟以薏苡附子散加味以温下清上。

附片 9g　苡仁 12g　白菊花 12g　麦冬 12g　石斛 16g　杏仁 9g

5 月 22 日二诊：服上方 2 剂后，除咽喉右部觉有物梗阻外，头痛、咽痛大减，但舌质仍红，无苔，脉细缓、右尺弱。此为虚热未尽，阳气未复，痰结于喉，气机不畅，遂仍守前方加味。

附片 9g　苡仁 12g　菊花 12g　麦冬 12g　石斛 12g　杏仁 12g　鲜苏叶 12g

嘱服 2 剂。1 个月后，遇患者带其子到他处就诊，询问其果，一月余未发。

按：本症根据证候、脉象，诊为肾阳不足、肺胃阴虚、上盛下虚证。虽则久治，但多以清热解毒、润肺滋阴论治，然只能缓解，继而又发。此乃过用苦寒之品，反以坚阳而伤阴，故病久不愈。今用附子温阳，使肾水上济于心，水火既济，则火不灼金。麦冬、石斛滋肺胃之阴，生津而清热；苡仁健脾散结，祛痰除痹；菊花清热（浮热），载药上达病所；杏仁开肺气而调气机。二诊患者仍感咽有物梗阻，余热蒸郁，此为肺胃气郁、痰浊阻滞，故方中用鲜苏叶宣肺解郁，输转气机；杏仁开肺祛痰而诸症自消。

案六、中下阳伤，阴寒内盛

刘某，男，成人，住彭县敖平。于 1976 年 4 月 29 日初诊。

主诉：反复咽喉肿痛 2 年。2 年前，患者曾患“肺炎”，咽喉肿痛。“肺炎”治愈后，咽喉仍肿痛。虽用了各种抗生素以及服用了很多如银花、连翘、马勃、板蓝根等中药，一直未痊愈。症状时轻时重，并出现咳嗽、吐清痰、口干、关节痛、神倦、面色少华、舌质淡、苔白、脉沉弱。项下生有豆大瘰疬 3 个。

患者为感受外邪，郁阻肺卫，热灼伤阴，故咽喉痛；其后又屡用抗生素及清热解毒类中药，使病情演变为始热终寒，中阳伤，寒自内生。胃络上通于心，寒邪随手少阴心经上于咽喉，寒凝气滞，故咽喉痛日久难解。寒邪上射于肺，故咳嗽、吐清稀痰；心脾肺之阳俱伤，故神倦、面色少华。脾不散布水津上潮于口，故口干。寒邪久留，影响肝肾，肝气不舒，瘿气郁结，故项生瘰疬。舌质淡、苔白、脉沉弱均为中下阳伤，阴寒内盛之象。治当温经散寒，拟以麻黄附子细辛汤加味。

麻黄 3g　附片 9g　细辛 3g　玄参 9g　2 剂

5月2日复诊：上方服1剂后，咽喉痛有所增加。但服完2剂后，咽喉痛比前有所减轻。故以原方再佐以软坚散结之药，以散结消瘘。

麻黄3g　附片16g　细辛3g　玄参12g　海藻9g　昆布9g　牡蛎9g　2剂

5月23日三诊：服上方2剂后，病情有明显好转，故将上方连服5剂。现在精神转佳，咽喉痛消退，仅稍有不适，项下瘰疬隐约可见，仍本上法。

麻黄3g　附片16g　细辛5g　玄参25g　肉桂5g　知母9g　姜黄12g

5月30日，患者赶集，特来医院告知咽喉痛及不适已全消退，瘰疬也完全消失。

按：手少阴之脉入肺上夹喉咙，络舌本。患者咽喉肿痛，精神倦惫，面色少华，脉沉弱。症脉合参，是阴盛于内，格阳于上，因此用温经通阳之法，反佐甘寒之玄参，取白通汤加猪胆汁之意，玄参有利咽喉之功。治病当辨证，知寒热真假，以治其本，庶不贻误病机。

案七、痰郁气滞

宋某，男，41岁，彭县人。于1976年6月22日初诊。

自述：患者咽喉痛2年余，曾经中西医治疗无效。查所服中药处方，皆系清热解毒之品。现症：咽喉痛，头胀头晕，腰以下胀，痰多色白，胸闷，二便正常。舌苔薄白，舌质微淡，脉浮而滑。

脉症合参，此为脾虚生痰，痰随气升，阻滞于咽喉，故咽喉痛。痰气闭阻，阳气不得上达，反投以苦寒清热药，使清阳下陷，故久治无效。痰浊上扰，清阳不得上头，故头胀、头晕。浊痰内阻，下焦之阳气不行，故腰以下胀。痰多而色白，舌苔薄白，舌质淡，脉沉而滑，均为痰郁气滞之象。据此，应从痰气内阻之咽喉痛考虑，治宜祛痰利气通阳。

茯苓12g　陈皮12g　半夏25g　佛手9g　麻黄3g　僵蚕9g　蝉蜕3g　蒺藜子12g　杏仁9g　甘草3g　2剂

6月25日二诊：服上方2剂后，咽喉痛基本消失，余症均有好转，但吐痰量仍较多而清稀色白，是为中阳虚而痰饮停积尚未尽去。治本前法，略为加减。

茯苓25g　陈皮9g　半夏12g　南星9g　桂枝9g　防风9g　枳壳9g　甘草3g　4剂

后因更换实习地，未能随访。

按：咽喉痛一般风热者多，应从清热解毒考虑；阴虚火浮者，当养阴清热治疗。这些常法为医者常用。本例用常法皆不效，患者又有痰多色白、胸闷、脉滑等症。此为中阳不运，湿聚成痰，痰阻气机所致。头晕是因浊痰上蒙清阳。喉乃气机出入之门户，痰随气升阻于咽喉，气不通则痛。故《金匮翼》有“疾入络则疼痛”之说。故用二陈汤加杏仁之类，利气调中以祛痰；佐麻黄通阳，使经络之痰下行；僵蚕、蝉蜕、蒺藜、佛手，取其祛痰利咽、疏通气机，乃“善治痰者，治痰而治其气”之意。此为标本兼治，正本清源，故取得了疗效。二诊虽咽喉痛已除，但余症未尽，再入南星、桂枝、防风、枳壳辛温通阳以调气机，使中阳得升，痰自尽祛，咽痛自除。

3. 咳嗽 7 例

案一、痰热壅肺

陈某，女，50 岁，农民，住什邡皂角。1975 年 8 月 8 日初诊。

咳嗽气紧数年，加剧 3 天。咳吐微黄色稠痰，头昏，身倦乏力，渴喜冷饮，饮食尚可，二便正常，体胖，苔黄，脉滑数。

辨证：痰热壅肺。

治法：清热化痰，降逆肃肺。

方药：清金化痰汤加减。

黄芩 12g　桑皮 16g　知母 12g　鱼腥草 3g　桔梗 6g　陈皮 9g　苏子 12g　枇杷叶 12g　葶苈子 12g　杏仁 9g　矮茶风 3g　瓜壳 16g　刺蒺藜 16g　甘草 3g

8 月 10 日二诊：服上方 2 剂后，气紧缓解大半，咳嗽，头昏有所减轻。现咯风泡痰，喜冷饮，苔黄，脉滑。此为痰热未除，仍宗前法治疗。

黄芩 12g　鱼腥草 3g　矮茶风 3g　杏仁 9g　前胡 9g　紫菀 12g　款冬花 12g　瓜壳 16g　陈皮 9g　苏子 12g　枳壳 12g　刺蒺藜 16g　甘草 3g

8 月 13 日三诊：服上方 4 剂后，气紧已解除，仅有轻微咳嗽，咯少量风泡痰，头微昏，口微苦，饮食稍减，苔微黄薄腻，脉滑。痰热之势已大减，但兼有痰浊中阻之象，于原方减清热化痰之药，酌加芳香化浊之品。

矮茶风 3g　鱼腥草 3g　杏仁 12g　瓜壳 25g　桑皮 16g　陈皮 12g　苏子 12g　桔梗 12g　藿香 12g　苡仁 19g　厚朴 12g　荷叶 16g　2 剂

8 月 20 日，随访患者，咳嗽气紧已除。

按：痰热咳嗽是临床上常遇到的一种类型，尤多见于平素有饮邪恋肺、咳嗽反复发作之人。当外感风热不解，内袭于肺，与胸中留饮相合，煎熬成痰，痰热内蕴，肺失清肃，遂酿成痰热咳嗽。其症状一般为咳嗽，咯痰色黄质稠，舌质红，苔黄，脉滑数。病情较重者，还有发热胸痛、痰中带血等症。治疗应清热宣肺，肃肺化痰之法。本案病例，咳嗽气紧数年，近三天感外邪加剧，表现出比较典型的痰热袭肺症状，故用清金化痰汤加减治疗。黄芩、鱼腥草、知母清宣肺热；矮茶风、桔梗、葶苈子、杏仁、瓜壳、苏子、桑皮、陈皮、枇杷叶等降气肃肺，化痰止咳。热清痰化，故症状逐渐减轻而愈。

案二、痰热壅肺，胆胃气逆

聂某，女，35 岁，住什邡县。1974 年 11 月 11 日就诊。

前日夜间开始畏寒发抖，继而发热汗出，呕吐食物，咳嗽吐痰，右胸胁疼痛。昨日西医治疗，未见好转，于今日入院治疗。现微恶寒，发热汗出，右胸胁疼痛，手不可近，咳嗽咯痰不爽，痰中带血，呕吐黄水，口苦，不欲饮食，小便短黄。舌尖红，苔黄白相兼，脉滑数。

既往有慢性支气管炎及胃痛史，经常咳吐涎沫。

辨证：痰热壅肺，胆胃气逆。

治法：清降胆胃，利气调中。

方药：黄连温胆汤。

黄连 3g　竹茹 12g　枳实 12g　半夏 12g　茯苓 16g　陈皮 12g　甘草 2g

11 月 12 日二诊：服上方 1 剂后，呕吐黄水、口苦、小便短黄等症有所减轻，但右胸胁疼痛、咳嗽带血、发热汗出等症仍如昨日；舌质红，苔黄白相兼，脉滑数。服黄连温胆汤后胆胃气逆之象已解除，现重在痰热内壅，肺气郁滞，故咳嗽不爽；热伤肺络则痰中带血，肺络不通，气血郁结，故胸胁疼痛；痰热熏蒸，故发热汗出。治宜清热开郁，化痰散结，以千金苇茎汤加味。

杏仁 12g　苡仁 3g　冬瓜仁 16g　桃仁 12g　苇茎 25g　浙贝母 12g

11 月 14 日三诊：服上方 2 剂后，咳嗽减轻，咯痰较爽，痰中已无血液；仅有右胸胁痛，今晨痛约半小时，痛时汗出；苔白，脉滑数。此为痰热渐去，肺气得利之象，仍宗前法加减。于上方去桃仁，加半夏 12g，云茯苓 16g，陈皮 12g，服2剂。

11月6日四诊：仅觉右胸微闷，咳吐痰涎，饮食正常；苔白，脉缓滑。此为痰浊尽，肺脾气机不畅。治宜宣肺理脾，利气化痰。以杏苏二陈汤加减。

杏仁12g　苏子12g　苡仁12g　半夏16g　云茯苓16g　陈皮12g　甘草3g　3剂

11月19日五诊：胸闷咳嗽消失，唯觉胃脘隐痛，腹微胀，口淡，苔白，脉缓。此为痰热去后，脾胃运化尚未恢复正常，改以香砂六君子汤健脾和胃，以善其后。

11月21日六诊：服香砂六君子汤2剂，诸症消失，治愈出院。

按：本例痰热壅肺，致使胆胃气逆，病情复杂。患者原有反复咳嗽及胃痛史，此次起病较急。因痰热蕴结，营卫失和，故恶寒发热；痰热壅肺，故见咳嗽咯痰不爽，热伤肺络故痰中带血；气血为痰热壅滞，故右胸疼痛、手不可近；肺气不降，胆胃气逆，故见口苦、呕吐食物及黄水等症。综上病情，痰热壅肺是该病的主要矛盾，但是胆胃气逆不先解除，有木火刑金之虑，徒清肺袪痰亦不易获效。故先以黄连温胆汤清降胆胃，利气调中；继投千金苇茎汤加味泻肺热而涤痰，使患者逐渐治愈。本病治法，在初诊时，即用千金苇茎汤和黄连温胆汤两方化裁，清肺涤痰和清降胆胃，双管齐下或可收事半功倍之效。又若痰热较甚者，酌加黄芩、鱼腥草、银花等清宣肺热之品。

案三、阴虚肺燥

罗某，男，17岁，住绵竹县。1975年6月22日诊。

咳嗽半月余，伴有气紧，气喘，干咳无痰，入夜尤甚，夜有盗汗。曾服大量甘草片、止咳糖浆，症状未见缓解。患者形体消瘦，舌质红，少苔，脉细数。

辨证：阴虚肺燥。

治法：养阴润肺。

方药：沙参麦冬汤加减。

沙参16g　麦冬16g　玉竹12g　扁豆12g　桑叶12g　五味子3g　花粉12g　杏仁12g　百合3g　马兜铃12g　糯米3g　瓜壳12g　3剂

6月25日复诊：服上方3剂后，气紧气喘缓解，咳嗽减轻。仍晚间盗汗，喉痒，大便一日2次，舌尖红，苔薄白，脉细微数。继用养阴生津，润肺止咳之品。

麦冬 16g　沙参 16g　粳米 3g　百合 3g　五味子 3g　瓜壳 12g　白前根 12g　甘草 3g

6 月 27 日三诊：连服 2 剂后，咳嗽基本消失。

按：本例患者为燥热伤肺，肺失清肃故表现干咳无痰。因咳嗽时间较长，“燥胜则干”，伤及肺阴，故表现入夜咳甚、夜间盗汗等阴精亏乏之症状。燥热多与风、热、寒合邪伤人，故有寒燥、温燥之分。本例患者热象虽不十分显著，但舌质红、脉细数，仍属温燥范围。治疗须养阴润肺，肃肺止咳。方中以沙参、麦冬、玉竹、花粉等甘寒生津，养阴润肺；杏仁、瓜壳、马兜铃、贝母、白前、前胡等止咳；桑叶清宣肺，五味子敛肺止汗。故服药 5 剂后，诸症悉平。

案四、湿困脾阳，痰气郁结

潘某，男，住彭县永红乡。1975 年 6 月 16 日诊。

主证：咳嗽、吐痰 3 月。病初因食生冷之后，自觉食欲减退，倦怠乏力；渐至咳嗽吐白色泡沫痰，痰多易咯出，气紧。经中西药治疗，效果不显著。10 天前病情加重，夜咳甚而不得眠，服祛痰止咳平喘药后，可略为缓解。伴有头昏重，失眠，心累气短，胸痛满闷，全身困重，厌食，食后腹胀，大便溏，小便正常，形体消瘦，面色暗黄，精神萎靡，舌质淡，苔白厚腻，脉滑。

辨证：湿困脾阳，痰气郁结。

治法：运脾燥湿，化痰开郁。

方药：平胃散合二陈汤加减。

苍术 12g　半夏 12g　陈皮 12g　茯苓 12g　厚朴 12g　藿梗 12g　佩兰 12g　远志 12g　泽泻 12g　建曲 12g　麦芽 16g

6 月 17 日二诊：服上方后，腹胀、咳嗽等症略减，睡眠好转，余症未变，但患者感觉四肢肌肉掣痛，此系药后痰湿欲去，脾肺气机开始扭转之象。故仍宗前法，原方去泽泻，加草豆蔻 12g，杏仁 12g，苏子 12g，以加强燥湿醒脾、宣肺降气、化痰止咳之力。

6 月 23 日三诊：服 17 日方 2 剂后，咳喘、腹胀、胸痛、满闷、心累、气短等症显著减轻，痰量减少，饮食增加，精神好转，二便正常，苔白腻，脉弦滑。此为痰湿渐去，脾肺之气逐步恢复。但仍有痰湿阻滞、肺气不宣之象。治宜除湿化痰，利气宣肺。

半夏 12g　陈皮 12g　茯苓 12g　白术 12g　藿梗 12g　远志 6g　杏仁 12g　苏子 16g　车前仁 16g　款冬花 12g　紫菀 12g　甘草 6g

6 月 28 日四诊：服上方 3 剂，诸症显著减轻，咳嗽轻微，吐少量白色泡沫痰，头昏眼花，心累气短，舌质淡，苔薄白，脉缓无力。为邪微正虚之象，治当扶正祛邪。

处方：六君子汤加味。

泡参 16g　白术 12g　茯苓 12g　半夏 12g　陈皮 12g　山药 25g　苡仁 16g　款冬花 12g　紫菀 12g　桔梗 6g　瓜壳 12g　苏叶 12g　甘草 3g

连服 2 剂，以善其后。随访病愈，已恢复健康。

按：患者因伤生冷，脾失健运，水津不布，日久成痰，上渍于肺，清肃失调，故咳嗽、吐白色泡沫痰、气喘。夜间阴气主事，阳气不足，浊阴上逆则咳，甚而不得眠。痰浊阻滞，气机不利，故见胸痛满闷。清阳不升，痰浊上扰，故头昏而重。湿困脾阳则身重困倦、四肢乏力、面色暗黄。脾胃失健，运化呆滞，故食后腹胀、饮食不香。湿邪下流，则便溏。痰水凌心，故心累、气短。脉弦滑为痰气郁结之象。证属湿困脾阳，痰气郁结。故用平胃散合二陈汤加减以运脾燥湿，化痰开郁。方中苍术、半夏、藿梗、佩兰燥湿醒脾；泽泻、茯苓、远志、半夏除湿化痰止咳；厚朴、陈皮利气开郁；建曲、麦芽运脾和胃。二剂中加入苏子、杏仁以宣降肺气而平喘。药后病减，但邪微正虚，用六君子汤加味扶正除邪，病得痊愈。

案五、肾阳不足，寒邪直中少阴

周某，男，50 岁，干部。于 1979 年 1 月 11 日来院门诊。

自述：阵发剧烈喘咳 4 月余。4 月前，开始不明原因地阵阵剧烈喘咳。先有喉痒，旋即发作。咳喘时牵引胸、胁、腰、背抽掣疼痛，坐卧不安；且伴大汗淋漓、气短欲绝、头昏眼花等症。咳则持续不已，常达 4 ~ 5 小时之久，入夜更甚，必须咳出白稠痰后渐渐缓解，自述痰味咸且冷。前后在本单位及某医院胸透 3 次，皆诊为“慢支，轻度肺气肿”。用消炎镇咳西药无效，改服“小青龙”“麻杏石甘”等中药，治疗达 4 月，其症不得缓解。就诊时面部浮肿，面色暗黄如蒙尘垢，舌质淡，苔淡黄，中部略厚，脉沉缓无力。据上脉症属肾阳不足，寒邪直中少阴，寒欲上逆射肺，肺失肃降所致。“青龙、麻杏”，利肺祛饮而不温肾，故喘咳不减。治宜温肾通阳、降逆涤饮之麻黄附子细辛汤加味。

麻黄 3g　熟附片 12g　北细辛 3g　生姜 10g　甘草 6g　4 剂

1 月 18 日二诊：服上方 4 剂，痰易咯出，余无明显变化。上方加桂枝 10g，法半夏 15g，秫米 15g，茯苓 18g，又 4 剂。

2 月 5 日三诊：服上方 4 剂，喘咳减轻，痰转清稀易咯出。改用麻黄附子甘草汤与桂枝汤去白芍。

麻黄 3g　熟附片 15g　北细辛 3g　桂枝 10g　甘草 3g　生姜 10g　大枣 12g　4 剂

2 月 19 日四诊：服上方 4 剂，喘咳基本好转，身痛已愈。乃少阴阴寒逐渐消失，应随证改治法，故以半夏散及汤与桔梗汤调理善后。

法半夏 10g　桂枝 10g　桔梗 10g　甘草 10g　3 剂

后学点按：该患者咳喘 4 个月，气短痰白，屡用中西药罔效，何也？因常规施治耳。彭师认为寒中少阴，上有寒饮射肺，下见肾阳不足，故以麻辛附子汤重附片宣上温下，肺肾同治而取效。后加桂枝温阳涤饮，半夏、茯苓、秫米和胃化痰，饮祛胃和故愈。

案六、脾肺气虚

王某，男，62 岁，住彭县。1976 年 5 月 6 日初诊。

自述：因咳嗽月余，月前因感冒后咳嗽不止，近来加重。患者面色浮肿青灰，唇紫暗，舌质淡，舌苔两边白中间灰白滑，近日痰中带血，咳嗽痰多易出。

辨证分析：痰热阻滞，肺气郁闭，故寸脉沉。肺主一身之气久咳不愈，肺胃之气伤耗，全身之气血不能调和则面部浮肿、青灰，舌淡，下肢乏力；气不得运，血亦不得畅行，则唇色紫暗、青灰。痰热日久，肺络受伤，故痰中带血。肝脉络胸，痰热影响肝络，故咳嗽时胸部引痛。舌苔两边白中间灰滑，关尺脉滑数，均为痰热内盛，三焦气机阻滞。此病为痰热咳嗽，治当清热化痰，宣肺开郁。

半夏 12g　黄连 9g　瓜蒌壳 9g　杏仁 9g　枳实 9g　浙贝母 9g　紫苏叶 3g

5 月 10 日复诊：上方服 2 剂，咳嗽明显减轻，痰少不带血，咳嗽时咽不痛，面部浮肿轻微，唇色紫暗减退，食欲增加，舌苔均匀、微灰。仍感疲乏无力，脉滑、寸脉较沉。为痰热减退，脾肺气虚。仿六君子汤以健脾益气，清除余痰。

沙参16g　京半夏12g　茯苓12g　陈皮9g　山药16g　苡仁16g　杏仁9g　甘草3g

上方连进2剂痊愈。

按：本案系外感湿热，伤及肺脾，因失治而蒸成痰。痰热闭郁于肺，故久咳不止，治疗本病以开郁着手，方剂苦辛合用，清热化痰，尤以方中小剂量紫苏叶、贝母、杏仁宣肺开郁，取轻可去实之义，使郁结开痰热易除，故进2剂病势大减。再改用六君子汤，扶正除邪而安。

案七、阳虚水饮停滞

李某，女，50岁，彭县敖平人。于1976年5月5日诊。

自述：原有咳喘史，但夏季很少发作。5月2日，天气突然变化，气温下降。当时忙于工作，未及时增添衣服，因感外寒引起咳喘复发。近几天来，咳嗽气喘加剧，吐出痰涎泡沫较多；兼之头眩昏痛，鼻塞流清鼻涕，畏寒，肢体沉重，胸中痞闷，不欲饮水。面色淡白，舌淡苔白清，脉浮缓。

辨证分析：此为外寒引动内寒之寒饮咳喘。以患者中阳素虚，水饮停聚，即使不因外寒，也常有咳嗽吐痰沫，今虽夏月，而病因感寒发作。清涕、头昏痛、畏寒、脉浮缓等，皆外感风寒常见之症。咳嗽、气喘、吐痰沫、胸中痞闷，不欲饮水等症，则系外寒内饮相结合，水饮上逆胸肺，水寒射肺，清阳阻闭必具的特征。面色淡白、舌淡、苔白清为阳虚水饮停滞之象。故考虑是寒饮咳喘。治宜辛温通阳，外伐寒而内蠲饮。仿小青龙汤加减。

桂枝9g　麻黄6g　生姜12g　白芍9g　细辛3g　半夏12g　杏仁9g　五味子5g　瓜蒌仁9g　甘草3g　2剂

5月8日二诊：服上方2剂后，气喘明显减轻，鼻塞通畅；但头昏、清涕、咳嗽吐痰涎沫、畏寒、舌淡等症仍在。脉由浮缓变为浮滑，小便由清变黄，是中阳不能鼓荡外寒内饮，水饮停蓄之证显著。故守前方加减，侧重温里通阳、化气涤饮。

桂枝9g　白芍9g　麻黄5g　半夏12g　细辛3g　炮姜9g　五味子5g　甘草3g　紫菀12g　南星9g　茯苓12g（缺茯苓，改车前仁代之）　滑石12g　2剂

5月11日三诊：上方连服2剂后，咳嗽有所减轻，畏寒、流清涕等症基本消失。但自觉心累气短，咳引胸痛，痰成泡沫状不易咳出。舌如前，脉弦滑无力。

综上症脉，为外感已解，脾肺气虚，痰饮郁滞之象。治宜运脾，益气，祛痰。方用二陈四君子加减。

紫菀 12g　半夏 12g　款冬花 12g　南星 9g　陈皮 9g　葶苈 9g　沙参 31g　黄芪 25g　蛤粉 31g　女贞子 31g　3 剂

从此以后患者再没复诊。经询问邻居，皆云诸症消失如常。

按：夏季咳喘之证，多见由湿热郁结肺脾而发。夏月气候炎热，天之热气下行，地之湿气上蒸，故历代医家认为水饮证中属热者多，所以近月来，在临证时凡遇喘咳急促，多从热饮考虑，而用麻杏石甘、越婢加半夏、射干、麻黄等方往往收到满意的疗效，但多忽视夏月亦有寒饮痰喘之证。本例咳喘确系中阳虚，水饮停滞，兼之感受外寒而发动内饮。若拘泥于时令，按常方治疗，必蹈虚虚之弊，延误病机，加重病者痛苦。而本病采用辛温甘酸之小青龙汤为主方，经服 4 剂后，诸症就有缓解，可见临床须辨证施治。

4. 痰饮 21 例

案一、气虚痰阻

胡某，女，54 岁，住什邡县城关镇。1974 年 8 月 10 日诊。

起病发热恶寒，咳嗽，曾作“感冒”治疗未效。反觉胃脘难受，干呕，眩晕，心累气短。患者有“心脏病”“胆囊炎”“肝炎”“胃下垂”史。入院时静脉滴 5%糖盐水 500mL，5%葡萄糖 500mL，维生素 C 100mg。补液后心累、气短、干呕减轻。但仍面色苍白，形体虚弱，倦怠，少气，舌质淡，苔白，语声不扬，咳嗽多痰，发热恶寒，头眩晕，口苦无味，不欲食，小便清长，大便正常，脉弦缓。

辨证：脾肺气虚，痰饮内阻。

治法：健脾除湿，宣肺化痰。

方药：六君子汤加味。

沙参 16g　炒白术 12g　云茯苓 12g　甘草 3g　半夏 12g　陈皮 12g　砂仁 6g　藿香 12g　杏仁 12g　苡仁 12g

二诊：上方服 2 剂后，诸症缓解，仅有轻微咳嗽和食欲不振。患者见病情好转，要求出院。但病未全除，脾胃虚寒亦甚，劝留院观察治疗。用砂半理中汤温运中焦，补益脾胃，燥湿化痰。

砂仁 12g　半夏 12g　沙参 16g　白术 12g　炮姜 6g　甘草 3g

连服 2 剂，饮食增加，精神好转。但患者又于 8 月 15 日不慎受凉，下半夜复发热恶寒，鼻塞，咳嗽吐泡沫痰，心累气紧，苔白中心稍厚，脉浮数。此为体虚感受外邪、肺气闭郁，用参苏饮加减。

沙参 12g　杏仁 12g　紫苏叶 3g　前胡 12g　刺蒺藜 12g　桔梗 12g　云茯苓 12g　陈皮 12g　法半夏 12g　甘草 3g　1 剂

三诊：前药服后，发热恶寒、咳嗽、心累、气短减轻。8 月 18 日见身痛，鼻塞，胸闷不舒，苔白，脉浮缓。这些现象是由于风湿内阻，郁滞经络所引起的，故宜杏仁薏苡仁汤加味以祛风除湿、温经解郁。

杏仁 12g　苡仁 12g　桂枝 12g　防己 12g　刺蒺藜 12g　厚朴 9g　秦艽 12g　半夏 12g　云茯苓 12g　生姜 12g　陈皮 12g　甘草 3g　1 剂

四诊：身痛，胸闷不适已经好转。但仍鼻塞，咳嗽，吐泡沫痰，舌苔白，不思饮食，脉浮。余邪未尽，痰阻肺气，用杏苏散去大枣。

杏仁 12g　半夏 12g　苏子 12g　陈皮 12g　云茯苓 12g　前胡 12g　枳壳 12g　桔梗 12g　甘草 3g　生姜 12g

五诊：上方服 2 剂，诸症悉除，饮食尚可，精神恢复，于 8 月 22 日出院，并拟六君子汤加味带回服用，以巩固疗效。

按：本例患者体弱多病，复感外邪，肺气被郁，脾气虚弱，痰湿内阻。首用六君子汤以健脾除湿，宣肺化痰。药后邪去肺气得宣，故诸症缓解。8 月 15 日不慎受凉复发，用参苏饮加减益气解表，虽肺卫表邪渐解，但风湿内阻，郁滞经络而见身疼等症，故仿杏仁薏苡仁汤祛风除湿，温经解郁；用杏苏散以善后。本证虽属一般痰饮病，但正虚邪实，表里同病，如果处理不当，就会触犯虚虚实实之戒。

案二、升降失调，肾阳不足

周某，女，56 岁，住彭县军屯。1975 年 6 月 4 日诊。

自述：短气、心悸已 2 年，曾服中、西药无明显效果，自动停药。近半年来头晕，时畏寒，背寒冷如掌大，腹泻与咳嗽交替发作，大便时下黏涎，腰以下和腹部冷痛。舌质淡红，舌体较胖，苔薄白，脉沉弦而滑。

辨证：饮留心下，升降失调，肾阳不足。

治法：温养肾阳，理气祛痰。

方药：二仙汤加减。

淫羊藿 3g　仙茅 16g　茯苓 12g　竹茹 12g　杭巴戟 16g　独活 12g　制香附 12g　郁金 12g

6 月 9 日二诊：服上方 1 剂后，发冷一天半。续进 1 剂，感觉全身轻松，头已不晕，微发寒冷，余无其他变化。此方服后发冷，是邪正交争，饮邪胜于阳气，故发冷。续进药 1 剂后，阳气渐复，水饮渐退，故感全身轻松、微恶寒冷。病势渐退，宜守原法，前方去竹茹，加法半夏 12g，以温化水饮。

6 月 14 日三诊：服 9 日处方 2 剂后，腰以下及腹部冷痛减轻，微恶寒消失，舌质淡红、少苔、津多，脉沉缓而滑。此时饮邪虽微，但阳气未变，故宜温补脾肾、理气祛痰。拟肾着汤合二仙汤化裁，并嘱连服 4 剂。

干姜 12g　白术 12g　茯苓 12g　甘草 2g　法半夏 12g　独活 12g　淫羊藿 3g　仙茅 16g　杭巴戟 16g　制香附 12g　郁金 12g

连服 4 剂痊愈。随访未复发。

按：本例系水饮停滞于胃，阻碍气机上下循行，升降失调，饮邪留中，故心悸短气。水饮为有形之阴邪，清阳不得上升，浊阴反而上逆，故头晕。水饮停留心下（胃络通于心），心之俞在背，寒饮注其俞，阳气不能敷布，故背寒冷如掌大。由于肾阳不足，不能温暖下焦，寒痰阻滞，任督二脉运行不畅，故腰以下和腹部冷痛。水饮虽停留在心下（胃），无不影响及肺，而肺与大肠相表里，脏腑同病，故痰随气上逆则咳嗽，随气下行则便下黏涎。舌淡苔白，脉沉弦而滑，均为阳虚水饮之象。先用二仙汤化裁以温养肾阳而理气祛痰，取得了一定效果，并无化热之象；又改用肾着汤合二仙汤化裁，以温辛之品温补脾肾之阳、理气祛痰而痊愈。正如《医宗金鉴》所说："胃浊脾湿嗽痰本，肺失清肃咳因生。"用肾着汤以温脾胃之阳而治生痰之源，二仙汤化裁以温养肾阳。方中独活、制香附既通任督之阳而止痛，且郁金与香附、法夏同伍以理气祛痰，也就是"治痰不治气，非其治也"的意义。

案三、痰浊壅滞

黎某，男，42 岁，工人。1979 年元月 11 日就诊。

主诉：阵发眩晕，伴恶心呕吐、耳鸣 2 年。2 年前夜尿时眩晕突然发作，天旋地转，目不能睁，呕吐痰涎，心慌难忍，随即昏倒。送当地医院住院治疗半月，病情好转。以后每次发病，多先有失眠，发作症状与前相仿，只是愈发愈重。先后两次住院治疗。经血常规、X光胸透、心电图，肝功能及五官科检查，均属正常。西医诊为“梅尼埃综合征”“心胃神经官能症”。迭进中西药物，中药多系补益气血之品，愈服愈觉头昏脑闷，耗资千余元，仍终日昏昏，心烦失眠，通宵不寐，坐卧不安，大剂镇静安眠药无效。恶闻噪声，厌食，脘腹胀满，食后即大便，然大便不畅，虚坐努责，一日七八次，只有一二次能解出少量稀便。有时需赖静注“高渗葡萄糖”度日。两年来经常病休，愁苦不已。察其形体消瘦，面色晦暗如蒙尘垢，唇暗红，舌质正常，苔薄黄，脉弦缓，双眼水平振颤。复查上述检查项目，仍属正常。据上脉症诊为痰浊壅滞中焦，上攻头脑。治宜降逆祛痰，以导痰汤加味。

制南星12g　法半夏15g　陈皮10g　茯苓12g　枳实10g　甘草3g　刺蒺藜15g

二诊：服上方6剂，眩晕及睡眠明显好转，每日可食7两，大便已转正常。仍本前法，拟二陈汤加味：

陈皮10g　法夏18g　茯苓15g　苡仁15g　黄连3g　谷芽24g　明沙参15g　甘草3g

三诊：服上方2剂，面色转泽，眠、食恢复正常，诸症若失。病邪已退，继以星附六君子汤调服善后。

按：此证正所谓“无痰不作眩”的例证。前医用补益之剂，助湿生痰，愈补愈滞，已病2年，久治不效，似成痼疾。今从痰证治疗，前后三诊，费时一周，药费几元，即获好转。

案四、肝肾阳虚，寒疾留滞筋骨之髋腿痛

江某，男，50岁，工人。于1978年6月1日来院门诊。

自述：右髋疼痛4月，失眠2月。4月前右髋出现酸胀疼痛，固定不移。一月后沿大腿外侧牵引膝关节麻木而痛，遇劳则痛甚，休息即缓解，但与气候变化无关，局部不红不肿，不寒不热。某医院诊为“髋关节增生性炎变”。先后用活血行瘀、祛风除湿及针灸等治疗不效。近2月来右下肢乏力，活动则疼痛加剧不能直立，坐卧不宁，伴阵阵头昏头胀痛、心悸。食欲及二便尚正常。诊其形体消瘦，面色萎黄，唇舌暗红，苔薄白，脉弦细无力。认为属肝肾阳虚、寒湿留滞经络之证，遂与薏苡附子散合芍药甘草附子汤。复诊时，患者述上方不效。于是根据膝关节麻痛为主，认为此证固属阳虚寒滞，但当以寒痰留滞筋骨为甚，用阳和汤加减。

麻黄 3g　白芥子 10g　鹿角霜 30g　甲珠 5g　法半夏 12g　刺猬皮 10g　灵仙根 12g　秦艽 12g　甘草 3g。

一月后因感冒来诊，述其服上方 20 剂，髋痛痊愈而停药。

按：由上案可见，寒痰留滞筋骨，徒用一般活血行瘀、祛风除湿、温经散寒通络等法治疗，痰不得去，病不得除。若寒痰久留不去，将成附骨疽，更属难治。对于寒痰留滞筋骨者，必须通阳祛痰并用，通阳以散寒，祛痰以通络。祛痰之品中擅长搜剔经隧之痰的白芥子属首选，如此治之，可望好转。

案五、痰阻脱发

陈某，男，40 岁，工人。于 1977 年 3 月 27 日就诊。

2 年前，发现右侧头部脱发约一指头大一块，以后右侧头部亦有脱发，日渐加重。自脱发以来，常觉头皮发麻作痒，头胀痛，以脱发部位尤甚，一日约 2 次，伴眩晕耳鸣。曾剃尽头发以期更生，但自此以后头发不再生长，头皮光亮。曾擦“920”生发水，左侧头发逐渐生长，右侧仍旧。就诊时头发稀少，几成光秃，左侧眉毛脱去大半，面色晦黄，舌质淡，苔薄白，脉浮滑。从风痰阻络论治，先以玉真散合半夏白术天麻汤加减。

制南星 12g　白附子 10g　防风 10g　法半夏 12g　茯苓 12g　陈皮 10g　天麻 12g　白术 10g　生姜 10g　甘草 6g　刺蒺藜 12g

二诊：服上方 5 剂，头痛耳鸣明显好转，但仍继续脱发。改服祛风豁痰，兼益肝肾之药。

泡参 15g　桑叶 12g　白菊花 10g　刺蒺藜 10g　法半夏 12g　玄参 12g　胆南 12g　茺蔚子 10g　白附子 10g　制首乌 12g　白芍 10g　车前仁 3g　蝉蜕 10g　甘草 3g

连服 20 剂后，头发逐渐生长，一月之后新发长齐如常。停药观察一年半，未再脱落。

按：“发乃血之余”，风痰阻滞脉络，以致气血不能营灌于发而脱落。先予祛痰通络，继兼补益肝肾，痰去正复，故发长如常。

案六、瘀滞痰阻

李某，男，46岁，工人。于1979年2月5日就诊。

主诉：头痛失眠2月余。2个月前头部受伤出血，急救治疗后伤口已愈。唯头昏刺痛，少眠多梦易惊，咳吐灰白色痰涎，脘腹痞满，服“跌打损伤”药物2个月以来，其症不减，双腿乏力，行动蹒跚，挽扶来诊。察其形体魁梧，面色淡黄浮肿，头面有多处伤痕，舌质淡红，苔薄白，脉弦缓。综上脉症，为血瘀气滞，痰阻经络。治宜祛痰降逆，活血通络。

陈皮10g　法半夏12g　茯苓15g　枳实10g　川芎10g　苡仁15g　莱菔子24g　桃仁12g　郁金10g　红花10g　蝉蜕10g　甘草3g

二诊：服上方4剂后，头昏痛、腹胀、乏力等症减轻，睡眠增加。是痰浊减退之征，应侧重活血通络，拟桃红四物汤加减。

川芎10g　赤芍15g　当归尾9g　红花6g　桃仁12g　制蒺藜12g　蝉蜕9g　茯苓12g　陈皮9g　白糖适量

三诊：服上方4剂，头痛乏力好转，行动如常，唯腹部略为胀满，多梦，故以调肝理脾之法善其后。

按：跌打损伤，一般多从活血行瘀治疗，然须注意血瘀则气滞，气滞则水停痰生。此证伤口虽愈，而头部刺痛、少眠多梦易惊、腹胀等症突出，是活血法中忽视行气祛痰之故。所以用祛痰行滞，佐以活血通络之方药，迅速好转痊愈。

案七、寒痰阴疽

周某，男，49岁，半年前右胯内侧一块麻木冷痛，逐渐增重，曾在当地住院治疗2次，经封闭、理疗未效。并用艾灸烤至皮肤灼热起泡，疼痛稍减，但移除则其痛如故。又服大剂乌、附、麻、辛、桂之类药物达数月，冷痛仍不减，于1964年6月初诊。

患者行动艰难，痛苦呻吟不已，面色暗黄无华，苔白滑多津，舌质胖嫩；右胯内皮色如常，间布灸疮瘢痕，局部略丰满，深压痛，右下肢不能屈伸，痛彻筋骨，夜间更剧，彻夜难眠；双手脉沉弦，体无热征。据诸脉症，以寒痰流滞肌腠经络，致阴寒凝聚，卫阳不行，将成阴疽之证。用玉真散煎汤加白酒少许，连服4剂，冷痛即有减轻。

二诊：仍守前方，改为散剂，每次 10g，一日 3 次，淡酒送服，继服 2 月余，用去玉真散超过 1.5kg。疼痛完全消失，行动如常。

案八、痰滞筋骨

吴某，女，14 岁，学生。

其父代述：右髋麻木冷痛，进行性加重半月。患儿半月前开始右髋部有“碗大”一块麻木冷痛，西医检查，诊为“急性骨髓炎”。于 1976 年 5 月来诊。察其痛处肤色暗红、不肿，按之剧痛，二便自调。舌淡，苔白，脉沉缓乏力。证属寒痰留滞筋骨，阴疽初起之象。用温经通阳、祛痰散结之阳和汤全方，连服 6 剂，疼痛消失，行走劳动自如，恢复健康。

案九、寒痰头痛

周某，男，42 岁。1975 年 10 月 28 日初诊。

自述：发作性头痛，其痛如劈 6 年。14 年前右踝关节酸痛，日渐肿大，受冷后病更加重；6 年前突感头痛如劈，经热熨或轻叩打可稍缓解，但稍触风冷，即可复作。虽盛暑炎天，亦以头巾重重包裹头部。平时常有眩晕、乏力、畏寒、食欲不振、夜寐多梦等症。察其面色晦黄，舌质紫暗，苔白而滑，左踝关节肿大变形，脉沉弦，右大于左。

诊断为寒痰头痛，拟以青州白丸子煎服。连服 5 剂后，头痛大减，已可揭去头巾，踝关节肿痛亦转轻。嘱原方再服 3 剂，头痛消失，诸症亦退，眠食正常，虽踝关节变形如故，但已不疼痛。后以星附二陈汤加苡仁善后而愈。

案十、风痰中络

吴某，男，43 岁。1978 年 12 月 18 日初诊。

自述：口眼歪斜 20 天。初病时仅感左侧头部木痛闷胀，耳鸣引耳心疼痛，两天后出现口眼向右歪斜，左目及左口角闭合不严，右目瞬动，舌左侧麻木，口角流涎，头昏，大便溏。察其舌质红、粗白，脉弦滑。

阳明之脉荣于面，其证乃风痰中络，拟以祛风涤痰，选导痰汤加僵蚕、蝉退、竹茹。连服 10 剂，耳鸣等症大减。再予原方去南星、枳实、竹茹，加刺蒺藜、全蝎、天麻、苡仁，继服 6 剂，口眼歪斜基本恢复正常，余症亦消退。后以星附六君子汤 10 剂，体健而安。

案十一、肺气不足，痰饮停聚

李某，男，30岁，农民。

自述：咳吐浊痰6个月。半年前患胸痛、咳吐臭秽脓痰，诊为“肺痈”。服“千金苇茎汤”近1个月，胸痛及脓血消失，唯咳嗽稠痰反增多。前方又服1个月，病仍不减。停药休养2月余，改服养阴清肺中药2个月，咳嗽吐痰更多，一昼夜咯出灰色稠痰约300mL，无特殊臭气。小便清长，舌淡苔白，脉缓。

据上脉症，属肺气不足，痰饮停聚所致。治以和中祛痰之皂荚丸。皂荚末10g，大红枣60g，将枣蒸软去核为泥，和前药末为10丸，早晚各服1丸。5日后，咳痰消失。后以六君子汤，调理痊愈。

案十二、火衰于下，寒痰内阻

何某，女，38岁。1978年7月17日初诊。

自述：眩晕伴呕吐、泻利完谷20余年。20余年来，清晨常感脘腹胀满，头部昏晕，泻痢完谷，早餐后自然缓解。若触风寒及进油腻之食，即觉脘腹有“气”上走下窜，其势如“翻江倒海”，当即心慌难忍、气短欲绝。“气”上攻则心悸眩晕、恶心呕吐、吐出大量痰涎；“气”下窜即肠鸣腹胀、泻下清冷完谷。一经吐泻，各症缓解。故戒荤腥，重衣厚被终年谨护，仍难免发作。察面色萎黄，神倦懒言，两手不温，舌淡而嫩，苔白多津，脉沉滑、两尺俱弱。据证诊为火衰于下，寒痰内阻。予三生饮加苡仁、生姜。服2剂，吐泻明显好转；再服2剂，上症基本消失。即改服砂半理中汤加附片，调理巩固半月而瘥。

案十三、气郁痰结

段某，女，34岁，已婚。1977年9月12日入院。

患者爱人代述：患者素体健康，无精神异常史。精神异常14天，加重并失语、小便失禁4天，病前1周与人发生口角。8月28日，突觉心慌咽痛。经治2周，日趋加重，转来我院。入院时体温37.4℃，脉搏每分钟112次，血压正常，呼之有表情，但迟钝。扁桃体肿大，两乳红肿，扪之灼热而硬，表情痛苦，臀及左踝褥疮形成。尿失禁，大便4日未解，瞳孔左大于右，双目略红，吞咽障碍，巴淋氏征右（+），克匿格氏征（±），电解质、肾功、血糖均属正常，白细胞总数1.6×10^9/L，多核细胞85%，淋巴细胞13%，脑脊液常规正常。舌尖红，苔白厚腻，口气臭秽，脉滑略数。西医会诊为“病毒性脑炎”。

中医从气郁痰结论治，以导痰汤加白附子、僵蚕、姜黄、黄连。经服6剂，神志转清，能讲话和进食。上方加莱菔子，又服4剂，食量大增，乳肿及褥疮亦愈，血象正常。后以星附六君子汤加减服25剂，痊愈出院。一年后随访，情况良好。

案十四、腰臀部冷痛

杨某，男，38岁，彭白铁路机务段。

患者自去岁隆冬以来，腰部和臀部发生剧烈冷痛，引及左大腿内侧痛，直伸则疼痛加剧。常自觉腰中有四五滴水珠落至臀部，下肢常有麻木感。恶闻食肥甘、油腻之品。曾先后经中西医治疗效果不理想，改用电疗后诸症加剧，同时出现肛门坠胀、阴缩阳痿之症，大小便时坠胀更甚。经用西药强的松、保太松治疗均无效，病势日趋严重。于1976年5月4日抬来彭县医院就诊。当时患者面色晦黑，形容憔悴，痛苦万分，不断呻吟，舌质紫暗，苔白厚腻，脉沉滑有力。

综上症脉，认为此证由脾胃虚弱，内不能运水谷之湿，外感时令之湿，内外相合，湿困脾阳。脾阳不运，故舌苔厚腻、食欲不佳、恶闻油腻。脾阳困乏，清气下陷，加之肝经气滞，故肛门坠胀。寒湿不解凝结为痰，下注于经脉，故下肢麻木、腰臀部及左大腿内侧疼痛。肝经抵少腹下络阴器，今肝经为寒痰凝聚，阳气不能上达，寒性收引，故症见阴缩阳痿。寒痰阻滞，肝经血脉滞而不行，舌质紫暗。脉沉滑，为下焦寒痰内盛之象。

辨证：痰湿留注经络，气滞血郁。

治法：祛痰除湿，行气开郁，活血通络。

柴胡9g　赤芍12g　苡仁12g　莱菔子9g　茯苓12g　桑枝31g　半夏9g　川楝子9g　橘皮9g　郁金9g　台乌药9g　姜黄9g

5月7日二诊：服上方2剂后，疼痛稍缓，精神好转，食欲较前有所增加。其余证候及舌苔脉象同前。此是久痛入络，肝肾之气滞血郁之象突出。治疗宜行气活血开郁。

台乌药12g　槟榔16g　小茴香9g　橘核9g　川楝子9g　白芍12g　郁金9g　荔枝核9g　桃仁9g　木通9g　归尾9g。

5月10日三诊：服上方4剂后，疼痛减轻，腿脚可以勉强屈伸，今日请人用自行车搭来，精神和面色较前大有好转。食欲增加，但仍不喜油腻，舌苔粉白厚腻，腰腿有一块麻冷痛丝毫未减。当时考虑肝肾气郁血瘀，瘀虽有所缓解，但留注经络之寒痰留饮仍在，应以祛痰行气为急务。

苡仁 16g　白芥子 9g　云茯苓 15g　莱菔子 9g　当归 9g　半夏 12g　甲珠粉 12g　白附子 25g　制南星 12g　陈皮 9g　灵仙根 12g

5 月 14 日四诊：上方服 4 剂后，腰腿疼痛麻木均有好转，已能缓缓行走。因患病日久，回家治疗，彭县离家十五里远，勉强骑自行车来诊病。麻木冷痛症有向下移的感觉，腰部似水滴向臀部的感觉未消失。饮食、睡眠较好，舌苔较前薄白，脉弦滑。此留滞经络之痰有去之势，故仍根据前方加入通络补虚之药。

苡仁 16g　半夏 12g　云茯苓 16g　莱菔子 9g　当归 9g　甲珠 12g　秦艽 12g　白附子 12g　制南星 12g　灵仙根 12g　黄芪 24g

5 月 17 日五诊：患者今日来得很早，精神焕发，笑逐颜开。自云：今日骑自行车很轻松，十多分钟就到了。前方已服 4 剂，疼痛冷麻基本消失。可吃少量油荤，阳痿也有明显改善。唯肛门腰胯间仍有坠胀感。诊其脉缓无力，舌苔白，面色淡白。是病久气虚，中气下陷，经脉之痰涎未尽。治宜补中益气，兼祛未尽之痰涎。

泡参 31g　黄芪 25g　柴胡 9g　当归 9g　苡仁 12g　陈皮 9g　灵仙根 12g　白芍 9g　制南星 12g　白附子 12g　莱菔子 12g　半夏 12g　茯苓 12g

5 月 22 日六诊：患者今日又被担架抬来，呻吟不已，面色黧黑，口干唇焦，表情痛苦。问其病情反复原因，云：从 5 月 17 日五诊后又服药 4 剂，症状基本消失，心情高兴。昨夜因高兴，阳痿好转，夫妻性交，阴精大量走泄，全身汗出不适，随之小腹牵引掣痛，阴茎内缩，脚腿冷痛麻木。诊其脉弦细，舌苔变厚腻，黄苔。不思食，似重感冒之象。据此情况，结合现有症脉，似古人所谓的“女劳复”之证，目前补虚温理之法都不能用，拟从通阳祛痰之五积散考虑，再仔细观察病情变化。

独活 12g　白芍 9g　川芎 9g　泡参 16g　当归 9g　麻黄 3g　白芥子 12g　桔梗 9g　桂枝 9g　苍术 12g　云茯苓 12g　半夏 12g　陈皮 9g　白芷 9g　生姜 9g　厚朴 9g　甘草 3g　4 剂

5 月 29 日七诊：上方服完 4 剂后，各项症状有所缓减，说明患者素体未至大虚。脚腿仍麻木冷痛，虽能勉强行动，但腿筋强直不灵活。阴缩稍好，小便浑浊，大便坠胀，脉弦缓，舌苔薄白。此为肝郁脾湿之象。治当理脾调肝，仿柴胡疏肝散。

柴胡 12g　白芍 9g　苡仁 16g　苍术 12g　香附子 9g　佛手 9g　云茯苓 12g　制南星 12g　莱菔子 9g　甘草 3g　4 剂

6 月 2 日八诊：上方服完 4 剂后，各项症状均有不同程度减轻，是肝郁脾虚之证未复。现用补调肝脾之逍遥散为主，随证候变化加减。

柴胡 12g　白芍 12g　当归 9g　白术 9g　云茯苓 12g　半夏 12g　苡仁 12g　甘草 3g　制南星 12g　5 ~ 10 剂

6 月 16 日九诊：上方服完 10 剂，症状大有减轻，疼痛基本消失，麻木下移至脚胫。行动自如，能骑自行车来回县城买菜，但大小便仍有坠胀感。治疗侧重于理脾。

陈皮 9g　半夏 9g　茯苓 12g　蒺藜子 12g　赤芍 16g　当归 9g　泡参 16g　山药 12g　灵仙根 12g　莱菔子 9g　谷芽 16g　苡仁 16g　甲珠 12g　2 ~ 4 剂

若无病情恶化，可连续服 10 剂。

7 月 5 日十诊：自云：目前疼痛已消失，唯有大小便常觉坠胀，臀部及脚底左侧略有麻木感。此为久病气虚下陷之象。乃宗“虚者补之”“陷者举之”之法。用补中益气汤，嘱服 10 余剂。

明沙参 12g　白术 9g　当归 9g　陈皮 9g　黄芪 25g　白芍 12g　柴胡 9g　升麻 6g　云茯苓 12g　甘草 3g。

8 月 1 日十一诊：上方服 26 剂，诸症基本消失，大小便坠胀亦消失。唯觉脚跖麻木尚未完全消除。面色、脉象、舌苔、睡眠、饮食正常，要求恢复工作。请医生证明可以上班，并开一处方巩固疗效，消除脚跐麻木。考虑此为脾虚痰湿未尽，拟以星附六君子汤。

党参 16g　白术 9g　半夏 12g　云茯苓 12g　陈皮 9g　制南星 12g　白附子 12g 甘草 3g　生姜 9g

嘱其常服，并给予上班证明。

8 月 22 日十二诊：病已痊愈。唯有左脚大趾有点麻木未消尽，遂用玉真散泡酒服。

天麻 16g　制南星 16g　白芷 9g　白附子 16g　羌活 9g　防风 9g　2 剂

泡酒服。又服 2 个月而痊愈。

后学点按：本例患者虽年轻，但因长期感受寒湿水气，下注腰臀，故见冷痛如有水滴。由于久治未愈，寒湿伤脾，运化失职，使水湿凝聚为痰，则见食少苔腻、恶闻肥甘。寒痰下注经脉，凝滞肝筋而见阳痿阴缩。纵观彭师 10 余次的诊治过程，始终不离豁痰通络、理脾调肝治之，并根据病变的寒热虚实，随证灵活化裁，且证变方药亦变。如此沉疴，数月而愈，实为临床高手。

案十五、水饮

李某，女，60 岁，住彭县敖平。1975 年 8 月 10 日诊。

患者素有咳喘病，常因气候寒冷发作。上月因喝冷水后出现胃脘不舒，未予治疗。6 天后出现心悸，气短，胸脘痞闷。曾服中药“益气养心”“健脾和胃”，多剂未效。近日又伴有头昏目眩，口中无味，不欲食，面色黧黑，神倦，懒言，四肢欠温，舌苔白滑，脉沉迟。

辨证：脾阳不足，水饮内停心下。

治法：温阳利水，理气和中。

方药：苓桂术甘汤加味。

白术 25g　桂枝 12g　茯苓 12g　陈皮 12g　甘草 6g

上方进 2 剂后，心悸、气短、胸脘痞闷等症减去大半，食量增加，精神好转，微感自汗。于前方加黄芪 3g，服 1 剂，诸症消除。

按：本例患者素体脾阳不足，寒饮内停，故常因气候寒冷而发咳喘。此次因食生冷，重伤脾阳，寒饮复聚，停于心下，故心悸气短。胸阳被阻，气机郁滞与饮邪互结不散，故胸脘痞闷。饮邪中阻，清阳不升，故目眩头晕。脾为湿困，故神倦懒言、不欲食。脾阳困阻不得外达四肢，故自感四肢欠温。面色青黑、舌苔白滑、脉沉迟为寒水停聚之象。此为脾阳不运，饮停心下。治以温阳利水，理气和中，用苓桂术甘汤加味。方中加入陈皮以温中行气而消痞。复诊时，因见自汗气短之症，而加黄芪以补气固表。两方中都加用了气药，虽有行气与益气之不同，但都取义于“治水者必先治气”。

案十六、支饮

邢某，男，56 岁，某火车站工作。1974 年 8 月 29 日入院。

咳嗽、喘气、胸痛半月余。患者于8月11日起打喷嚏，流清涕，服“银翘散”未效。13日晚恶寒发热，咳嗽气紧，头顶痛，经什邡县医院诊断为“慢性支气管炎急性发作合并肺气肿”，用链霉素等药治疗，体温降低，咳嗽胸痛仍重。14日到中医院诊治，连服中药7剂，头顶痛有所减轻，但两太阳穴胀痛，喘，吐黄痰，气紧，喉间痰鸣，不能平卧，夜晚尤甚，胸痛左胁较重，畏寒，口不渴，食欲不振，大便二三日1次，有坠胀感，小便正常。28日做青霉素皮下试验过敏，全身出现红疹、奇痒，心烦，四肢欠温；舌质微红，津液不多，脉弦、右手稍弱。患者素有咳嗽病史。

辨证：痰饮郁久化热，肺胃津伤，肺气失其宣降。

治法：宣肺开郁，降气涤饮。

方药：二陈汤加减。

黄芩 12g　茯苓 12g　陈皮 12g　半夏 12g　苏子 6g　紫菀 12g　前胡 6g　瓜壳 12g　桔梗 12g

8月31日二诊：咳喘、胸痛等症未见明显好转。心累，舌尖红，苔薄黄少津，脉滑数。此为痰饮郁久化热，肺胃津伤，肺气失其宣降，故更法为养阴清肺、开郁化痰。

处方：麦冬 16g　半夏 12g　沙参 16g　白芍 12g　知母 12g　粳米 12g　石膏 19g　甘草 6g　杏仁 12g　瓜壳 12g

9月1日三诊：患者仍咳嗽气紧，夜不能卧，四肢酸痛，手心发烧，口干不欲饮，舌尖不红，舌上乏津不甚，脉变弦滑。此为肺胃津伤有所好转，风湿滞络。治当祛风通络，运脾利气。

杏仁 12g　苡仁 16g　防己 12g　刺蒺藜 16g　半夏 12g　秦艽 12g　香附 12g　银花 3g　淡竹叶 12g　通草 6g　陈皮 12g

9月4日四诊：上方进2剂后，四肢已不痛，咳嗽稍有缓和，唯手心热甚，矢气。前方去防己、银花、香附，加山楂 12g，谷芽 3g，大腹皮 12g，厚朴 12g，建曲 12g，以运脾除湿，利气消满。进药1剂后，腹胀及手心发热减轻，但感觉胸胁胀痛、咳嗽气紧、夜不能卧，脉弦大。改用香附旋覆花汤化裁。

降香 12g　瓜壳 12g　香附 12g　旋覆花 12g　杏仁 12g　苡仁 12g　苏子 12g　山栀仁 12g　刺蒺藜 12g　半夏 12g　谷芽 3g　厚朴 12g

9月7日五诊：进药2剂，咳嗽气紧、胸痛等症逐渐减轻。仍守原方，续进2剂。

9月8日晚上患者胃脘疼痛，呃逆，呼吸不利，仍咳嗽气紧，睡眠不佳，胸部隐痛，小便不畅，舌尖微红，苔黄，脉弦滑。拟方：

苍术12g　厚朴12g　陈皮12g　建曲16g　半夏12g　连翘12g　枳壳12g　藿香12g　麦芽12g　山楂12g

服上方2剂，诸症缓解，饮食增加，已能入睡。原方续服2剂。

9月14日六诊：轻微咳嗽气短，胸胁胀闷不舒，饮食欠佳。此为脾胃不和。治仿香砂六君子汤运脾除湿，加厚朴12g、苍术12g、泡参16g。

9月17日七诊：前方服2剂，患者感觉喉中有痰阻，咳嗽咯痰不利，头昏胀。

杏仁12g　白豆蔻12g　枳壳12g　陈皮12g　厚朴12g　半夏16g　藿香12g　生姜12g　红糖3g　云茯苓16g

9月19日八诊：仍觉喉中有痰阻，欲咯不出，胃脘胀痛不适，纳差。为痰浊内阻，气机不利。用半夏厚朴汤加味，以行气开郁，降逆化痰。

陈皮12g　茯苓12g　半夏16g　杏仁12g　紫苏梗12g　生姜汁一滴　厚朴12g　苍术12g　甘草3g　莱菔子6g　苡仁16g

9月23日十诊：连进4剂，喉中痰阻现象消除，时有轻微咳嗽，咽喉部可见红丝，腹胀不舒，脉弦缓。

沙参12g　谷芽3g　陈皮12g　桔梗12g　大力子12g　前胡12g　大腹皮16g　莱菔子6g　苡仁16g　茯苓12g

9月27十一诊：进4剂，诸症转愈，睡眠正常，饮食尚可，精神逐渐恢复正常。于9月28日出院。出院时唯大便有坠感、时干时稀，时有吐痰。此为病后肺气虚，中气下陷。治宜补土生金，调理胃，使脾气得升，肺气得降，脾胃调和。处方（病者带回）：

沙参16g　白术12g　云茯苓12g　甘草3g　当归12g　白芍12g　半夏12g　白豆蔻12g　黄芪12g　柴胡12g　升麻3g　陈皮3g

按：该患者原籍北方，后调来南方工作，不适应环境，易于感受外邪，郁阻于肺，迁延日久，肺气伤损，故素咳喘。复因感受外邪，袭损肺卫，清肃失调，水液停滞不能散布，聚而为饮。饮邪阻滞肺气，故咳嗽气紧，不能平卧。饮邪阻滞，气机不畅，郁久生热，故吐黄痰。喉为气机出入之门户，饮水气逆，故喉中有痰鸣声。痰饮停胸膈间，经脉阻滞，故胸痛；上干于头，则头顶痛。肺与大肠相表里，肺气不降，大肠传导失常，故大便不调。脾不散津，水津不布，则舌上少津。脉弦缓为水饮停聚之象。

据此诊为支饮，经宣肺开郁，降气涤饮，用二陈汤加减之后，出现舌尖红、苔薄黄少津等肺胃津伤之证。故以养阴清肺，开郁化痰，仿沙参麦冬汤加味，始得效应。至后期以运脾除湿，降气开郁，化痰涤饮，逐步收功。

案十七、悬饮

邹某，女，42岁。1974年9月21日上午入院。

右胸胁疼痛3个月，加剧2天。患者于6月上旬因“感冒”后突然右胸胁疼痛，似有重物压迫，胀闷不舒，痛剧时放射到右肩背，梦多，眠差，时有腰痛，头昏，耳如蝉鸣，食欲减退，倦怠无力。曾按“结核性胸膜炎”治疗，口服“异烟肼”，肌注“链霉素”和服中药“活血祛瘀”“软坚散结”等方。入院时右胸胁疼痛，牵引肩背，咳嗽时痛甚，困倦乏力，暮热朝凉，时咯痰涎，心烦眠差，头昏耳鸣；体态丰盈，双足浮肿，舌质淡，苔白，中心微黄；脉两寸关滑而略弦。

1953年因“胸膜炎”“胸腔积液”在省医院治疗，胸透结果正常，痊愈出院。1963年患“肾盂肾炎”治愈，经常面浮脚肿，咳唾涎沫。1974年6月发病后，经四川医学院超声波检查：肝在肋下1.5cm，稀疏微波型。胸透为渗出性胸膜炎。9月5日，经四川医学院复查，确诊为“右胸下缘包囊性积液”。

辨证：饮邪停聚胸胁，阻碍气机升降。

治法：通络逐饮。

方药：香附旋覆花汤加减。

香附12g　旋覆花12g　紫苏子12g　杏仁12g　苡仁3g　厚朴12g　云茯苓12g　降香3g　桔梗12g

9月27日二诊：上方进2剂后，去香附子、降香，加佛手、郁金各12g，续进2剂药后，大便泻下稀涎，胸胁疼痛大减，食欲增加。唯觉身软无力，夜热早凉，微汗出，舌淡苔中心稍厚，脉沉弦。此饮邪渐下，病势已衰。宜小其制，用二陈汤加味。

陈皮12g　茯苓12g　半夏12g　甘草3g　泡参12g　谷芽3g　山楂12g，建

曲 12g

9 月 29 日三诊：上方进 2 剂，胸痛消失，右胁仅觉隐痛，余症亦有好转。宜守原法，以巩固疗效，用香附旋覆花汤去旋覆花，加厚朴、降香、谷芽、甘草。

上方服 1 剂后月经来潮，量少色红有块。仿逍遥散加减服 5 剂。月经期后，右胁仍隐痛，睡眠不好，半夜心烦，有饥饿感。此为痰饮留滞中焦，胃不和则卧不安。治宜利气和中，燥湿化痰。用二陈汤，加秫米、苏子、厚朴、香附、苡仁。2 剂后右胁隐痛更减，但仍眠差、苔薄白、脉弦略滑，为痰饮未尽。治当解郁和中，除湿化痰。用苏子降气汤加减。

陈皮 12g　半夏 12g　前胡 12g　厚朴 12g　苏子 12g　苡仁 16g　云茯苓 16g　当归 12g　佛手 12g

10 月 11 日四诊：上方进 2 剂。10 日晚周身微汗出，汗后心烦减轻，睡眠好转，右胁隐痛部位下移，大便有稀涎，舌脉同前。此属饮邪欲去，郁结之气痰渐开，阳气布敷之象。仍以二陈汤加杏仁、苡仁、前胡、厚朴、当归、浙贝母、山栀仁。

10 月 13 日五诊：唯右季胁部位移痛，大便微结、无黏涎，舌淡苔白，脉弦滑、两寸尤为明显。属脾肺气郁，痰饮未尽。宜调理脾肺，拟杏蔻二陈汤加莱菔。

10 月 17 日六诊：右季胁在走动较快时有轻微痛感，食欲增加，其余证候基本消失。上方加青皮、苍术、苡仁、枳壳，以增开郁除湿之力。

10 月 21 日七诊：上方进 4 剂，诸症消失。治当健脾除湿，开郁祛痰以巩固疗效。六君子汤加味。

泡参 12g　白术 12g　茯苓 12g　半夏 12g　陈皮 12g　当归 6g　枳壳 12g　白芥子 4.5g　莱菔子 12g

上方连服数剂，右季胁仅在天气变化时有隐痛感，平时则微觉胀闷不适。后以二陈、六君增减药味，调理一月，诸症痊愈。11 月 30 日经四川医学院 X 摄片证实积液消失。

按：《张氏医通》云："胃之络贯膈者也，其气奔上之急，则冲透膈膜，而痰得以居之。痰入既久，则阻碍气道，而气之奔入者，复结一囊也。然痰饮结聚于膈膜而成巢囊，清气入之而浑然不觉，每随浊气而动，乃至寒之一发，热之一发……”此巢囊之痰，即《金匮》的悬饮，本例属悬饮轻证，不宜十枣汤之峻猛。因巢囊之饮亦忌峻猛攻伐，故用香附旋覆花汤加减以通肝络而逐胸胁停饮，使肝脾得和，水去气行。本方虽不及十枣汤峻猛，但仍属通络逐水之剂，有伤耗正气弊，故仅服 7 剂。待病势大减之后，多使用利气祛痰之剂，并视其虚实加用白芥子等药驱逐皮里膜外之痰。整个过程体现了“治痰之法，理气为上，和胃次之”的原则。

案十八、悬饮重证

陶某，男，58 岁。咳嗽胁痛 2 周。

自述“感冒”后，咳嗽右胁隐痛。服西药感冒虽愈，胁痛不减，随呼吸牵引，其痛加剧。西医诊断“肋膜炎”。1965 年 6 月来诊。察痛处肤色正常，重按疼痛，苔白滑，脉弦缓。

据证属悬饮偏重之证，予二陈汤加白芥子、莱菔子、青皮以行气祛痰。服药 4 剂，胁痛基本消失，用六君子汤调理而愈。

案十九、悬饮重证

张某，男，30 岁。胁痛腹胀 8 月。

患者因暑日忙累，酒后贪凉露宿，醒后即觉右胁疼，腹满隐痛，未予重视。此后每日下午疼胀并作，不思饮食，身软乏力，服运脾除湿方药 20 余剂，病反日渐加重，夜间尤甚，彻夜不安。面色暗黄，尿黄而短；腹痛即便，泻出涎沫，中杂小量稀便，一日 2 ~ 8 次，便后胀痛即减。苔黄厚，脉弦滑。

悬饮重证，已非一般祛痰之药力所能及，故用控涎丹，每日 2 次，每次 6g，饭前服用。用药当晚，胁痛、肠鸣腹胀加剧，痛如刀刮，随即泻下大量白色透明涎沫，状如条粉，长绵不已。服药 2 日，共泻白沫 8 ~ 9 次，量渐减少，胁腹胀痛随之减轻。改用六君子汤调服 3 剂，各症消失。2 月后随访，病未复发。

案二十、悬饮轻证

王某，男，30 岁，住彭县利安。于 1976 年 7 月 27 日初诊。

自述：两胁胀痛或刺痛，游走不定，微有咳嗽，吐涎沫，自觉口中有咸感，口渴喜饮，小便有时带黄色，大便正常。舌尖红，苔薄白腻滑。

综上病情，为水饮停滞于胸胁所致的具体表现。胁肋为肝胆经脉必经之道，是水火阴阳气机升降之枢纽。若肝胆气郁，则水留滞于胁肋，积而为饮，经络瘀阻，故两胁胀痛。水不得下行，则湿上射于肺，故咳嗽、吐痰沫。饮为水积，虽聚于胃关于肺，上溢于胸，留饮于胁肋，而其根在肾，以“少阳属肾，肾上连于肺”之故。若肾气被郁，则口中咸味。至于舌苔白、舌尖红、口渴喜饮皆系肾气郁滞，不能蒸腾水津上潮，心火上炎所致。肝郁生热，则小便色黄；脉滑数，亦为水饮内停之象。据此，诊断为悬饮轻证。治以祛痰涤饮，通络行气。拟以香附旋覆花汤加减。

香附 12g　枳壳 9g　半夏 12g　茯苓 12g　桃仁 9g　白芥子 6g　陈皮 9g　莱菔子 9g

7 月 30 日二诊：服上方 2 剂，两胁痛减轻，胸胁有微胀感，头痛，牙龈少量出血，余症同前。拟二陈汤加减，祛痰涤饮，行气活血。

陈皮 9g　半夏 12g　茯苓 16g　白芥子 9g　桃仁 9g　佛手 9g　苡仁 12g　槟榔 12g　甘草 3g

按：本病属悬饮轻证，非十枣汤峻猛药所宜，故本着“善治痰者，先顺其气”，首剂以香附旋覆花汤化裁。服 2 剂后症状有所减轻，二、三诊时则以二陈汤加减，祛痰涤饮，理脾行气，尤以方中白芥子能祛膈间脂膜中之痰。可见辨证必须准确，选方用药要恰当才可能收到满意的疗效。

惜乎！因换实习地点，未彻底观察。仅上三诊，虽未痊愈，但主症基本消失。

案二十一、留饮

文某，女，63 岁，彭山县城关镇。1976 年 7 月 26 日诊。

患者自 1970 年发病以来，全身畏寒，夏月亦必须穿毛线衣、绒衣，戴帽穿袜。冬月更是重被厚衣，戴帽裹帕，长袜过膝，恶风寒极甚，门窗缝隙都必须用纸密封，还常需近火取暖，乃能度过冬季。患者来诊时正值盛夏三伏天，怕他人讥笑，仅摘去帽子改系头巾，脱去棉衣而穿毛衣、绒衣，脚穿长袜。此外，尚有咽喉及口腔疼痛，自觉胸腹灼热，喜冷饮，含冰糕为快，食欲不佳。稍感口燥则鼻阻塞不通，咽痛，呼吸不畅，须得饮冰方解，气短，手指、足趾及口唇发绀，项背强痛。数年来就医多处，经彭山县医院、地区医院、川医检查，疑为“风心病”“高血压”“脉管炎”。曾用西医及中药清热解毒之品治疗，效果不佳。患者极为痛苦，专程前来就诊。舌质正常，苔厚微腻，脉沉滑。

综上脉症，认为本病由痰饮阻滞经脉，伏留筋骨所致。初是感受寒湿，日久而深入经脉，凝聚为痰，阻遏阳气，使阳气不能卫外，故畏风冷极甚。痰涎外阻，阳气内伏，不得外达，故见咽干、口燥而痛、胸腹灼热、喜冷饮等症。痰涎阻滞经脉，致营卫不和，气不温煦而血不濡，则项背强痛、恶风寒。肺主气而司呼吸，今痰涎阻滞经脉，阳气被郁遏而不得卫外，故鼻闻香燥则干痛不通，呼吸不畅，而短气。气滞则血郁，故继之则手指、足趾、口唇发绀。

诊断：留饮。

治法：逐饮、通阳。

处方：阳和汤。

麻黄 3g　桂枝 12g　熟地黄 12g　鹿角霜 3g　白芥子 12g　炮姜 5g　2 ~ 4 剂

8 月 19 日二诊：自述上方带回，有人说处方是治阴疽之药，遂曰：咽干口渴岂能妄服此药。但家属劝其试服，以观病情变化。遂服一小杯，未见反感；乃服一大杯，咽干口渴、恶寒有不同程度减轻；连服 6 剂，不仅减去衣帽，而恶寒、鼻干、口渴、咽燥疼痛亦不存在了。现着单薄衣衫亦不觉冷，可食热物，知味，心烦等症全部消失，唯齿龈疼痛，须再服药，乃处祛风通络之药方带回服用。

按：根据《金匮》“胸中有留饮，其人短气而渴，四肢历节痛，脉沉者有留饮”之文，与本例非常符合。患者由于痰涎阻滞经脉，留伏筋骨。其临床表现外似寒极，内似热极，数年来屡经清热解毒，反致营卫紊乱，阳气阻遏，内外不通，病势益重。当务之急，唯有通阳、祛饮，使痰涎得去，阳气得通，气机疏畅，则诸症可退。故不少疾病，在一般治疗无效时，当考虑是否痰涎为患？

5. 肺痨咳血 2 例

案一、阴虚火旺，肺络损伤

肖某，男，55 岁，什邡县。1974 年 8 月 16 日诊。

患者长期咳嗽，近数月加剧。痰少色黄，午后潮热，夜间盗汗，心悸，短气，且近来口中腥臭，大口咳血，纳食减少，脘闷腹胀，眠差，口干，手足欠温，大便结燥，身体羸瘦。舌红苔少色黄，脉细数。

辨证：阴虚火旺，肺络损伤。

治法：滋阴降火，润肺止血。

方药：月华丸加减。

二冬各12g　二地各12g　明参25g　百合16g　山药16g　苡仁12g　京半夏12g　阿胶6g（烊化冲服）　三七粉3g（冲服）　白及12g　侧柏叶16g　茯苓12g　仙鹤草3g　2剂

8月21日二诊：服药2剂后，病情减轻，仅早晨一二口痰，痰中带血丝。腹胀纳差，身倦无力，大便干燥，尿黄少，口干，舌苔黄，脉细数。继进滋阴润肺，清热止血，兼助脾胃。

沙参25g　麦冬16g　玉竹12g　百合16g　黄芩12g　丹皮12g　厚朴12g　谷芽16g　白及3g　侧柏炭16g　仙鹤草3g　三七粉3g（冲服）　2剂

8月25日三诊：服上方2剂，咳血停止；继续服药8剂，咳嗽及其他症状基本消除。

按：肺痨一病，即西医学所指的肺结核。一般病程较长，主要病机是阴虚肺热，最易损伤肺络，引起咳血。内科杂病中所见的咳血，十之七八由肺痨所致。本例患者长期咳嗽，肺阴渐伤，虚火劫灼肾阴而成水亏火炽之患。因火热熏灼，炼液为痰，故表现痰少色黄。肺肾气虚，不能收纳，故短气。虚火郁蒸则午后潮热。阴不敛阳，津液外泄则盗汗。虚火灼伤肺络则吐血。痨热耗伤精血，肌肤失养，故身体羸瘦。阴虚火炽，神不守舍，故失眠。舌红、苔黄少、脉细数，亦属阴虚火旺之象。统观本病，为阴虚火旺所致之肺痨咳嗽。治应滋阴降火，润肺止血。月华丸及百合固金汤为常用方剂。本例用月华丸加减，方中以二冬、二地、沙参、百合滋养肺肾之阴，壮水制火；山药、苡仁，补土生金；茯苓、京半夏渗湿化痰，兼防阴柔之品害胃之弊。阿胶、三七、白及、仙鹤草，养血止血。月华丸原方当有獭肝，价昂药缺，一般可不用。服药2剂后病势即见减轻，此后即在此基础上加减化裁，咳嗽咯血等症基本消除。但对肺痨一病，为了彻底治愈，现今一般采用中西医药互补治疗，收效更好。

案二、气阴亏乏，虚火上炎

张某，女，45岁，住什邡皂角公社。1974年9月5日诊。

反复咳嗽20余年，经闭10年。现仍咳嗽，胸痛，咳血，午后潮热，手足心热，盗汗，口燥咽干，心烦易怒，食欲减少。患者形体消瘦，精神倦怠，两颧发赤。舌质红，苔薄微黄，脉细数。

患者18岁结婚，生育四胎，近10年月经未潮。其父中华人民共和国成立前因多年咳血而死。

辨证：气阴亏乏，虚火上炎，肺失濡润，脉络损伤。

治法：养阴清热，润肺止血。

方药：月华丸加减。

天冬 12g　麦冬 12g　贝母 12g　沙参 16g　生地黄 12g　茯苓 12g　怀山药 12g 百部 12g　三七粉 3g（冲服）　白茅根 25g

9 月 20 日二诊：服上方 4 剂，症状无明显改善，且有痰多、心悸、失眠、肢体浮肿等症状。前方重在滋养肺阴，本病病程较久，肾阴亦虚，故虽补肺阴，而疗效不明显。拟增加滋补肾阴之品，“壮水之主，以制阳光”。以月华丸合六味地黄丸加减。

天冬 12g　麦冬 12g　贝母 12g　沙参 16g　扁豆 16g　谷芽 3g　百部 12g　丹皮 12g 白及 16g　三七粉 3g（冲服）　熟地黄 12g　枣皮 12g　淮蓟 12g　泽泻 12g　茯苓 12g

服药 10 剂后，患者症状显著改善。

按：本例与上例相同，虽均为肺痨咳血，但病轻重有别。此患者由于气阴亏乏，精血不充，故形体消瘦，经闭 10 年。初用月华丸加减，方药与上例大同小异，但疗效不如上例理想，究其根源，系本例患者，肺痨多年，五脏之疾，穷必及肾，肾阴亏虚，以致缠绵难愈。故用月华丸加减养肺阴的同时，加入六味地黄丸滋补肾水，壮水制火，即收到较好效果，病情日趋改善。

6. 咯血 1 例

刘某，男，49 岁，干部。于 1979 年 7 月 16 日前来诊治。

反复咯血 8 天，加重伴身热 1 天。8 天前突然痰中带紫红色血丝，初有少量血块，继则咯鲜血。我院萤光照片，诊为双下肺支气管间质炎。经卧床休息和消炎止血药物治疗，咯血缓解。起床解便，咯血又作，先后咯血量约 200mL。昨日又见身热恶寒，腋温午前为 37℃，午后为 38.3℃左右；觉头顶及前额闷胀，疼痛如裂，脘腹痞满，午后尤甚。食欲减退，大便秘结，尿黄短少而疼痛。诊时，卧床不起，面色略暗，舌质淡红，苔淡黄而粗、根部稍厚，脉缓。

综其脉症，属湿热郁滞肺胃，损伤肺络所致。恐其大出血，急以宣肺透邪清化湿热，佐以止血之法。仿三仁汤与十灰散：

杏仁 10g　苡仁 24g　淡竹叶 12g　鲜大豆黄卷 30g　通草 3g　鲜荷叶半张　白茅根 30g　银花 15g　山栀仁 10g　小蓟 15g　炒茜根 12g　炒山楂 15g。

二诊：速服上方 4 剂，得微汗而恶寒身热渐退，咯血停止，渐思饮食，唯大便不通畅，尿赤。予宣肺运脾，清热渗湿。以三仁汤为主。

杏仁 10g　薏苡仁 15g　白豆蔻 6g　厚朴花 10g　淡竹叶 10g　滑石 10g　通草 3g　建曲 15g　白茅根 30g　麦芽 24g　鲜大豆卷 30g　茯苓 18g。

三诊：服上方 4 剂，腹胀、头昏消失，唯觉五心发热，睡眠尚少，苔黄粗乏津，脉缓无力。湿热虽退，脾胃亦衰，治宜甘淡运脾。

明沙参 15g　苡仁 12g　谷芽 30g　白茅根 30g　茯苓 15g　麦冬 12 丸　山楂 15g　大黄豆卷 30g　通草 3g　白菊花 9g。

四诊：服上方 2 剂，五心发热好转，我院萤光照片复查，胸部正常。继以清暑益气汤随证加减，调理善后。

后学点按：咯血一证，病因繁多，重在辨血的量、色、质变化。本病咯血鲜红伴发热，午后甚，苔黄腻，显为肺胃湿热伤络。三仁汤宣上、运中、渗下，清三焦湿热之本；十灰散清热、凉血、止血，治肺胃络伤之标。10 剂热清血止而复常。

7. 便血 1 例

张某，女，28 岁，农民。1976 年 7 月 10 日初诊。

主症：素有便血史 2 年余。2 年来患者每解大便均有血液混杂。初病时，下血如溅，血色鲜红，肛门不痛，检查无实质病变。经当地服药后，血便减少，血色由红转黯。由于间断服药，时好时下，至今未愈。适逢这次人工流产 20 天后，又见恶露不尽，血色黯红偏黑、有块，小腹时痛，大便下血加重；并伴口苦，头晕，纳差乏力等。就诊时，舌质红，苔薄黄少津，脉濡数无力。

辨证分析：初病应为湿热蕴蒸之肠风下血，肛门不痛非肛裂。经治疗，血色由红变紫黯，乃湿热渐减。加之引产后恶露不尽，瘀滞则见血色黯而有块；并兼腹痛，口苦，纳差，乏力，苔黄等。

诊断：湿热未尽，虚中夹瘀。

治法：泻热止血，祛风散瘀。

处方：地榆苦酒汤，加焦山楂、红糖治之。

炒地榆 21g　苦酒（醋）30mL　炒乌梅 15g　僵蚕 15g　炒山楂 30g　红糖 30g

水煎服，嘱服 4 剂。

二诊：服上方后，腹痛好转，便血及恶露减少，说明药中病机。仍守上方加炒艾叶以止血，又服 3 剂。

三诊：服药后，便血、恶露已尽，纳增，舌苔不黄，但仍头晕，脉无力。此湿热已去，中虚犹存。又于上方去山楂、艾叶，减地榆量，再合四君子汤健脾益气，再服 3 剂。药后，诸症好转，病已痊愈。又以归脾丸调养善后，未再复发。

按：本案是随彭师在彭县带习时所诊病例整理而成。彭师认为，此例便血，有湿热渐去，由实转虚的过程。又兼产后恶露，腹泻腹痛，久之可致虚实错杂。故初病下血如溅，色红不痛者，此肠风下血之证。治疗后，血色由红转黯，又为脏毒（内痔出血）。但无论便血与恶露，总为下部出血，均可异病同治。彭师抓住了这个病机，选他最常用治便血的地榆苦酒汤为基础随证化裁。方用地榆凉血泻热；苦酒味酸清泄，以消其未尽之湿热。用炒乌梅、炒地榆与醋之酸收共达收敛止血之功，而无碍湿之弊。僵蚕祛风解毒、消肿散结以治肠风、脏毒之证。炒山楂活血散瘀，专治产后腹痛，恶露不尽，又能使止血而不留瘀。红糖生血，补其中虚。如此数味，清凉与酸收结合，散瘀与止血并用。此专病专方，又灵活取舍，非临证有年，实难为也。

8. 鼻衄 4 例

案一、肺胃郁热

王某，女，51 岁，什邡县永兴农民。1975 年 8 月初诊。

鼻衄一周。一周内鼻衄数次，总计出血量共 300mL 左右。曾用凡士林纱条填塞鼻腔止血，但尚未完全控制。现仍有少量出血，头晕，口渴欲饮，心累，烦躁，有饥饿感，小便黄烫，舌红苔黄，脉数。检查：左鼻腔黏膜充血，血小板计数正常。

辨证：肺胃郁热，灼伤络脉。

治法：清热凉血，佐以止血。

方药：玉女煎合犀角地黄汤加减。

石膏 22g　生地黄 16g　知母 12g　玄参 22g　赤芍 16g　丹皮 12g　牛膝

12g　白茅根 22g　黄芩 12g　旱莲草 16g　2 剂

8 月 30 日二诊：服 2 剂后，鼻衄止，饥饿感消失。但觉鼻孔出气尚热，鼻部觉胀，下肢冷，苔薄黄。热势稍减，继以犀角地黄汤加味，清热凉血，导热下行。

水牛角 3g（久煎）生地黄 16g　丹皮 12g　白芍 16g　旱莲草 16g　牛膝 12g　降香 12g　黄芩 12g　3 剂

9 月 4 日三诊：诸症悉减，仅觉头微晕胀，目不了了，鼻涕浓稠，舌红苔薄白。余热未尽，以清络饮加减，清理肺胃余热。

荷叶 16g　银花 16g　丝瓜皮 16g　竹叶心 16g　鲜扁豆花 16g　旱莲草 16g　2 剂

按：鼻为肺窍，足阳明胃的经脉上交鼻頞。本例患者由于肺胃热盛，灼伤络脉而导致鼻衄。辨证的要点除鼻衄外，兼见口渴引饮、烦躁、小便黄热、舌质红、脉数等内热壅盛的脉症。方中包含有白虎汤，故清气分热的作用较强。玉女煎清热凉血，加入赤芍、丹皮、玄参、旱莲草等药，意在加强清血分之热的作用，以达到气血两清。黄芩、茅根清热止血。二诊时热势已减，鼻衄已止，用犀角地黄汤加味，从上方减去石膏、知母，重在清血分之热。犀角稀少昂贵，现一般以水牛角代替。据一些实验及临床研究报道，其清热止血、解痉作用与犀角相近，值得采用。一、二诊中所用牛膝、降香可以导气血下行。缪仲淳说："气有余便是火，气降则火降，火降则血不外溢。"对于上述的热证出血，用该二药可以加强止血作用。三诊诸症已除，故以清络饮清理肺胃余热而善其后。

案二、肝肺失调，虚热上乘

陈某，男，30 岁，住彭县军屯。1972 年 5 月 2 日初诊。

主诉：鼻衄复发 4 个月不愈。

自述：其父和患者及其儿子三代都有一侧鼻孔出血史。每逢冬、春、夏交际之时均可发作，尤以夏季发作时间较长，从 4 月起至 7 月底乃止。父亲流鼻血 30 多岁方愈。患者于今年初鼻衄又发作，仍系左侧鼻孔流血，血量时少时多，血色鲜红。二便正常。曾数服中西药未效。舌淡，苔细白，脉弦、两寸尤大。

综上病情，患者三代都有相同的鼻衄病家族史，是因先后天不足，不能适应气候变化，肝阳旺而肺阴虚，木火刑金，是发生鼻衄的主要根源。初冬为"小阳春"，阴气闭藏而未尽藏之时；春为阳气开始萌动，厥阴风木当令；初夏为阳气发生之际。故春夏季节鼻衄较冬季为多。血色鲜红，量时多时少，正是木火刑金、迫血妄行的具体表现。脉弦而两寸独大，系肝郁肺热之征。故治则先以四生丸苦甘化阴，使血随火降，继以苦辛酸甘复阴，取其补肺益肝，虚热不致上扰而达止血目的。

处方一

生地黄 9g　侧柏炭 12g　荷叶 9g　焦艾 5g　1 剂

处方二

炒荆芥 9g　山药 12g　乌梅 9g　甘草 3g　党参 12g　炮姜炭 6g　白芍 16g　阿胶 9g　2 剂

5 月 8 日二诊：自述服上方 2 剂后，诸症悉减，鼻衄即止，但觉口干，余无他症。仍从补土生金论治。

炮姜炭 9g　甘草 3g　阿胶 12g　白芍 12g　山药 16g　乌梅 9g　生地黄 6g　4 剂

6 月 14 日随访，患者自述服上方 4 剂后，诸症痊愈，至今未发。

按：《内经》云："阳络伤则血外溢，血外溢则吐衄。"衄血属实热者颇多，然亦有因虚热而衄血者不可不辨。

本例鼻衄则系素禀不足，肝肺失调，虚热上乘，直犯清道而出于鼻。该鼻衄久不止，其治法则切不可苦寒泻热，以虚其虚，而采用苦甘酸平、苦甘辛平之剂，调肝补肺，使血随火降，肝经虚热而不致上扰肺络，血得其养，而鼻衄自止。

案三、暑热刑金，损伤肺络

卢某，女，40 岁，彭县军屯，川化地质队职工。1976 年 6 月 20 日因出鼻血不止，特来中医门诊求治。

自述：因受暑热鼻出血一天多，经西医注射止血药，纱布条填塞等处理，仍大出血不止。血色鲜红，自觉鼻中有热感，血量较多，大约 800mL。兼之胸胁胀痛，全身发热，头昏口干，心烦易怒，恶心欲吐，小便色黄量少，大便干燥。舌质红，舌苔干白，脉细数。

未病之前，经常月经提前 10 多天，经量虽少而色紫暗。平日大便干燥。3 年前曾感五心烦热，热气上冲，心烦欲吐，肠鸣腹泻，现在又出现这些症状，比 3

年前还有所加重。

综上病情，患者平素系胃阴不足而肝热偏盛之体。时值暑令又中暑热、外热引动肝热，以致内外合热，损伤阳络，迫血随经上逆，暑热刑金，血随清窍而出，故鼻衄不止。肝热易化火生风，肝火动则十一经之火皆动。肝火随经上窜，则胁肋胀痛、全身发热、心烦易怒、舌质红；肝火夹督脉上冲，则头昏目眩；肝阴伤损，故脉细数；肝经过胁肋，入少腹，下络阴器，故胁肋胀痛；火热内扰，则小便先黄。至于大便干燥、五心烦热、月经提前、血色紫暗、恶心欲吐等症是肝胃阴虚、肝阳上亢之征。大便干燥或肠鸣腹泻，亦为胃阴伤耗、肝热炽盛的具体表现。据此辨为肝热与暑热内外合邪，气血两燔，迫血妄行之鼻衄。治宜清肝泻火，滋阴止血。

生地黄 16g　沙参 22g　麦冬 12g　山栀子 9g　青皮 9g　青黛 12g　白芍 31g　鲜牛膝 16g　白及 16g　仙鹤草 31g　三七粉 3g　炮姜炭 3g　丹皮 9g　2 剂

6 月 22 日二诊：上方服 2 剂后，鼻衄已止。出现身倦无力，头昏目眩，恶心，心悸怔忡。经静脉滴注盐水 1000mL 后，上述症状减轻，而五心烦热、热气上冲、恶心呕吐、肠鸣腹泻等症仍在。舌质红，脉细数。此为肝热渐退，肝胃阴伤之证。治宜养阴清热，益气生津。

沙参 31g　玉竹 12g　麦冬 12g　石斛 12g　白芍 12g　白蒺藜 12g　山药 16g　法夏 12g　淡竹叶 9g　炮参 16g　木香 6g　黄连叶 16g　赭石 25g　2 ~ 4 剂

6 月 29 日三诊：服上方 6 剂后，呕吐消失，诸症已减，二便正常，唯手足酸软痛。脉略细数，舌质淡红，舌苔白。此为邪退正虚，气阴两亏，血不营经。治宜滋养肝肾，益气补血。

党参 16g　黄芪 16g　当归 16g　麦冬 16g　白芍 16g　陈皮 9g　制首乌 16g　鸡血藤 31g　枸杞子 16g　丹参 16g　女贞子 16g　旱莲 31g　4 剂

7 月 20 日随访，服上方 4 剂后，症状消失，至今未觉不适，故未再服药。

按：此病为肝火偏亢，木火刑金，迫血妄行。由于肝火上扰，灼伤肺阴，损伤肺络，肺开窍于鼻，故鼻衄。肝经循行两胁肋，气机不顺，而致胸胁胀痛。肝火旺盛，虚火上冲，故全身发热，口干心烦易怒。清阳被阻，故头昏目眩。月经提前、色紫暗为平素肝热所致。小便短黄、大便干燥，乃热灼津液。舌质淡红，苔薄白，脉细数，亦是流血过多，气阴两亏。故治疗应以“急则治其标，缓则治其本”的原则，辨证求因，抓住主要矛盾。由于肝火犯肺，肺阴伤耗，肺络伤损，而致鼻衄，故用栀子、青皮、丹皮、青黛、白芍清肝泻火；再用沙参、麦冬、白及滋养肺阴；牛膝引热下行；三七粉、仙鹤草活血止血；佐以少量炮姜以免上药苦寒太过而致血滞。二诊因热势已减，余热未尽，失血过多，耗伤气血津液，故以沙参、麦冬、玉竹、石斛养阴清热；用淡竹叶、黄连以清余热；热邪熏蒸，胃气上逆故恶心呕吐，故以白及、白芍、法夏、木香平肝降逆，和胃止呕；炮参、山药扶正补虚。三诊由于失血过多，伤阴耗液，正气虚衰，气阴两亏，肝血不足，筋脉失养，而致手足酸痛。根据“缓则治本”的法则，肝肾气阴两亏，血不营经，故用黄芪、党参、当归、白芍、制首乌、鸡血藤、陈皮补益气血，调理气机；佐以麦冬、枸杞子、丹皮、女贞子、旱莲等药滋养肝肾。此病因抓住了“治病求因”的法则，故收到了较好的效果。

案四、脾不统血

徐某，男，30岁，住彭县敖平。1976年5月31日诊。

主诉：鼻衄复发半月。从1971年开始经常发生鼻衄，经中西医治疗俱无效。近半月来1～2日或5～6日出一次鼻血，出血量多，色鲜红或暗红，并伴有心悸、头晕、耳鸣、纳差、脘腹胀闷，全身乏力，大便干燥，小便时黄，面部有紫斑，舌质淡，苔薄白，脉结。10年前曾患呕吐腹泻，经西医诊为胃肠炎治愈。

根据以上证候、脉象、舌色，以及鼻血久不止的病史，本病系心脾血虚，脾不统血所致。先有脾胃功能伤损，脾失健运，以致纳差、脘腹胀满。转输精气之失常，气血生化之源不足，心失血养，故心悸；气为血帅，血为气母，气虚不能推动血液畅行，血虚不能载气周流，气不煦而血不濡，故脉结；气血虚弱，不能充分濡养四肢百骸，故全身无力；头昏耳鸣，舌苔薄白，舌质淡，皆为血虚之征。鼻衄频作、面部紫斑，亦是脾不统血、血液外溢之象。血色时红时暗，大便结燥，小便时黄，皆为中气不足、血虚津亏之征。综上所述，本病系心脾血虚，脾不统血所致。治疗原则宜补脾养心，益气生血。拟以归脾丸加减。

党参31g　白术16g　黄芪31g　当归6g　远志9g　大枣31g　寸冬12g　牛膝9g　生地黄31g　甘草3g　木通9g　旱莲草31g

5月29日二诊：服上方4剂后，近几天鼻血未再流，食欲转佳，情志愉快，面部紫斑减少，有时心悸，全身乏力，头昏，鼻孔发痒，舌质淡红，苔薄白，脉细数无力。是病情减轻而气血仍虚。治宜以和卫养营，清热益气为治。

桂枝 5g　白芍 31g　生地黄 31g　枸杞子 12g　黄芪 31g　怀山药 31g　蜂糖 12g 地骨皮 12g　白蒺藜 31g　焦芥 9g　甘草 3g　2 剂

一月后随访，患者述服药后诸症消失，未再鼻衄，饮食精神较上月好，体重亦有增加。

按：本病为心脾失调以致鼻衄久不止，是心脾气血俱虚不能统摄血液，故首剂方用归脾汤补益气血。方中佐以木通、牛膝引血归经，故服 4 剂药而鼻衄即止，紫斑减少，食欲转佳。但气血仍虚，防其生风动火，故二诊用桂枝汤加减，化气调阴阳，以和卫调营，佐以祛风清热，巩固疗效，庶无复发。

9. 紫癜 2 例

案一、心脾俱虚

贺某，女，30 岁，住什邡县。1974 年 7 月 14 日诊。

反复发生皮下紫斑及牙龈出血 2 年余。曾用中、西药物治疗，未能控制。现手掌发热出汗，有血腥气，神倦乏力，时感饥饿，饿甚之时则突然昏倒。面色暗淡，舌质淡，苔少，脉弱。

辨证：气血不足，心脾俱虚。

治法：益气养血，补益心脾。

党参 25g　阿胶 12g　白芍 12g　熟地黄 12g　山药 25g　首乌 25g　枸杞子 12g　女贞 16g　黄芪 25g　陈皮 12g　茯苓 12g　苡仁 12g

上药服 4 剂后，牙龈出血已止，皮下紫斑减少，未发生昏倒，手掌出汗减少。上方去陈皮、苡仁，加枣皮 12g、菟丝子 12g。嘱服 4 剂，但患者仅服 1 剂后就觉效果不好，改服前方，连进数剂后诸症消失。1974 年 9 月随访，除下肢留有紫斑痕迹外，已告痊愈。

按：本例患者由于心脾虚衰，气血不足，血失统摄而发生皮下及牙龈出血。反复出血之后，导致气血更加亏虚，以致神疲乏力、面色暗淡、舌质淡、脉弱。时感饥饿是脾胃亏虚，中虚求食之象。手掌发热，为气虚发热之征。当用甘温除热，治疗重用参、芪益气摄血，阿胶、熟地黄、首乌、枸杞子、白芍、女贞补血益精，滋养肝肾，山药、茯苓、苡仁、陈皮健脾和中，取得较好疗效。二诊时曾去苡仁、陈皮而加枣皮、菟丝子，患者服后，觉疗效不如原方。这表明诸虚之中，有主有次，本例以气血亏虚为主，减苡仁、陈皮之健脾和中，而过多加入滋补肝肾之品，于本患者反为不宜。

案二、血虚肝郁

吴某，男，44岁，住彭县。1976年5月2日诊。

自述：从1972年开始皮下出血，曾几次住院治疗，西医诊断为“出血性紫癜”。经中西药治疗，症状有所缓解而出院。后病情反复，症状加重时又来住院。现在四肢出现红色疹子，分布均匀，下肢浮肿，自感胸中有热气上冲。小便灼热，尿中带血，大便夹血而色红。全身发热，午后尤甚，口苦，口干不渴，全身乏力，头昏眼花。若疹子出现在四肢则上述症状突出，当疹子隐陷后则发生腹痛。面色萎黄，舌质淡红，苔白，后半部微黄乏津，脉虚数。

据以上脉症，本病因于肝脾气血失调所致。以脾统血，气为血之帅，脾主四肢肌肉，大小肠俱统属于脾胃。今大便下血、四肢皮下出血，皆为气不摄血，脾不统血则血外溢之征。气血俱虚不能濡养四肢百骸，故下肢浮肿、全身乏力。阴络伤则血下溢，肝藏血而主疏泄，肝经过腹络阴器，血虚生热化火生风，损伤阴络，故小便灼热、尿中带血；肝开窍于目，目得血能视，肝脾血虚不能上营于头目，故头昏眼花、面色萎黄无华。疹子色红、大便中夹带血而色红、自感胸中有热气上冲、午后尤甚、口苦口干、舌苔微黄乏津、脉虚数等症皆属血虚生热之象。以卫行脉外，营行脉中，营司于肝，脾为卫之源。今患者血虚肝郁，则营卫气血运行不畅，郁热外溢，迫血外溢于四肢，则发红疹，热象外现。若疹子不外出，内陷于肝脾则气机不利，故疹子隐陷而发生腹痛。

综上所述，本病出血紫癜，为肝不藏血，脾不统血所致。治宜酸敛收涩，以和肝养血，似以济生乌梅丸合地榆苦酒煎。

乌梅16g　僵蚕9g　苦酒31g　地榆炭9g

5月5日二诊：服上方2剂后，大便下血已止，尿中已无血，腹也不痛，发热减轻，余症亦有所缓解。但四肢红疹更加显露，疹点由小变大；舌质红，苔白干，脉弦细而稍快。诸症减轻而疹子更加显露亦为气血虚弱、脾不统血的具体表现。治宜益气摄血，拟以归脾丸。

处方：归脾丸2盒，嘱每日服2次，每次服2丸。

5月17日三诊：服上方后，四肢疹子消退，皮肤发痒，呈糠状脱屑。二便正常，余症消失，仍头昏有微痛感，睡眠较差；舌质淡红，苔白，脉弦滑。此为气血渐复，肝脾得调，故诸血症消失。但血仍不足而生风，肝阳未复而生痰，风痰随经窜于肌肤，上扰清空，故见头昏微痛、睡眠较差、脉弦滑等症。治宜平肝疏风，健脾祛痰。拟以半夏白术天麻汤加味。

半夏 12g　白术 9g　天麻 12g　茯苓 12g　苡仁 16g　钩藤 12g　僵蚕 9g　蝉蜕 6g　山药 12g　陈皮 9g　芜蔚子 9g　甘草 3g　2 剂

一月后顺访，服上方后，诸症痊愈，至今未发。

按：本病为肝脾失调所致的出血证，在治疗上大体分为三个阶段：首诊用济生乌梅丸合地榆苦酒煎，酸敛涩血，方中乌梅、苦酒、地榆炭苦酸合用直入肝经血分，以敛肝和营；僵蚕以平肝，使肝之疏泄恢复正常，故二便血自止。此即木静风恬之意。二诊时二便血止，腹也不痛，唯皮下出血仍未止，此为脾不统血之征，故用归脾丸。取治肝补脾，益气摄血，使脾经生化气血以养肝，肝脾功能恢复正常，故诸血症消失，体现了正本清源、补虚扶弱的治疗原则。三诊诸症悉减，唯头昏微痛，睡眠较差，皮肤发痒脱屑，此为风痰阻滞肌肤、上扰清空所致，故用半夏白术天麻汤加味。方中二陈祛痰利气以调中，天麻、钩藤、僵蚕、蝉蜕、芜蔚子平肝疏风；白术、山药、苡仁补气健脾，渗湿和中，以绝生痰之源，故诸症痊愈。本病在治疗上始终抓住肝脾，取得了满意的疗效。可见治病必求其本，是临床上必须遵守的原则。

10. 发热 2 例

案一、气虚发热

马某，女，41 岁，工人。于 1979 年 3 月 8 日初诊。

反复发热、心悸、失眠 20 余年，20 多年来，不时发热，体温最高可达 40℃，经常阵阵心悸，失眠多梦，脘腹胀痛，大便稀溏，月经错乱、量多。多方检查，除“阵发性心动过速”外，余无异常。察其舌淡，苔白薄，脉弦细。

辨证：脾胃气虚，中气下陷厥阴，以致肝胃失调。

治法：升阳益胃，仿补中益气汤。

泡参 25g　山药 15g　黄芪 25g　当归 6g　柴胡 10g　白芍 12g　葛根 15g　陈皮 10g　茯苓 12g　谷芽 30g　甘草 3g

二诊：服上方 7 剂，发热、心律不齐次数减少，唯睡眠少而梦多。以逍遥散加牡蛎，理脾开郁和中。

三诊：服上方 4 剂，心悸每日只发作 1 次，唯脘腹胀痛不适。仍宗前法，调整如下：

山药 12g　乌梅 10g　白芍 10g　谷芽 25g　苡仁 15g　茯苓 12g　陈皮 10g　莱菔头 25g　沙参 12g　大豆卷 12g

四诊：服上方 10 剂，诸症消失，睡眠好转。前方去莱菔头继服，巩固疗效。

按：发热起因较多，此案反复发热 20 多年，兼之心悸失眠、月经不调等症，为气血俱虚，人所共知，但久服补益之剂不效的原因何在？ 盖中气不足，清阳不升，下陷厥阴，致厥阴肝失其疏泄，不能内寄相火。此种发热、心悸、月事不调诸般见症，若只嗜补益，必愈补愈陷愈郁，致使迁延不愈。补中益气汤中佐以白芍，即寓逍遥散于其中，使中气得复，肝郁得疏，相火藏而营卫和，20 年发热岂不愈乎?

案二、胆胃湿热阻滞

霍某，男，62 岁，家住轻工业局宿舍。

患者因胆结石病住院，术后发烧，虽经插管引流、西药抗菌消炎，仍发烧不退，偶尔热退，一周后又复发烧，两目微黄。拟再次手术，但患者体质虚弱，不能胜任；又拟以大黄、芒硝攻下排石，但患者及其家属俱不同意。乃于 1977 年 2 月 6 日请中医会诊。

患者体质瘦弱，面色淡黄，目睛微黄，尿黄少，口苦，不思食，大便时干时稀，头额发热，体温 38℃左右，呵欠连声，舌苔黄白相兼、少津，脉缓无力。

辨证：胆胃湿热阻滞。

治法：清胆和胃，开郁散结。

方药：清化汤合保和丸加减。

银花 16g　连翘 12g　陈皮 12g　建曲 16g　麦芽 25g　山楂 16g　半夏 12g　茯苓 16g　淡竹叶 12g　鸡内金 12g　海金沙 12g　白茵陈 12g　通草 3g　4 剂

用法：水煎服，两日 1 剂，分 6 次服。

二诊：体温接近正常，睡眠略有好转，唯胸中痞闷，舌苔白厚，余症同前。仍以上方加白豆蔻 12g。再服 4 剂后，诸症大有好转，唯身倦气短，目睛微黄，小便黄，胆汁引出清亮，瓶底有少量如海金沙状物粒沉淀，前方去连翘、白茵陈，加晚蚕砂 12g，红饭豆 16g。守方 10 余剂，体温正常，能下床行走，目睛不黄，小便清澈，饮食增加，但下半夜不能入睡，脉虚舌淡。停止胆汁引流观察。中医处方：沙参、苡仁、山药、茯苓、谷芽、海金沙、鸡内金、砂仁，嘱服 8 剂。于 3 月底检查，一切恢复正常，拔管观察，改用六君子汤加当归、黄芪，嘱服 10 余剂，未见复发。

后学点按：该案患者高龄，患胆结石手术后感染而发热不退。虽用西药消炎抗菌而无效者，乃湿热阻滞也。西药只消炎，不能利湿，湿热郁遏于肝胆，故发热不退、双目微黄。治当清利肝胆湿热，佐以化滞。方中金银花、连翘、淡竹叶清热解毒治热邪；白茵陈、海金沙、茯苓、通草清利湿热又利胆；陈皮、半夏、神曲、山楂、鸡内金和胃化滞畅气机。故坚持连服 10 余剂，药后热退而病安。

11. 湿热病 4 例

案一、湿遏卫气，郁滞化热

孙某，男，住四川新华社。1977 年 7 月 20 日诊。

一周前发高烧，体温 39℃，恶寒，头痛，一身疼，汗多，恶心。曾经中西医治疗，效果不著，始来求治。时值三秋大热天气，患者面色晦暗而发油光。述头重痛，身酸疼，恶寒，喜着厚衣，汗多，口苦，心烦热，脘腹胀满，大便不爽，食少，时恶心呕吐，嗜食苦味，小便不利，尿黄少。舌略红，苔黄厚，脉弦缓。

诊断：湿遏卫气，郁滞化热。

辨证分析：湿为阴邪，易伤阳气，卫阳为湿遏，故恶寒喜着厚衣，湿邪上冒清阳则头痛，阻滞经络则身酸疼。阳明之脉荣于面，湿热熏蒸，故面色晦暗而发油光；热迫津液外溢，故汗多。火热上扰，故口苦心烦热，三焦升降失司，故脘腹胀满、大便不爽；胃气不降、气逆于上，故恶心呕吐而食少；苦能燥湿，故嗜食苦味。湿热阻滞故舌质略红、苔黄厚。尿黄少、脉弦缓均为湿热郁滞之征。

治法：化湿清热，行气开郁，宣通气机，升降脾胃以治之。

处方：越鞠丸加减。

川芎 12g　苍术 12g　建曲 16g　香附 12g　黄连 3g 半　藿香 12g　法夏 12g　茯苓 12g　白豆蔻 12g　通草 3g

7 月 25 日二诊：服上方 4 剂，诸症均减，唯尚觉心烦口苦，脘闷不舒，腹满便溏，小便不利，嗜食苦味，衣着已减去一半，苔厚粗白，脉微弦缓。仍宗前法，改用半苓汤加味。

黄连 4.5g　法夏 12g　茯苓 12g　枳实 12g　厚朴 12g　杏仁 12g　白豆蔻 12g　大腹皮 12g　建曲 16g　生姜 6g　通草 3g

8 月 1 日三诊：服前方 4 剂，诸症悉解。尚觉口苦，饮食不香，舌淡红，苔白滑，脉微虚数，左大于右。此为湿邪未尽，用甘淡运脾除湿之法，以善其后。

泡参 16g　谷芽 25g　陈皮 12g　法夏 12g　白豆蔻 12g　藿香 12g　黄连 3g　建曲 16g　通草 3g　白术 12g

嘱服 4 剂而愈。

按：本证与湿温证不同，其病变局限，集中表现为脾胃湿热征象，而不深入营血。长夏初秋雨湿较盛季节，天之热气下逼，地之湿气上蒸，热蒸湿动，湿邪易袭人体。因此，外湿是本病的致病条件；脾胃运化失调，水湿内生，则是其内在因素。水湿不运，湿邪阻遏卫气，故见一派湿郁卫气、脾胃功能失调证候。本案初诊抓住病变中心为湿阻卫气，郁而化热之病机，施以升降脾胃、化湿清热之法。然越鞠丸乃治六郁之方，以湿热之证多郁，故灵活加减，切合病情，奏效迅速。古训“泥其法而不泥其方”应细心穷究，方能得心应手。

案二、肝胆湿热，气机不利

赵某，女，25 岁，彭县粮食局。1976 年 7 月 25 日初诊。

患者曾于 1970 年患胆囊炎，经彭县某医院治疗，症状消失。现感右肋下剧烈疼痛拒按，牵引背部酸痛一天；并伴有食欲不振，恶心呕吐恶寒发热，面色和皮肤发黄，口苦，小便短赤。月经期定时，但量多；白带亦多，有腥臭气味。舌质红，苔黄腻、少津，脉弦滑。

综上脉症，为患者素体胆胃失调，今因湿热内聚，郁滞胆胃复发为病。右肋下为肝胆所居，其经脉所布，并循环于膈上肩胛。胆气郁结则胁下剧烈疼痛，拒按，并引痛肩背。湿热蒸腾，胆汁不循常道而溢于肌肤，则皮肤发黄。湿热郁滞胆胃，致使胆胃气上逆则口苦、恶心、呕吐；邪侵于足少阳胆经，正邪相争，营卫失和则恶寒发热。白带亦多、有腥臭气味，苔黄腻、少津，脉弦滑等均为胆气郁结、湿热下注之征。此为肝胆湿热，气机不利。治宜清利胆胃湿热，化滞止痛。拟柴胡疏肝散加味。

枳实 9g　柴胡 9g　白芍 12g　川芎 6g　香附 12g　川楝 9g　佛手 6g　栀子 9g　苡仁 16g　黄连 6g　甘草 6g

并用西药阿托品 0.3mg×6，维生素 B_1 20mg×6，暂时控制疼痛症状。

7 月 27 日二诊：服上方 2 剂后，胁肋痛大减，右胁肋若按还有隐痛。小便有灼热感，白带明显减少，食欲有所增加。口干，口苦，舌淡苔白，脉弦，为湿热阻滞，气机不利。虽症状有所减轻，但病势仍在，正气未衰。治以清利湿热，疏通气机，少佐扶正之品，用柴平散加味。

柴胡 6g　黄芩 9g　党参 16g　生姜 16g　陈皮 12g　苍术 12g　厚朴 12g　香附 12g　苡仁 12g　木香 9g　金铃子 9g　甘草 6g

服上方 2 剂后，右胁痛和诸症消失，食欲大增。嘱服原方二剂以巩固疗效。

按：本病患者素有胆胃湿热，虽然经过治疗症状得到了控制，但余邪羁留，加之因病为湿热内蕴，郁阻胆胃，气机不利，故见右胁下疼痛、恶心呕吐等症，是因痼疾复发，故首剂以柴胡疏肝散加味清利胆胃湿热。并用阿托品、维生素止痛。继用柴平散加味连服 4 剂，诸症得以消失。

本病在治疗中，阿托品在止痛、止吐方面起到了一定作用，而二诊中的中药在清热除湿、和降胆胃、行气止痛等方面也起到了一定的作用。

案三、湿热阻遏膜原

张某，女，49 岁，彭县敖平。于 1970 年 7 月 27 日上午来诊。

因高烧、寒战、谵语时轻时重，日发三四次，入区医院经西医治疗 3 天，疗效不明显。

自述：发烧（时有谵语）寒战 3 天多，日发三四次，不思食，头晕重，神昏，心中有灼热感，小便黄，大便稀。发病前时有胁刺痛，大汗出，头晕重即发高烧。查血未见疟原虫，诊断未明。曾静脉注射庆大霉素等，三日无效。脉细弱，舌红苔黄厚。

综上脉症，初步认为是湿热阻遏膜原。膜原、三焦为化气行水之通道，湿热蕴结则气机升降出入障碍。正邪分争故寒热往复，高烧、寒战交替出现。右胁为肝胆经脉所过之处，湿热壅滞故疼痛。初病就大汗出是湿从热化，邪热迫其津液外出，必为上半身大汗，齐颈而还，故虽大汗而热不退，反而高烧寒战。“湿热乃太阴阳明同病”，脾胃先伤，故起病就不思饮食。薛生白认为“病在二经之里者，每兼厥阴风木”，湿热干及手厥阴心包，则神昏谵语、心中灼热。头为诸阳之会，湿热熏蒸，蒙蔽清阳故头晕重。三焦水道湿热充斥，故小便黄少。舌红苔白腻，为湿热将入营分之趋势。“湿热之性，脉无定体”，故内外壅滞而脉仍细弱是本病的特征。

据此诊断为湿热阻遏膜原。治宜辛香走泄，疏利气机。仿薛生白《湿热病篇》第八条之法。

槟榔 16g　厚朴 16g　草果 6g　知母 25g　黄芩 16g　青蒿 31g　法夏 16g　石菖蒲 6g　石膏 31g　滑石 31g

7 月 29 二诊：服上方 2 剂后发烧、寒战、谵语已退，神志清楚，精神好转，食欲也开始好转。而头晕重、纳差、乏力，口苦，小便黄少，大便稀，日 3 次；脉沉细，舌红苔白厚（较上次薄）等仍在。又出现了咳嗽气紧，痰多而易出之证。此为湿热之邪未消除，仍在膜原，有欲上下分消及肌表外出之势。故仍宗前法治疗，于前方略微增减。

厚朴 16g　法夏 16g　青蒿 6 钱　茵陈 25g　滑石 31g　黄连 9g　石菖蒲 6g　瓜蒌 16g　苍术 12g　泽泻 16g

8 月 1 日三诊：服上方 2 剂后，头昏重减轻，大便不稀，咳嗽咯痰止，舌苔减少。现在头顶痛，两太阳穴胀痛，胃脘痞胀，纳差，身倦，乏力，心累，心跳，睡眠差，多梦，大便时干，小便黄，脉细弱，舌红苔厚。此为湿热外达二经之表，内于阳明之里，故仍守原法。

厚朴 16g　法夏 16g　陈皮 9g　槟榔 6 钱　枳壳 9g　茵陈 16g　茯苓 12g　苍术 9g　瓜蒌仁 25g　草果仁 9g

8 月 3 日四诊：自述服上方 2 剂后，诸症基本消除而出院。现仅有纳谷消化欠佳而乏力。又因口角、郁怒不解而头昏，目眩，胃脘腹痞满，肠鸣，饥不欲食，嗜睡，小便黄，大便正常。脉细缓，舌尖红，苔白腻。此为肝郁脾湿之征，故改用运脾除湿，疏肝解郁治之，拟方越鞠丸加减。

藿香 9g　厚朴 12g　苍术 9g　神曲 12g　白豆蔻 9g　茯苓 12g　山栀仁 12g　白芍 12g　香附子 12g　谷芽 12g　麦芽 12g　茵陈 16g

8 月 14 日走访。服上方 3 剂，诸症痊愈，现仅精神欠佳，饮食稍差，舌脉转正常。此为病后正气未全复。脾为后天之本，扶正必须理脾，故改以六君子汤调理善后。

8月17日患者来医院自述，服上方2剂后精神及饮食均好。自谓痊愈。

按：湿热病是夏秋季节常见疾病之一。总是由脾胃不足，湿自内生，再吸受时令秽浊之邪，由口鼻直入心胸脾胃之间，故“湿热病由口鼻入者十之八九”，其性黏腻重着、缠绵，不若寒邪之一汗即解、温热病之一凉即退。在临证时，必须辨别病位之表里，兼少阳、三焦和厥阴风木证之多少，再辨其湿盛于热、热盛于湿或湿热俱盛之异，采用辛香开泻，芳香化浊祛邪外达或甘淡渗湿之法导湿下行。湿不与热相合，则势孤而易治疗。正如此证湿热尚在膜原，故首用辛香开泄疏利气机，逐邪外出，不使深入脏腑而难治。二诊时病势渐衰，急导上宣下，使上下分消。三四诊时，侧重在健脾运胃，佐以清热渗湿，待大势已去，然后调理脾胃以收功，故用六君子汤达到了预期效果。

案四、痰湿流注

谢某，男，3岁，住彭县。1976年8月15日来初诊。

患儿母亲代述：一月前发现患儿发烧，继则不能站立，大腿胯窝处有小肿块，按之疼痛，当即到彭县某医院诊治，经检查入院治疗。西医疑为小儿麻痹证。血液检查：白细胞1.1×10^9/L，中性粒细胞70%，淋巴30%，血沉50/h。经住院一月多治疗无效。肿块逐渐增大，且未能确诊。患儿家长要求出院，另求医治。出院时又进行X线检查，未见骨异常。经彭县某医院检查，诊断为淋巴结炎。

经检查，患儿左髂窝部有包块数个大如鸡蛋，小如板栗，坚硬如石。体微发烧，患儿常哭，不能站立，左腿髋关节与大腿屈曲不能伸直平放，肿块处及腹股沟按之有压痛感。舌质淡苔白腻，脉细皆数。

辨证：痰湿流注，热毒壅络，肝郁气滞，痰结血瘀。

治则：清热解毒，疏肝理气，涤痰散结，活血行瘀。

蛇退31g　夏枯草31g　玄参25g　麦冬9g　海藻16g　昆布16g　牡蛎31g　浙贝9g　白芥子9g　桔梗9g　荔枝12g　川楝子9g　甲珠25g　乳香9g　没药9g　琥珀粉3g

8月17日二诊：服药2剂后，髂部肿块缩小、疼痛减轻，已能独自站立。患儿母亲说，在家已能扶壁行走。苔腻已解。仍宗前方，嘱服2剂。

8月19日三诊：患儿左髂部肿块基本消失，唯有重揉尚可捻到小如黄豆大小数粒；髋关节屈起角度缩小，但比健侧仍大，大腿伸直时髋关节仍见屈曲。于前方加牛膝 16g，半枝莲 31g，鲜芦根 16g。

8 月 24 四诊：髋关节黄豆粒大的肿块已消失，髋关节屈曲减轻，但仍不如健侧。仍宗上法，略有增损，嘱服至痊愈为止。

按：本证为湿热流注，又叫缩腿流注。经前医治疗一月多，髂部窝肿块未见消减，反而肿大如鸡蛋，有成脓未溃之势。经按清热解毒、疏肝理气、豁痰散结活血行瘀之法，服药 6 剂，历时 8 天，肿块未溃而消失，能站立扶行，可谓收效神速也。

12. 胃痛 11 例

案一、湿热气滞

黄某，男，52 岁，什邡县。1975 年 8 月 23 日。

一天前恶寒发热，胃脘疼痛，痛处拒按，四肢无力，腹部胀满，不欲饮食，得食则吐，小便黄、量少，大便畅通，舌苔黄腻，脉细缓无力。

辨证：湿热气滞。

治法：清热除湿，行气止痛。

方药：滑石藿香汤加减。

黄连 12g　滑石 19g　半夏 12g　茯苓 12g　苍术 12g　藿香 12g　佩兰 12g　白芍 12g　延胡索 12g　金铃子 12g　木香 12g　枳壳 12g　青藤香 12g

8 月 24 日二诊：上方服 2 剂后，胃疼已解，精神渐旺。唯头晕头痛，咳吐稠痰，小便黄而少，饮食不佳，苔黄微腻，脉细缓。上方服后胃痛虽止，湿热仍在，前方加重清热除湿之药。

菊花 16g　刺蒺藜 19g　云茯苓 12g　苍术 12g　草豆蔻 6g　苡仁 16g　滑石 25g　法夏 12g　杏仁 12g　枳壳 12g　檀香 6g　佩兰 12g　2 剂

8 月 27 日途遇患者，询及病情，自云服上方 2 剂后，诸症消失，已参加生产劳动。

按：本例患者，年龄已过五旬，平素脾胃不健。偶因饮食起居不慎，外感时令之湿热，内伤水谷之湿与热合，蕴结于中焦，使脾胃清浊升降失职，邪正相搏，故胃脘疼痛而拒按。脾不升清，故腹胀满而痛；胃不降浊，则不受纳水谷；得食则胃气上逆故吐。湿热壅塞，三焦水道不利，故小便黄少。舌苔黄腻，脉缓无力，皆为湿热熏蒸、气机阻滞之象。方用滑石藿香汤，着重在升清降浊，清利蕴结之湿热，引导其从小便去。佐以芳香化浊，行气止痛之药，使气机通畅，胃痛自解。故服2剂药后，疼痛消失。但脾胃之湿热尚未尽去，故头昏痛，仍不欲饮食；胃热熏蒸，故咳吐黄痰。仍用前方加重清热除湿，不使久留中焦妨碍脾胃，故服2剂后诸症消失而愈。

案二、胆胃气郁

李某，男，45岁，1975年7月6日。西昌医院急诊会诊。

因吃桃子后，胃脘部剧烈疼痛，继则大便下血而入院。入院后，体温40℃，经用西药治疗无效，已出病危通知数次，最后通知中医会诊。患者仍诉胃痛，痛时两胁牵引不可触近。发热，微恶寒，烦躁不安，口苦，不思饮食，三日不大便，舌红，苔黄厚少津，脉沉弦而数。既往曾患胃溃疡，早期肝硬化。

辨证：胆胃气郁。

治法：利胆通腑，和胃止痛。

方药：大柴胡汤加味。

柴胡12g　黄芩16g　枳实12g　大黄12g　白芍16g　炒川楝12g　延胡索12g　1剂

7月7日二诊：前方服1剂后，痛减热退，大便已通，舌脉如前。外热虽解，但里热仍盛，按前方再服2剂。

7月9日三诊：上方再服2剂后，胃痛逐渐减轻，出现嗳气，但嗳气后痛更减轻。知饥不食，大便带黑，舌红苔黄，但不乏津，脉仍弦数。前药服后，肝胃郁热稍减，脾气始运，胃气未复，脾胃湿热较甚，夹有气郁血滞。应治以清热化湿、理气活血之法。以金铃子散加味为主。

藿香12g　木香12g　枳壳12g　厚朴12g　丹皮12g　金铃子12g　延胡索12g　茜草根12g

7月11日四诊：服2剂后，胃病消失，大便如常，嗳气自觉舒畅，饮食增进，舌苔白，脉象和缓。根据病情，仍守前法加减，再服2剂。

金铃子12g　延胡索12g　柴胡12g　枳壳12g　赤芍12g　厚朴12g　黄芩12g　木香12g　藿香12g　台乌药12g　青皮12g　2剂

7月13日五诊：上方服2剂后，患者基本恢复正常，能自己行动，饮食大增，舌正常，脉平和，高兴出院，回家休息。临走前拟以六君子汤加味 3 剂，嘱回家后服用，以巩固疗效。并嘱注意饮食，慎、戒生冷，以免复发。

陈皮 9g　半夏 12g　茯苓 12g　白术 9g　砂仁 6g　谷芽 16g　甘草 3g　3 剂

按：患者脾胃阳气素虚，这次因饮食不慎，复伤胃气，郁阻气机，累及于胆，形成胆胃不和，致邪正交争而发热；结滞心下而剧痛，窜扰肝络而痛连两胁，上扰心神而烦躁。使清阳不升，浊阴不降，故不思食，大便不通，形成少阳邪实、阳明腑实之重证，故采用解表攻里之法。用大柴胡汤和解导滞，釜底抽薪；用金铃子散疏通气血而止痛。2 剂后，诸症大减。但由于湿热互结，阻滞气机，损伤胃络，继后出现呃逆、便血，故合金铃子散活络止痛。

三诊在疏理气机、调和气血的基础上，佐入藿香、厚朴，木香等芳化行气之品，以复中焦之生气，运脾疏肝。故服后大便正常，疼痛解除。但脉弦数、苔黄浊而干，仍为肝旺脾湿、津液不能上输之象。仍当疏肝调气，芳香清化。故再用原方加减化裁，终于取得效果。

案三、肝郁化热

杨某，女，67 岁，彭县军屯。1975 年 8 月 27 日初诊。

胃痛 10 余年，每因触怒或受热后而发，发前先有大便不通，嗳气和矢气则痛自缓解。近 2 年每月剧痛 2 次，经治疗后，复发较少。1 天前劳动受热，复因家事动怒，昨晚 10 点左右，突发胃脘部热痛难忍，旋即呕吐食物和酸水 2 次。剧痛时右上腹部突起，按之痛甚，自觉有跳动感。口苦，渴欲饮凉，小便黄量少，大便结燥，形容憔悴，表情痛苦。眼巩膜未见发黄，舌质红，苔黄少津，脉弦而滑。

检查：右上腹有 7cm 大小的包块，按之濡而不移。

辨证：肝郁化热。

治法：疏肝解郁，清热止痛。

方药：柴胡疏肝散加减。

柴胡 12g　枳壳 12g　白芍 12g　赤芍 12g　郁金 16g　黄芩 16g　茵陈 16g　青藤香 16g　丹皮 12g　谷芽 16g　甘草 2g　1 剂　配合针刺两手内关。

8 月 28 日二诊：未服药前，腹泻清水 2 次，服药 1 剂之后，胃剧痛 1 次。以后即隐隐作痛，手足转温，仍舌红，苔黄少津，脉滑数。前症减轻，仍按前方加减。

枳壳 12g　郁金 16g　花粉 12g　谷芽 22g　青藤香 16g　黄芩 12g　水黄连 12g　丹皮 12g　甘草 2g　2 剂

9 月 19 日至家走访，患者自述服药后疼痛消失，身体康复，至今未发。嘱其慎外感，克服急躁情绪，忌辛辣燥火食物，以免复发。

按：患者素体肝经火旺，故每因受热或怒气伤肝后，肝气犯胃而胃痛剧作。气郁热结，胃气不降，腑气不通，故胃部热痛而大便结燥、烦躁易怒。气郁热结在胃，中焦气机阻滞，阳气被郁而不能展布于四末，故四肢不温。肝与胆互为表里，肝随脾升，胆随胃降，由于胆胃热盛，胃热上逆，故旋即呕吐食物和酸水而口苦。胆热下注，故小便黄少。肝气郁结，气机阻滞不散，故剧痛时右上腹部突起而按之痛甚。嗳气和矢气为中州之气机利，转输有利，故痛自缓解。渴欲饮凉、舌红苔黄少津、脉弦滑，皆为肝郁化热之证候。故用疏肝解郁，清热止痛之法主治。首用柴胡疏肝散加减，目的在于疏肝理气，解郁清热。方中柴胡、枳壳、郁金、青藤香疏肝理气以止痛；白芍、甘草平肝以缓急；郁久化热多瘀，故用黄芩、赤芍、丹皮清热降火以活血，谷芽以强胃气。因感受暑热为诱因，暑必兼湿，故加茵陈以利肝胆湿热从小便而去。一方服后，诸症大减，手足转温，2 次泻后，腑气虽通而热未尽，故去前方中之四逆散，加入黄连、花粉以清热生津，不治病而治致痛之源。

案四、久痛中虚，肝气乘胃

曾某，男，26 岁，住彭县。1975 年 7 月 2 日诊。

胃脘部疼痛 3 个月，加剧 20 余天。3 个月前因饮食不慎，引起胃脘疼痛，痛时嗳气，有时胃中筑筑跳动而痛。如因情志激动，其痛更甚，饮食欠佳。曾服中药数剂及阿托品、胃痛片均未获效。现除胃脘部经常疼痛以外，小便黄，嗳气，食少，口苦不甚渴，胸下痞满，大便无异常，舌红苔少，脉沉弦有力。

辨证：久痛中虚，肝气乘胃。

治法：调肝理气，和胃止痛。

方药：柴芍六君子汤加味。

柴胡 12g　白芍 12g　香附 12g　茯苓 12g　金铃子 12g　延胡索 12g　白术 12g　枳壳 12g　明党参 12g　麦冬 12g　吴萸 6g　黄连 6g　甘草 3g

7月4日二诊：上方服2剂后，胃脘痛及上腹痞满有明显减轻。小便微黄，胁下及少腹部隐隐作痛，舌苔薄白，脉象弦缓。证无他变，仍守前法加减，再服3剂。于前方去金铃子、吴萸，不使肝气横逆而愈乘胃土，加入山药、谷麦芽等扶土以抑木，使中土健运，不受肝木的克伐。

7月9日三诊：服前方3剂后，胃痛及腹胀明显减轻，小便微黄，胁及少腹仍隐隐作痛，舌苔与舌质基本正常，脉仍弦缓。因无任何变化，嘱照前方再服2剂。服后饮食大增，时有腹泻，睡眠多梦。因久痛之后，中气必伤，肝气横逆而土受木克，必须补益脾胃，健运中土，配以行气理脾之药，本扶土抑木、补虚镇痛之法。

木香12g　降香12g　白芍12g　怀山药12g　钩藤25g　郁金12g　党参12g　谷芽16g　建曲12g　甘草3g

7月15日五诊：上方服4剂后，诸症消失，饮食正常，体力恢复，已能正式参加劳动。嘱其除注意饮食及防止感冒外，拟以成药香砂养胃丸9包，用以巩固疗效。

按：本例患者，因饮食不慎，损伤胃气，胃阳不宣而为痛。胃气上逆为噫；久痛中虚，脾胃不健，则饮食不佳；胃病必影响脾之运化，故食则痞满。治疗用柴芍六君子汤扶土抑木为主，加入黄连、金铃子、延胡索疏肝解郁镇痛。初诊之方服后，饮食不佳，其他无变化，故仍于前方加怀山药、谷芽，既能补脾，又能生胃气，服后诸症悉愈。为了巩固其疗效，改服香砂养胃丸。

案五、胃虚肝郁

李某，女，62岁，住什邡县。1975年9月14日诊。

近三年来胃脘疼痛间断发作，痛时喜按，口渴喜热饮，口苦，呕吐清水，头晕，咳嗽，纳差，大便不爽，小便量少，舌苔白滑，脉弦缓。

辨证：胃虚肝郁，气滞血瘀。

治法：温胃开郁，调气活血。

方药：柴胡丹参饮加味。

柴胡12g　丹参12g　吴萸6g　黄连6g　生姜12g　砂仁12g　檀香12g　半夏12g　泡参12g

9月18日复诊：自述服上方2剂后，胃痛消失，呕吐已止。唯咳嗽头晕，饮食未好转，大便不爽，舌、脉如前。据此，是胃寒减轻，肝郁未减，气滞证尚在，为正气虚，余邪留滞，不能鼓荡病邪外达，须采用扶正祛邪之法。拟仿小柴胡汤加味，转枢其开发之机，乃能领邪外出。

柴胡　半夏　前胡　生姜　黄芩　苏子　台乌药各12g　泡参　大枣　瓜蒌各12g　甘草3g　檀香6g　2剂

9月22日三诊：上方2剂已服完，自述症状消失，精神好转，饮食，二便已正常，脉象亦未见异常。

综上病情，是病解而正气尚未完全恢复，宜及时调补脾胃，以免反复。拟以六君子汤加味，嘱其多服几剂巩固疗效。

泡参　谷芽各16g　半夏　茯苓各12g　白术　陈皮各12g　砂仁6g　甘草3g

按：患者虽年已60多岁，从形体上来看，还比较健康。自述平日无其他疾病，只是胃痛久不愈，而且反复发作，结合症脉分析，是胃阳不足，寒自内生，成为虚寒胃痛之证。故发作时呈现胃痛喜按、口渴喜热饮、呕吐清水等一派虚寒现象。脾与胃为表里，胃阳虚寒，势必累及脾之运化，故饮食不佳、大便不爽；脾胃俱虚，肝胆失其所养，故出现口苦、小便短少、头晕脉弦缓等胆胃气郁之象。至于此证之咳嗽，仍因胃浊脾湿，肺失清肃，气郁生痰所致。但此证反复发作，3年不愈，是痛久入络之征，若只治其气，不治其血，不温暖其脾胃，不调其肝胆，是很难奏效的。故以柴胡丹参饮加味，一面温理脾胃，一面调和肝胆，开郁行滞于温胃药中；佐以黄连、丹参，取苦辛通降，活血行滞。更以檀香、柴胡行气散结。服第一方后，疼痛、呕吐虽缓解，胆胃之郁滞未解。故第二诊仿小柴胡汤加味，着重枢转少阳气机，调和胆胃，开郁祛痰散结。第三诊症状缓解，正虚未复，必须调理脾胃以善其后，免其复发，故以六君子加味。患者若能抓住时机，多服数剂，使脾胃健壮，可能不会再次反复。

案六、气滞血瘀

杨某，男，40岁，彭县敖平。1975年8月10日诊。

从1969年至今反复胃脘作痛，冒酸打呃，吐清水。曾常服中西药无效。近一年来症状加剧。目前胃脘刺痛，痛时拒按，引两胁胀痛，进食痛增，饮食不佳，口苦，小便黄。形体消瘦，表情痛苦，舌质有少许瘀点，苔薄白，脉弦。

辨证：气滞血瘀。

治法：活血行气止痛。

方药：丹参饮加味。

丹参 3g　檀香 16g　砂仁 12g　刺猬皮 3g　吴萸 3g　黄连 3g　川楝子 25g　延胡索 12g　瓦楞子 12g　九香虫 12g

8 月 15 日复诊：服上方 2 剂后胃痛止。现胃脘胀，打呃，头昏，舌质舌苔同前，脉细弦。宜前方继服 2 剂。

9 月 17 日随访，患者云：近一月来，胃脘从未痛过，饮食增加，能参加一般劳动。

按：本例胃痛日久，伤及脉络，而成气滞血瘀，故见胃痛如刺而拒按、进食痛增、舌有瘀点。胁为肝之分野，肝失条达，气机不畅，则胁胀而脉弦。胃气上逆则打呃，吐清水。胃气郁久有化热趋势，故口苦、小便黄。胃纳受损则饮食不佳。胃中无谷以充实，脾无精微以输布，肌肤失养，气血不充，故形体消瘦。此乃气滞血瘀所致之胃痛，故以活血行气止痛之法。用丹参、刺猬皮养血活血以祛其瘀，川楝子、檀香、砂仁行气疏肝解其滞；佐以吴萸、黄连、瓦楞子平肝解郁，以九香虫、延胡索行气活血以止痛，达到气血和畅，通则不痛，故胃痛止，胁亦不胀，胃之功能恢复正常而愈。

案七、胃气虚寒，中阳不宣

肖某，男，50 岁，彭县煤矿。1975 年 8 月 19 日诊。

胃脘部隐痛、畏寒、呕吐清水已近 1 年。近来逐渐加剧，工作已感困难，双下肢特别怕冷，食少，常喜热饮，全身无力，脚重头晕，常在休假之中。舌苔白滑，脉缓。经某医院诊断为“慢性胃炎”，治疗无效。今年 1 月，复患“急性阑尾炎”，已经手术治疗。

辨证：胃气虚寒，中阳不宣。

治法：温中散寒。

方药：附子理中汤加减。

附子 12g　党参 3g　焦白术 12g　甘草 3g　苡仁 3g　木香 12g

8 月 21 日复诊：前方服 2 剂后，自觉下肢温暖，胃仍隐痛，时吐清水，苔白，脉缓。服初诊方，虽有好转，但补虚药重而温阳散寒药轻，应守前法加入温中散寒之药，使中阳得复而痛可止。

丁香 6g　吴萸 6g　干姜 12g　党参 16g　木香 12g　焦白术 12g　大枣 12g

8 月 23 日三诊：前方服 2 剂后，诸症明显减轻，精神好转，头晕脚重完全消失。仍胃痛，饮热，舌脉无异。按前法再服 2 剂。

吴萸 12g　干姜 12g　党参 16g　小茴香 12g　焦白术 12g　大枣 12g　甘草 3g

8 月 29 日四诊：前方服 2 剂后，吐清水已止，胃痛未除，余无变症，舌脉同前。前方补虚散寒药多，行气镇痛药少，于前方加入行气镇痛之药，仍服 2 剂。

党参 16g　白术 12g　干姜 12g　桂枝 12g　附子 12g　川楝子 12g　郁金子 16g　佛手片 12g　藿香 6g

8 月 31 日五诊：前方服 2 剂后，全身症状消失，胃痛已止，舌脉正常，身体基本恢复，已参加工作。为了巩固疗效，于前法中加入温肾助阳之药。

党参 16g　焦白术 12g　干姜 12g　甘草 3g　桂枝 12g　仙茅 12g　巴戟 19g　杜仲 16g　黄芪 12g

嘱患者多服几剂，注意饮食，避免外感。

按：本例患者，因长期患病，气血亏损，引起脾胃虚弱，寒从内生，形成脾胃虚寒。脾胃之阳气不能运行于四肢，故足冷而重；寒气凝滞胃中，故胃常痛而食少；胃寒气逆，水不下行，上泛为吐。脾胃气虚，水谷之气不能化生精微，气血之源无以濡养肌肉，故形体消瘦。脾不升清，阳气不能上达于脑，故头晕重；胃中虚寒，水湿不化，故苔白滑；久病中虚，脾胃之不足，故脉缓。根据患者证候及舌脉的临床反应，为虚寒胃痛。本案的治法为温中散寒，健胃运脾，以丁萸理中汤加减。以参、术补脾胃之元气为主药，佐以干姜、丁香、吴萸、小茴香、木香、桂枝等温中散寒止痛；大枣、甘草补中益气；川楝、郁金、佛手调气和血，藿香、苡仁淡渗醒脾，共成温中健脾，行气止痛，芳香化浊之功。使中焦之阳气温和，寒湿俱散，升降调和，气血畅通，胃痛自止。为了彻底治愈，恢复正常，本着喻嘉言所说“土中阳发于命门，欲温土中之阳，必补命门之火”的原则，也即是补火生土的原则，故于前药中加入附片、巴戟、仙茅、杜仲之类以温补肾中之阳，使肾水温暖，土气冲和，以期阳气温煦，阴寒消融。

案八、肝胃阴虚

苏某，女，48 岁，干部。于 1978 年 9 月 21 日来诊。

自述：胃脘疼痛 18 年，在少年时期，就有胃脘隐痛，食欲不振。18 年前胃痛加重，某医院 X 线钡餐照片检查，诊为“胃溃疡”。3 年前某军医院“纤维胃镜”检查诊为“萎缩性胃炎，食道憩室”。十多年来，常觉胃脘胀痛、嗳气、纳差，唯喜甜、酸饮食，进食时觉喉中梗阻，身倦乏力，动则身热汗出，洒淅恶寒，口干口苦，口舌糜烂，少眠多梦，大便结燥，尿清长。视其形体瘦削，舌淡而暗，少苔，脉沉细。综上病情属肝胃阴虚之象。治宜调肝益胃，佐以实脾。予乌梅丸加减。

乌梅 15g　白芍 18g　黄连 3g　生地黄 12g　山药 18g　五味子 10g　苡仁 15g 谷芽 30g　山楂 18g　建曲 15g　甘草 3g

二诊：服上方 4 剂，胃痛减轻，知饥思食，余症亦减。上方去黄连、五味子，加陈皮、法半夏、当归，以燥湿运脾，养血调肝。

三诊：服上方 5 剂，胃仅隐隐而痛，有时脘胀。上方加沙参、白豆蔻以和中益胃。

后以此方随证加减，连服 30 余剂，诸症好转。

后学点按：胃脘痛，有急慢和寒热之分、虚实之别。本例胃脘胀痛长达 18 年之久，又身倦消瘦，显为慢性。其症口干苦、舌糜烂、便结燥、少眠多梦者，肝胃阴伤而胃气失和也。故用乌梅丸酸甘化阴，调和肝胃。守方化裁，痛即安也。

案九、胆胃湿热

周某，女，49 岁，彭县人和。1976 年 6 月 14 日诊。

自述：胃脘胀满疼痛已 3 周，加重 4 天。曾服中西药疗效俱不明显。现在口苦咽干，不喜饮水，食欲减少，食后胃脘更胀。自觉胃中灼热，呃逆随时发作，大便干燥，小便时尿道灼热，尿色黄而少。舌质红，苔黄腻，脉滑。

综上病情，是胆胃气郁食滞，不能运化水谷，传导津液和糟粕下行，使水谷积滞胃中，郁结化热，成为湿热内蕴，以至胃不空虚，不能受纳水谷，故饮食减少；胃气不降，二邪分争，故常觉胃脘胀满疼痛。湿留热伏则胃中灼热。胃与胆以下降为顺，故有胆随胃降之说。今胃中湿热郁结，胆亦不下降，胆热气逆，则口苦、咽干。脾能散布水津上潮于口，故口干而不喜饮。胃中津液不下注于肠，故大便结燥。胃肠浊气动膈，则呃逆随时发作。小便灼热，色黄量少，是胆胃湿热内蕴，累及三焦水火运行道路，邪热充斥之象。舌红苔黄腻，脉滑，亦为湿热干及胆胃之征。据此，考虑为胆胃湿热。治疗原则宜苦辛通降，导湿热下行。

青皮 9g　陈皮 9g　川楝子 16g　法罗海 12g　台乌药 16g　枳实 9g　半夏 9g　厚朴 16g　白豆蔻 9g　当归 9g　炒大黄 9g　五灵脂 16g　2 剂

6 月 17 日二诊：服上方 2 剂后，胃中胀痛已消失，但饮食尚未恢复。仍有轻微呃逆，舌苔黄腻，脉缓弱。是服上方之后胆胃湿热从大便下行，但胃肠正气耗伤，故饮食尚未恢复，呃逆亦未完全停止。舌苔黄腻，脉缓弱，俱为湿热未尽，正气未复之征。治宜扶正祛湿。

泡参 12g　茯苓 12g　陈皮 9g　半夏 9g　厚朴 9g　紫苏梗 9g　苡仁 16g　台乌药 16g　4 剂

6 月 22 日三诊：服上方 4 剂后，呃逆停止，食量增加，舌苔转为薄黄色，脉缓和有力。上述病情是湿热渐去，胃气恢复之象。为使疗效巩固，再主前法。

泡参 16g　谷芽 31g　苡仁 18g　茯苓 12g　半夏 9g　陈皮 9g　莱菔子 12g

嘱服 3 剂，并嘱患者今后注意少食生冷及黏性不易消化的食物，以免复发。

体会：本例患者，胃脘发生胀满疼痛，食后更胀，属胃痛证。而口苦咽干，小便灼热黄少，又是手足少阳胆与三焦郁热上蒸之象。故考虑为胆胃湿热，用苦辛通降之法，待胀满疼痛等诸症缓解，即用调胃行气，开郁渗湿，以消除未尽之湿热。三诊时诸症虽则消失，但胃气尚不巩固，故仿六君子汤补益脾胃，庶绝复发。

案十、胆热脾湿，胃气上逆

胡某，男，成人，彭县人和。1976 年 5 月 19 日就诊。

患者自述于 1975 年曾患胆囊炎，经治疗后症状消失，现在胃脘部绞痛有 3 日，经西药治疗后未效。痛而喜按，口苦，食后即吐。小便色黄，大便秘结，舌质淡，舌苔厚腻，脉沉细。

从以上病证考虑：患者素体有胆胃疼痛，虽经治疗症状得到暂时消除，但余邪滞留郁而成热，阻滞胆胃，导致气机不利，故胆胃绞痛。幸而胆内无结石阻滞，没有目黄、面黄等症出现，仅是胆热胃虚，故喜按。胆胃以下降为顺，故有“胃本不呕，胆木克之则呕”。今胆胃郁阻，胃随胆气上逆故口苦。食入即吐，小便黄少，大便秘结，舌苔黄腻，均为湿热内蕴之征。据此考虑为胆胃痛，由胆热脾湿，胃气上逆所致。治疗宜清热除湿，和降胆胃。拟用清胆利湿汤化裁。

柴胡 9g　黄芩 9g　半夏 9g　栀子 9g　茵陈 16g　生大黄 9g　芒硝 9g　木通 12g　木香 9g　郁金 12g　车前草 31g　金钱草 31g　板蓝根 31g

5 月 22 日复诊：服 1 剂后，大便通而稀，疼痛减轻自觉胃脘隐痛，喜按，口苦喜热饮，食后仍吐，面色青黄，苔微黄腻，脉沉细迟。

综上病情变化是胆胃得降，腑气得通，故疼痛减轻。但舌苔黄腻是热去而湿未去，易损脾阳，加之上方大剂量苦寒清热之品，虽则使胆胃之热得去，腑气得通，疼痛减轻，但苔白则示脾胃伤，脾阳伤则寒湿内生，故喜热饮。脉沉细而迟，此为胆胃未和，而足太阴寒湿又起。故改用连萸理中汤，理脾阳和降胆胃。

黄连 3g　吴萸 3g　明沙参 12g　焦白术 9g　炮姜 9g　甘草 3g　2 剂

5 月 24 日三诊：服上方 2 剂后诸症消失。唯背心痛，舌苔白，脉沉细弱，此为脾阳虚而湿未尽，胆热甚微之象。故仍以温理脾阳之法，佐以清胆胃之茵陈。故方用理中汤加茵陈。

明沙参 16g　苍术 12g　炮姜 9g　甘草 3g　茵陈 16g

按：本例胆胃痛，第一诊时只重视其胆胃郁热的一面，而忽略了脾虚寒湿盛的一面。虽然胆胃郁热减退，腑气得通，疼痛减轻，但由于过用苦寒泻下通腑之药，伤其脾阳使湿滞中焦，故二诊时胃脘隐痛喜按、喜热饮、脉沉细迟，此为胆胃之郁热未尽，中焦阳虚湿盛显著。虽仍有口苦、呕吐之症，但在治疗上不得不以温理中阳为急务。佐以左金丸清除胆胃之余热，取苦辛通降，调达气机，故诸症消失。三诊时为脾阳未复，仍仿前法，温理中阳加茵陈，以巩固疗效。

案十一、热结胃肠，腑气不通

陈某，男，18 岁，住彭县。1976 年 7 月 12 日初诊。

患者急发胃脘部持续性剧烈刺痛，欲吐不能吐，干呕，自用指头探吐少量水，疼痛仍不减。不饥不食，口渴欲饮，已 3 天未大便，经服中西药无效。

患者 12 日就诊：清早虽解少量稀便 1 次，但疼痛不减。经注射阿托品 0.3mg，口服氯仿酊半小时左右，突发高烧、神昏、呓语、烦躁、手舞足蹈、口干甚、口渴饮开水自不觉热。收入住院观察处理。住院时诸症如上，舌红苔白黄，脉弦数。又注射鲁米那一支，诸症仍不减。狂躁不安，瞳孔散大。此为阳明腑实证之热结胃肠，腑气不通。处理攻下泻热，通腑散结。拟大陷胸汤加菖蒲、郁金。

菖蒲 6g　郁金 12g　大黄 9g　芒硝 9g　甘遂 3g（另包）研为粉末分三次冲服

服上药（甘遂末一次少许）后所解大便稀硬夹杂，色黑绿如鸡粪，量多。诸症大减，神志清醒，烦躁、口渴、疼痛均止。此后不服甘遂，又解大便数次。当天下午滴注 10%葡萄糖液 500mg。晚上胃脘部时隐时痛。

7 月 13 日二诊：胃脘部自觉胀痛不甚，欲吐，能食少量稀粥。精神尚好，腹软。舌红，苔薄白，脉略数，左脉细。此为余热未尽，胃气不降。治以调胃健脾，仿六君子汤加减。

竹茹 16g　黄连叶 12g　寸冬 12g　沙参 22g　淡竹叶 16g　谷芽 16g　陈皮 9g　半夏 12g　苍术 9g　枇杷叶 12g

出院时嘱患者注意调养，少吃多餐，多食稀粥。

7 月 15 日三诊：胃脘胀痛、欲呕等症消除。知饥能食，乏力、头昏，喜深吸气入腹内。舌红，苔白滑，脉滑数。此为胃虚有热，脾虚生湿。治宜养胃清热，健脾祛湿。拟六君子汤加减。

沙参 16g　茯苓 12g　炒苍术 9g　半夏 9g　陈皮 9g　郁金 12g　佛手 9g　厚朴 12g　通草 3g　淡竹叶 12g　白芍 16g　石斛 16g

按：综上症状为阳明腑实证。由于热结肠胃与肠胃糟粕相结，形成腑气不通。“六腑为传导之官，变化出焉”。由于热结肠胃，传导功能失常，阻滞肠胃气机，气机不畅，故胃脘及腹部剧烈疼痛，所谓“通则不痛，痛则不通”。脾气主升，胃气主降，脾胃不和，故胃气上逆而欲吐、干呕、不食不饥。湿热郁滞肠胃，消灼津液，故口渴欲饮、大便秘结不爽。胃络通于心，热邪扰乱心神，故神昏呓语、惊烦躁蹈。舌红苔黄，脉弦细，均为热结胃肠阳明腑实证候。

据上证，故用大承气之法，攻下泻热，通腑散结，佐以开窍，为“其下者引而竭之”的治疗原则。本方取大黄苦寒泻下通便，芒硝咸寒软坚，甘遂泻热逐水。三药同用，共奏攻下泻热，通腑散结，以达到通畅气机。再佐以菖蒲、郁金开窍解郁。服上药后，大便即连解数次，腹变软，神志清醒。二诊服药后，余热未尽，胃气不降，故胃脘隐胀痛。舌红苔薄白，脉弦略数。综上脉症，以甘淡清热、调胃降逆之法而治之。三诊时，经服二诊药后，胃脘胀痛减轻，欲吐消除，知饥能食。由于病到后期，营卫受损，自觉乏力、头晕；舌红、苔白腻、脉滑数为胃虚有热，脾虚生湿之症。用养胃清热、健脾除湿法治疗，以六君子汤加减，使诸症痊愈。

13. 腹痛 4 例

案一、湿热郁滞

张某，女，50 岁，什邡县人。于 1974 年 8 月 11 日入院。

主诉：右上腹胀痛，恶寒发热。患者近 20 多天来食欲不振，自觉发热恶寒，经当地医院治疗好转，但一直纳差。8 月 8 日又开始发热恶寒，腹胀，右上腹疼痛，嗳气，不欲食，溲赤，大便不爽，近 20 余天仅解两次大便、质稀、量少。9 日上午呕吐黄水 1 次，口苦。舌苔白，脉缓。

辨证：湿热郁滞。

治法：运脾开郁，除湿清热。

方药：仿一加减正气散。

藿香 12g　厚朴 12g　杏仁 12g　苍术 12g　茯苓 16g　陈皮 12g　通草 3g　茵陈 12g　法夏 12g　谷芽 3g　建曲 12g　淡竹叶 12g　2 剂

8 月 13 日复诊：服上方 2 剂后，寒热、呕吐已止，右上腹疼痛和腹胀嗳气减轻。前方去杏仁、茯苓，加香附 12g，山栀仁 12g，莱菔子 12g，服 2 剂。

8 月 15 日三诊：右上腹隐痛，大便已转正常，饮食增进，头晕，尿黄量少，舌质淡，苔薄黄，脉缓。又宗 8 月 13 日方去香附、莱菔子，加郁金 12g、炒金铃子 12g、大腹皮 12g，4 剂。

8 月 20 日四诊：诸症缓解。唯头晕，口中无味，饥不欲食，脉弦细，舌淡苔白。此为脾虚之象，当调中健脾。

砂仁 12g　半夏 12g　党参 12g　茯苓 12g　白术 12g　陈皮 12g　甘草 3g　谷芽 3g　建曲 12g

8 月 25 日五诊：服上方 4 剂后，自觉精神逐渐好转，饮食增加，时有肠鸣矢气，口苦无味，头晕，右胁胀痛。此为肝郁气滞，脾胃不和。治宜疏肝解郁，运脾和胃。

柴胡 12g　白芍 12g　苍术 6g　茯苓 12g　白术 6g　香附 6g　佛手 6g　台乌药 12g　郁金 12g　降香 6g　炒山楂 16g　甘草 3g

8 月 28 日六诊：右胁不痛，但仍胀满不适，头晕。宜调理肝脾。

当归 12g　白芍 12g　柴胡 12g　茯苓 12g　白术 12g　薄荷 12g　生姜 12g　山楂 16g　神曲 16g　2 剂

连进 2 剂，诸症痊愈，饮食正常，精神尚可，于 8 月 31 日出院。

按：本例系湿热为患。初感之时，治后虽有好转，但内湿尚未尽除，故一直纳差。今重感表湿，致成表里俱湿之证。肌表有湿，卫气被郁，故发热恶寒。湿遏蕴热，内困脾胃，气机不畅，故腹胀、腹痛、大便不爽；湿热下注，故尿赤。证系表里俱有湿热之邪，故治用开宣苦泄之剂。复诊时，表湿已宣，故治重在里。后复兼肝郁，故用疏肝益脾之药而收功。

案二、肝经寒湿，毒邪复蕴，气郁血结

吴某，女，47 岁，什邡县人。1974 年 7 月 28 日入院。

自述：下腹痛两天半。7 月 25 日晚突然发寒热、腹痛，以后下腹疼痛明显，未呕吐，经某医院诊断为“阑尾炎”，服药后，昨日解稀便 5 次，内兼泡沫。今日来院，痛苦病容，呻吟嚎叫不已，时作寒热，体温正常，四肢逆冷，右下腹胀痛拒按，无反跳痛。扪及腹部仅右下部略感紧张，余部柔软。苔白微黄略干，脉缓。既往有贫血和心脏病史。

辨证：肝经寒湿，毒邪复蕴，气郁血结。

治法：温化寒湿，理气散结，解毒消痈。

柴胡 12g　枳实 12g　白芍 19g　甘草 3g　熟附片 16g　苡仁 12g　败酱草 12g　红藤 16g

7 月 30 日二诊：上方连服二 2 剂，痛胀、寒热俱明显减轻，苔厚微黄，脉缓。此为邪气渐衰。治当侧重疏肝理脾，散结破滞。

柴胡 12g　枳实 12g　白芍 16g　甘草 3g　槟榔 12g　台乌药 12g　泡参 16g　沉香 3g（细末冲服）

8 月 1 日三诊：上药因缺沉香，昨日病家自以“沉香阿魏丸”代。服 1 次后，便发生腹泻、小腹痛，遂停用丸药，只服汤剂。今日腹痛、腹胀、寒热均较前更趋好转。但是患者自觉心累心跳，口不干，苔白厚，脉缓。此为病况日趋向愈，唯寒湿之邪仍未尽除。

柴胡 12g　泡参 19g　半夏 12g　生姜 12g　甘草 3g　桂枝 12g　白芍

12g　槟榔 12g　佛手 6g　吴茱萸 3g

8 月 3 日四诊：寒热已除，痛胀更减。但觉心累心跳，口冒清水，大便略结，口中苦，脉弦缓。邪衰正虚。前方去桂枝、佛手、泡参，加党参 16g，大枣 12g。

2 剂后痛胀痊愈，心累、心跳等好转。4 个月后随访未复发。

按：腹痛一症临床最为常见，致因亦较为复杂。证情有缓急，须当明辨。本例系肝经寒湿，复加感邪，积结少腹而发为腹痛，并有成痈之势。邪正交争，故现寒热；痛甚发厥，故四肢逆冷。寒湿困脾，故腹泻清稀。本病来势急暴，即当温化寒湿、理气散结、解毒消痈，故急用四逆散合薏苡附子败酱散加味，以防病情发展。后因热毒、寒湿已去，气结尚存，故用疏肝理气破结之剂而收功。

案三、中阳虚寒腹痛

张某，男，42 岁，广汉县人。

主诉：脘腹剧烈疼痛，呕吐 5 天。1974 年 9 月 25 日经门诊部西医诊断为“急性胆囊炎”而入院治疗。

5 天前因食凉粉后，自感脘腹痛不适，当晚呕吐 1 次，吐出物是酸味清水兼夹未消化的食物，痛时喜热敷，经当地医院用中、西药治疗未效，疼痛逐渐加重；9 月 24 日胃脘绞痛，不能进食，食入则吐，未解大便，小便黄，腹不胀。入院时，患者面色皖白，手按胸腹，表情忧郁，呻吟不已。舌苔薄，少津，脉弱。患者曾在 1960 年、1971 年分别发生过腹痛，经当地医院治愈。近几年未复发。

辨证：中阳虚寒腹痛。

治法：温运脾胃。

方药：仿砂半理中汤加减。

沙参 16g　苍术 12g　半夏 12g　茯苓 12g　炮姜 6g　陈皮 12g　金铃子 12g　延胡索 12g　砂仁 12g　黄连 3g　甘草 3g

上方服 1 剂后，脘腹疼痛及呕吐减轻。续进 1 剂，呕吐已止，疼痛显著减轻，能食少量稀粥，大便已解。患者感觉胃脘隐痛不适，头昏，睡眠欠佳，时有心烦，小便微黄。舌苔薄白、中心较厚，脉滑有力。此系余邪未尽，中气尚未恢复。治疗上仍宗前法，稍予加减。

泡参 16g　苍术 12g　茯苓 12g　半夏 6g　砂仁 12g　生姜 12g　苡仁 16g　白芍 12g　建曲 16g　谷芽 3g

上方连服2剂，诸症消失，饮食和睡眠恢复正常，精神好转，于9月29日出院。一月后来院复诊，询问其出院后情况，前病未复发。

按：患者久有腹痛，反复发作，可见脾胃素虚。今因生冷重伤脾胃，致气机阻滞而腹痛急发。胃失和降，故伴呕吐、不食；中焦虚寒，故以手按胸腹、喜热敷；脾虚不输布水谷之气，故苔薄少津而脉亦弱。因证属虚寒，故治宜温运脾胃的砂半理中汤加减，中虚得补，寒湿得以温化，则气机通畅而痛自除。

案四、寒疝腹痛

李某，男，66岁，住清平。于1976年5月7日初诊。

患者已病半年多，久治不愈，形体消瘦，面色暗黄。舌淡苔润滑腻，腹胀，胸痞，不欲食；肋下有包块，时大时小，游走性疼痛；畏寒，大便三日未解、平素干燥，小便不利，语声不扬，手足冷，脉弦细而滑。

综上脉症，为年老体弱，暴感寒湿，寒邪干及肝经，肝气郁结，故胸满腹胀，肋下包块游走疼痛，脉弦细而滑。湿凝气阻，三焦俱闭，故小便不利、大便三日不解，并常干燥。湿滞太阴，脾阳不振，故畏寒肢冷，不欲饮食。寒湿内胜，故舌苔润滑而腻。年老体弱，病延日久，气血俱虚，故形体消瘦、面色萎黄。据此，诊断为寒疝腹痛。

处方一

台乌药12g　小茴香9g　槟榔12g　高良姜9g　川楝子9g　桂枝9g　青皮9g　当归9g　1剂

处方二

半夏31g　硫黄16g　1剂

半夏炒熟研末，硫黄用豆腐煮好，去豆腐研，共米饭为丸，每日2次，每次服9g。

5月14日复诊：上两方按嘱服完后，大便得通，便为黑色略稀。自述服药后腹中动甚，疼痛减轻。舌白津多，舌质淡。此为湿凝气阻之邪结开始消散，但病势仍盛，故拟椒桂汤加味，温经、散寒、行滞。

川椒3g　当归9g　青皮9g　陈皮9g　高良姜9g　小茴香9g　柴胡9g　吴茱萸3g　桂枝9g　台乌药9g　槟榔9g　白芍12g　橘核12g

上方进2剂，胁下包块疼痛消失，手足转温，大便正常，食欲尚可。一月后回访，诸症未复发。

按：本病寒凝气阻，肝经郁滞，三焦俱闭。加之年迈久病，脾肾阳衰，故病寒疝而二便不通。故此，除按一般寒疝治疗，即温经散寒，用天台乌药散化裁外，同时用半硫丸温通阳气，除湿开结。药后大便得通，便下涎状物，疼痛减轻。此为阳气运行、湿凝气阻畅通消散之象。故复诊时拟椒桂汤加减以温经散寒行滞。两诊之后诸症消失，收效甚速。

14. 胁痛 6 例

案一、胆经湿热

贺某，女，17 岁，永兴街。1975 年 7 月 20 日诊。

2 天前开始右胁下疼痛，拒按，痛甚时牵引肩背亦痛；不思食，厌油，恶寒发热，口干苦，恶心呕吐黄水，心下痞满；月经提前，量多，夹瘀块；大便秘结，巩膜发黄，面微黄，小便黄赤。舌淡红，苔黄腻，脉弦数。

辨证：胆经湿热。

治法：疏肝利胆，清热除湿。

方药：大柴胡汤合黄连温胆汤加减。

柴胡 12g　枳实 12g　白芍 12g　半夏 12g　陈皮 6g　竹茹 12g　黄连 6g　酒军 12g　香附 12g　郁金 12g　佛手片 16g　建曲 16g

7 月 28 日复诊：服上方 4 剂后，仍巩膜发黄，口干苦，大便秘结，余症俱减。前方去竹茹、黄连，加百合 3g，花粉 16g，黄芩 12g。嘱服 2 剂。

8 月 2 日在本街相逢，询问病情，已痊愈。

按：本例系湿热之邪蕴结肝胆，病系初起，邪虽甚而正气未衰，故以疏肝利胆、清热除湿之法而获速愈。

案二、胆热犯胃

罗某，女，32 岁，西昌城关居民。1975 年 8 月 4 日诊。

近几天来，因食生冷即发生胃脘热痛，嘈杂，两胁牵引而痛，痛剧时牵连肩背，口干苦，饮食减退，小便黄，大便正常，舌苔黄腻，舌质红，脉弦数。去年 8 月突然右胁发生剧痛，当即照片检查诊为“胆道结石”，经中西医结合治疗，已有好转。

辨证：胆热犯胃。

治法：泄热和胃利胆。

方药：金铃子散合四逆散加味。

炒栀子 12g　金铃子 12g　延胡索 12g　枳壳 12g　青皮 12g　甘草 3g　赤芍 12g　鸡内金 12g　金钱草 3g　郁金 12g

8 月 6 日复诊：上方服 2 剂后，胃脘热痛及嘈杂均有减轻，口已不太干苦，小便正常，饮食增加，但食后有时痞满，症已减轻，仍守前法，去栀子，加厚朴，再服 2 剂。

金铃子 12g　延胡索 12g　枳壳 12g　青皮 12g　甘草 3g　赤芍 12g　鸡内金 12g　郁金 12g　厚朴 12g

8 月 8 日三诊：上方服 2 剂后，胃痛、嘈杂、胁痛引背痛均已消失，饮食正常，舌苔、脉象如常人。为了巩固疗效，仍按前方加入楂肉以行气导滞，再服 2 剂后，嘱用金钱草泡开水代茶常服。

金铃子炭 12g　延胡索 12g　枳壳 12g　赤芍 12g　青皮 12g　金钱草 3g　厚朴 12g　鸡内金 12g　郁金 12g　山楂 16g　甘草 3g

按：本例患者，年前曾发生胆胃疼痛，此次因吃生冷诱发。根据中医学的辨证规律，属于胆气郁滞，郁久化火，火热之邪，与胃气相搏，故胃中热痛而嘈杂。胆腑郁滞，足少阳之胆经脉亦病，胆经上绕肩络背，故痛连肩背。胆热随经上逆，故见口苦。木郁贼土，故饮食不佳。三焦邪热充斥，上蒸于口则苔黄，随经下注则小便黄赤。木火伤津，故舌质红。木气横强，故脉弦数。本案的治法，以疏泄胆热为主。故第一方用金铃子散加枳壳、郁金、青皮，利胆解郁散结则火热之邪随之而泄；以焦栀、金铃子、赤芍、金钱草清泻肝胆湿热，使其从小便下行。故服 2 剂之后，症状有所减轻。二诊时中焦之气机不畅，故去栀子之苦寒，加厚朴以行气宽中。三诊时，诸症已退，继服前方，以巩固其疗效。嘱注意饮食，慎避风寒，减少复发。

案三、肝郁化热

梁某，女，28 岁，彭县城关。1975 年 7 月 30 日诊。

自述：今年 4 月初产后 50 天左右，即发生胃脘部及胁下疼痛，痛引少腹，拒按，嗳气，食少，口苦，小便黄，大便不爽。面色苍白，舌质微红，苔薄黄，脉弦略数。过去曾患颈淋巴结核，现已治愈。

辨证：肝郁化热，气滞血瘀。

治法：疏肝解郁，活血镇痛。

方药：丹栀逍遥合失笑散加减。

柴胡 12g　当归 12g　白芍 16g　枳壳 12g　台乌药 12g　丹皮 12g　栀子 12g　五灵脂 12g　延胡索 12g　泽兰 12g　益母草 3g　赭石 16g　川楝子 12g

8 月 3 日复诊：前方服 1 剂后，诸症减轻，尚未尽除，舌脉如前。因证无明显变化，拟以前方加入丹参饮，2 剂。

8 月 6 日三诊：服 2 剂后，症状基本缓解。但因气候骤变不慎感冒而现恶寒发热，咳吐涎沫，咽干欲呕，饮食不振，二便正常，舌苔薄白，脉浮数。病加新感，当先解表，改用辛凉解表之银翘散加减。

银花 12g　连翘 12g　杏仁 12g　桔梗 12g　黄芩 12g　香附 9g　丹参 12g　竹茹 12g　赭石 22g　二术各 16g　冬瓜仁 16g

8 月 10 日四诊：前方服 2 剂后，仍咳吐白稠痰，早晨咳痰带血，两胁胀痛，小腹时痛，食欲不振，二便调和，苔薄黄，脉缓。此为痰热袭肺，肝气复郁之证，即《四圣心源》所谓“肺金失其收敛，肝木行其疏泄”。宜清热豁痰，疏肝解郁。

柴胡 12g　郁金 12g　香附 12g　枳壳 12g　丹皮 12g　黄芩 12g　杏仁 12g　款冬花 12g　贝母 12g　瓜壳 16g　京半夏 12g　枇杷叶 12g　鱼腥草 3g

8 月 12 日五诊：上方服 2 剂后，咳痰咯血俱止，胃痛胁疼消失。仍噫气口苦，饮食欠佳，小便黄，大便正常，苔黄微厚，脉弦略数。此肝脾失调，郁热未尽。宜疏肝理脾，清热开郁。用丹栀逍遥散加减。

柴胡 12g　丹皮 12g　栀子 12g　黄芩 12g　丹参 12g　白芍 3g　延胡索 12g　香附 12g　陈皮 12g　甘草 3g

8 月 17 日六诊：前方服 2 剂后，诸症基本消失，苔薄白，脉缓。为巩固疗效，按前法加入和胃之药，嘱其再服几剂。

柴胡 12g　黄芩 12g　香附 12g　枳壳 12g　延胡索 12g　丹参 12g　砂仁 12g　檀香 12g　黄连 12g　吴萸 3g　白芍 25g　甘草 3g

按：本例患者，因新产之后，气血两虚，引起血不养肝，肝气郁结，气滞血瘀而发为胁痛。肝郁犯胃，故兼胃痛。少腹乃肝经之所过，肝气郁结，故经气亦滞，少腹疼痛。胃气上逆，故伴噫气；肝胃不和则食少；肝郁化火则口苦而小便黄赤。长期食少，饮食不化精微，营逆失调，故面色不华。舌质红、脉弦略数皆为肝郁化热之象。本案的治法，初以理脾清肝、活血定痛为主。所用方中丹皮、栀子清热凉血，当归、赤芍养血敛阴，柴胡、枳壳、香附、延胡索、川楝疏肝理气止痛，五灵脂、泽兰、益母草活血化瘀，赭石降逆止呕。服3剂后，诸症悉缓，又兼新感，故急治其新病。待新病已除，即治本病，故能收效。

案四、肝郁气滞血瘀

尹某，女，成人，住什邡县永兴。1974年11月12日诊。

主诉：右胁下疼痛，伴胃脘痛4年。当时经西药治疗后疼痛缓解，数月后复发如前，虽经治疗，疗效不显。现感右胁痛如锥刺，痛处拒按，固定不移，入夜痛甚；纳食减少，心累心跳。舌质淡，苔薄白，脉弦细。

辨证：肝郁气滞血瘀。

治法：疏肝理气，活血化瘀。

方药：柴胡疏肝散合七厘散加减。

柴胡12g　白芍12g　当归12g　川芎6g　血竭12g　没药12g　红花6g　三七粉3g　郁金12g　青皮12g　川楝子16g　延胡索12g

11月17日二诊：服上方2剂后，胁痛已止，唯心累心跳，口苦，心烦，不眠，饮食欠佳，舌红少苔，脉细数。此系肝气不舒，心肾不交之证。拟四逆散合黄连阿胶鸡子黄汤加减。

柴胡5g　白芍12g　枳实12g　黄连3g　阿胶12g　甘草3g　黄芩12g　鸡子黄1个　血竭12g　谷芽3g　生地黄16g　2剂

12月12日巡回医疗时遇患者，询问其病情，患者诸症消失。

按：胁下为肝经所过之处，若肝气不舒，气郁则生胁痛。此病例胁下痛已4年，说明气滞日久，必兼血瘀，故现胁下痛如锥刺、痛处不移、入夜尤甚等症。所以初诊时用疏肝解郁、行气活血之剂，胁痛缓解。但肝病日久及脾，脾失健运，故饮食欠佳；脾虚不能奉心化赤，致心阴不足，心火独旺，不能下交于肾，故见虚烦不眠。所以二诊时，继用疏肝解郁及交通心肾之药，使肝复条达，脾自健运，心肾既济而诸症悉除。

案五、胆胃湿热

彭某，男，29 岁，住什邡县城关。1974 年 9 月 14 日诊。

右胁下反复疼痛 4 年，加重 3 天。患者于 1970 年春，突然发生胃脘及右胁下阵发性绞痛，全身及巩膜发黄，经川医诊断为“胆结石”“胆囊炎”。曾用西药治疗而好转，以后每因饮酒及食油腻引起复发，疼痛更为剧烈，面目及全身发黄特别显著。3 天前发热恶寒，剑突下偏右方绞痛，面目及全身发黄，口苦。经西医诊断为“慢性胆囊炎急性发作”。服中药治疗后，大便已解，小便色黄减轻，今日上午收入住院治疗。现面目及全身发黄，精神疲惫，呼吸深长，语声不扬；剑突下及右胁阵发性疼痛，痛处拒按，疼痛剧烈时出汗；呃逆，食欲不振，口苦，发热（体温 37.9℃），小便黄，大便干燥。舌质淡，苔白，脉弦。

辨证：胆胃湿热。

治法：清热除湿，疏肝利胆。

方药：四逆散合金铃子散加味。

柴胡 12g　枳实 12g　白芍 12g　陈皮 12g　金铃子 12g　延胡索 12g　茵陈 19g　法半夏 12g　青皮 12g　郁金 12g

9 月 16 日复诊：进药 2 剂后，胃脘及右胁下疼痛有所减轻。但仍口苦，大便干燥，小便深黄，苔薄白，脉弦大。于前方去金铃子、延胡索、半夏，加入大黄 12g、山栀 12g、甘草 3g，以加强清热除湿利胆的作用。

9 月 18 日三诊：续进 2 剂，右上腹隐痛胀满，眼目及全身发黄，大便正常，小便黄，牙痛，牙痛时吃冷热饮食都能使之减轻，食欲不振。这些症状说明肝胆湿热郁滞较甚，故仿龙胆泻肝汤清热利湿，开郁行滞。

柴胡 12g　木通 12g　车前草 12g　茯苓 16g　龙胆草 6g　枳壳 12g　金铃子 12g　青皮 12g　法夏 12g　茵陈 12g　白芍 16g　甘草 3g

9 月 20 日四诊：痛止，小便转清，四肢欠温，舌质淡有齿痕，右胁下胀闷，脉弦缓。此为湿热减轻，气机郁结未解，气郁于内，不能外达，所以四肢欠温。治宜疏肝解郁、行气散结，用柴胡疏肝散加味。

柴胡 12g　枳壳 12g　白芍 12g　川芎 12g　香附 12g　陈皮 12g　半夏 12g　白术 12g

9 月 23 日五诊：上方连进 4 剂，诸症逐渐好转。但患者于昨晚饮食过多，导致胃脘疼痛，经针刺内关、合谷、中脘等穴，疼痛缓解。但仍胀满不舒，嗳气，食欲不振，口苦，舌苔厚腻，右侧色黄。此为湿热未尽，复伤饮食，停滞中焦。治当疏肝解郁，运脾消食。

柴胡 12g　枳壳 12g　白芍 12g　苍术 19g　陈皮 12g　厚朴 12g　麦芽 3g　建曲 16g　鸡内金 25g　车前草 25g

9 月 27 日六诊：服 4 剂后，饮食增加，精神好转。但手足欠温，巩膜发黄，舌苔黄白相间，大便干燥，脉弦数。此为痰热阻滞，阳气不能外达于四肢所致，不得作阳虚寒湿论。故以指迷茯苓丸散结祛痰。

茯苓 16g　芒硝 16g　枳壳 12g　半夏 16g　鸡内金 16g

9 月 29 日七诊：服上方 2 剂，未见腹泻。患者自诉，以前服芒硝后，反而大便燥结。故改用柴胡疏肝散加味，疏肝理脾，清热除湿。

柴胡 12g　枳实 12g　白芍 12g　青皮 12g　甘草 3g　陈皮 12g　香附 12g　苍术 12g　厚朴 12g　麦芽 3g　鸡内金 16g　金钱草 16g

10 月 1 日八诊：患者自述步行快后，右胁下尚有轻微痛感。巩膜及全身黄退，食欲尚可，二便正常，脉缓无力。继以清热除湿，行气活血，利胆化石。

鸡内金 12g　海金沙 12g　降香 3g　佛手 12g　山楂 12g　陈皮 12g　香附 12g　柴胡 12g　当归 12g　泡参 12g　青皮 12g

10 月 3 日九诊：患者自己感觉饮食正常，精神愉快，余无不适，要求出院。拟方带回服，以资巩固。

旋覆花 12g　茜草根 16g　苏木 12g　橘叶 12g　桃仁 12g　鸡内金 16g　海金沙 12g　佛手 12g　柴胡 12g　白芍 16g　枳实 12g

一个月之后，偶于街上相遇，询问病情，未复发。

按：患者素来嗜酒，湿热蕴结中焦，郁阻胆胃，使脾胃升降和胆的疏泄失常。胆胃病久，势必影响肝、脾，气机阻滞、郁而化热。诚如唐宗海所云：“汤瓶蓄水，火热煎熬而成石。”胆腑湿热，煎熬日久，胆汁聚结成石。疏肝解郁、清利湿热是治疗本病的关键，故先后以四逆散、柴胡疏肝散、龙胆泻肝汤等，酌加清利湿热之品而收到较好的效果。

案六、胆胃热郁

聂某，男，42 岁，四川化工厂。1974 年 10 月 24 日诊。

右胁下疼痛20余天，加重7天。20天前，感右胁下隐痛，逐日加剧，食欲不振。3天前到川医检查，发现肝在胁下2cm，剑下2.5cm，质中等，脾大3cm。诊断为“慢性肝炎”“肝硬化早期”。今日来门诊，收住入院。目前右胁下痛如锥刺，固定不移，牵引肩背而痛，脘腹胀满，不欲食，四肢倦怠，失眠梦多，口苦，形体略瘦，面如尘蒙，大便色黑微干。唇紫，舌质紫黯，苔白，脉弦涩。

辨证：肝脾不和，气滞血瘀。

治法：疏肝理脾，行气活血。

藿香12g　厚朴12g　云茯苓16g　苍术12g　半夏12g　大腹皮12g　炒山楂25g　麦芽3g　桃仁12g　郁金12g　4剂

二诊：服上方4剂后，右胁痛缓解，唯胀痛牵引肩背，睡眠欠佳，口苦，小便黄，苔白，脉弦。此属肝胆郁滞，气机不利。治宜利胆疏肝，开郁利气。四逆散加味。

柴胡12g　白芍12g　枳实12g　佛手12g　郁金12g　丹参12g　炒山楂25g　半夏12g　茵陈12g　6剂

三诊：服上方6剂，诸症俱减。唯少腹胀痛，小便黄，口苦，舌尖红，脉弦、左关略大。

辨证：胆胃热郁。

治法：和胃降逆。

方药：黄连温胆汤加味。

黄连5g　竹茹12g　枳实12g　半夏12g　云茯苓12g　佛手12g　陈皮12g　金铃子12g　通草3g

四诊：服上方2剂，前症缓解。唯右胁仍隐痛，苔白，脉弦。证属肝脾气血运行不畅，治宜调肝理脾，逍遥散合金铃子散。

柴胡12g　白芍16g　当归12g　云茯苓16g　金铃子12g　延胡索12g　白术12g　甘草3g

服上方4剂后，诸症消失，以柴芍六君子汤调养肝脾，巩固疗效而出院。

按：胁痛病在肝胆，而临床见证不一。由于肝气不舒，肝郁气滞，日久会导致血瘀而出现瘀血见症。肝病及脾，又可出现脾虚症状。肝与胆互为表里，肝病又可影响及胆而出现胆病症状。肝随脾升，胆随胃降，因此又可出现胆胃不和症状，临床贵在辨证施治，灵活掌握，方可收到良好效果。

15. 眩晕5例

案一、肝胆郁热

何某，女，55岁，什邡县永兴。1975年7月26日初诊。

1973年以来，一直头晕眼花，时觉头痛，经西医诊断为“内耳眩晕病”。服药效果不显，病情日渐加剧。发作时，感周围环境旋转，如坐舟车，恶心欲吐，发作频繁。一月前，自觉头晕眼花，耳鸣如雷，有灼热感上冲头部，情志抑郁易怒，左牙龈肿痛、不能张口，头面发热，扪之有灼热感，小便黄赤，大便正常，舌红，苔黄，脉弦数，血压100/68mmHg。

辨证：肝胆郁热。

治法：清热泻火。

方药：龙胆泻肝汤加减。

龙胆草12g　柴胡12g　黄芩12g　生地黄12g　车前草12g　黄连须12g　茵陈12g　菖蒲12g　夏枯草12g　通草3g　甘草3g　1剂

7月29日复诊：服上方后，仍感头晕，小便黄，舌红苔黄，脉弦，余症减轻。此上炎之火已降，肝胆湿热未尽，宜原方去茵陈、夏枯草、车前草，加山栀仁12g，2剂。

8月2日三诊：服上方后，二便正常，食欲增加，仅时感头微晕，易怒，舌质淡，苔薄白。此乃邪热已去，肝郁未解，宜疏肝解郁，以善其后，仿逍遥散加减。

柴胡12g　白芍12g　生地黄12g　白术12g　茯苓12g　藿香12g　生姜12g　甘草3g

服上方2剂后，病已痊愈，随访多次，未见复发。

按：本例患者，素体阳旺，湿热内蕴；又因郁怒伤肝，气郁化火，厥阴风木与少阳相火同居，肝火妄动，胆火上炎，风生火动，上冲于头，故头晕眼花、牙龈肿痛、耳鸣如雷、头觉灼热。肝气郁结则情志抑郁，易怒。脉症皆为肝胆有郁热之证，故以龙胆泻肝汤清肝泻火以治其标。方中龙胆草、夏枯草清肝胆实热，黄连、黄芩清热泻火，茵陈、车前草、通草引湿热从小便而出。肝胆火旺，必耗阴液，故以生地黄养阴清热。木喜条达，故用柴胡疏肝胆之气，使肝胆实火得清，火不上炎，诸症自除。但肝郁尚未疏解，故用逍遥散疏肝解郁以善其后而收较好疗效。

案二、痰湿上蒙清窍

周某，女，42 岁，住什邡县。1974 年 10 月 13 日入院。

患者头目眩晕，脑中轰鸣，卧床如坐舟车，只能俯视，否则自觉天旋地转。胸脘胀痛，呕吐痰涎，不欲饮食，心悸失眠，热气冲胸，发热汗出，全身麻胀，小便短少，大便不通。躯体肥胖，面色红润。苔白，脉沉滑。1964 年患过“高血压病”，1968 年曾患“肾炎”，经常头晕目眩、咳吐稀痰。

辨证：痰湿上蒙清窍。

治法：祛风涤痰，降逆开郁。

方药：二陈汤加味。

刺蒺藜 16g　菊花 12g　苡仁 12g　半夏 16g　茯苓 16g　白豆蔻壳 12g　陈皮 12g　淡竹叶 12g

10 月 16 日复诊：服上药 2 剂后，诸症有所减轻，但 15 日晚牙龈肿痛，痛引头角，温热稍舒。小便黄，大便已解。苔白，脉沉滑。此是风痰渐去，气机渐利，但又加正邪相争，邪滞少阳、阳明经脉之候。宜祛痰降逆，疏风止痛。前方去蔻壳、菊花、竹叶，加蝉蜕 12g，防风 12g，枳壳 12g，生姜 12g。

10 月 17 日三诊：服上方 1 剂后，身痛减轻，余症同前。治同前法，再投二陈汤加味。

刺蒺藜 12g　蝉蜕 12g　全蝎 6g　苡仁 16g　白豆蔻壳 12g　半夏 16g　陈皮 12g　枳实 6g

10 月 19 日四诊：服上药 2 剂后，头微眩晕，胸脘不胀，胸中微热，大便清稀有涎液，解后爽快；另有稀薄白带。苔白，脉沉微。仍照前法，再投上方 2 剂。

10 月 21 日五诊：服上药后，眩晕、心悸消失，睡眠亦佳，白带止，大便正常。唯下肢微麻，头额微胀，苔薄白，脉沉缓。此为邪去脾阳不足，治宜运脾化湿，仿半夏白术天麻汤。

天麻 12g　白术 12g　半夏 12g　茯苓 16g　陈皮 12g　苡仁 16g　刺蒺藜 12g

10 月 24 日六诊：服上方 3 剂后，痊愈出院。

按：患者素体阳虚，痰湿内盛，因过食酒肉，重损脾胃。酒入中土，则生湿热，独归于胆，肝胆同居，化热生风，风夹痰浊，上扰清空，故头目眩晕、脑中轰鸣；横窜经络，阻碍气机运行，则全身麻胀；痰浊扰心，则心悸失眠；湿停中焦，气机不利，故胸脘胀满，不思饮食；胃气不降则大便不解，三焦不利则小便短少。本病为风痰内扰，肝脾气机郁滞所致，故用二陈汤加味以祛风涤痰，降逆开郁。方用陈皮、半夏、茯苓、蔻壳以燥湿祛痰，和胃开郁；刺蒺藜、菊花祛风开郁，清肝明目；竹叶、苡仁淡渗利湿，使风去湿除，郁开气利，其病得愈。故后四诊，皆以本方为基础，随证加减而收到较好的疗效。

案三、脾阳不足，水湿内停

王某，女，35岁，农民，住什邡县。1975年8月6日初诊。

主诉：小产后眩晕5年，发作时头晕脑涨，眼中时发黑花，头目眩晕不能工作，需数日方能渐缓，屡治未愈。平素耳鸣，心累心跳，多梦，神倦喜卧，四肢乏力，食量日少，口干不饮，二便正常。舌淡，苔白，脉细而缓。

辨证：脾阳不足，水湿内停。

治法：温阳蠲饮，健脾利湿。

方药：苓桂术甘汤加味。

茯苓12g　桂枝12g　白术12g　甘草3g　半夏12g　厚朴12g　大枣12g

8月8日复诊：服前方1剂后，头晕脑涨减轻，精神好转，余症如前。此为中阳渐复，水湿欲去之兆，遂再投原方2剂。

8月11日三诊：服上方2剂后，诸症大减。但大便时溏，时恶寒，脉沉而缓。为水虽去，脾肾阳气不足之象。故改用真武汤加味。

附片12g　白术12g　茯苓12g　白芍12g　生姜12g　甘草3g

患者服本方2剂后，其病痊愈。

按：本例患者，素体阳虚，又因小产，损伤气血，肌腠疏松，复感寒湿，重伤脾阳，中土不运，水湿内停，脾虚肝侮，阴气上逆，发为眩晕。水湿内停，清阳不升，脑海失养则头眩晕、眼见黑花、耳鸣。水湿凌心，则心累、心跳、多梦。其神倦喜卧、四肢乏力、食量日少、舌淡苔白、脉细缓者，皆中阳不足，水湿内停之征。故以苓桂术甘汤加味，温阳蠲饮，健脾利湿。方中茯苓、桂枝温阳化水，白术、甘草、大枣健脾制水，半夏、厚朴降浊去痰，燥湿理气。后用真武汤加味，是因脾虚及肾，肾阳不足，不能温煦脾土，改用附片大辛大热之品以温补肾阳，肾阳壮，脾土健，脾肾阳气充盈，则诸症自愈。

案四、饮邪上犯

钟某，男，37岁，住广汉县。1974年10月15日诊。

10月14日突然头晕目眩，视物晃动，急到县医院诊治，经检查、化验，无特殊异常，印象为“内耳眩晕病”，给予镇静药，并加服中药地黄丸。服药后，次晨眩晕加重，不能起床登厕，动则呕吐恶心，闭目眩晕略减。就诊时自觉如坐舟车，房屋旋转，两目紧闭，不欲见人，食欲大减，面色苍白，小便不利。舌质正常，苔白腻，脉弦滑。患者体形肥胖，未患有其他疾病。

辨证：饮邪上犯。

治法：温运脾阳，利水蠲饮。

方药：泽泻汤加味。

泽泻3g　白术16g　生姜16g　升麻3g　3剂

10月18日二诊：服上方后，眩晕明显减轻，小便增多。但仍感恶心，胃纳不佳，苔微腻，脉滑。宜再投原方2剂。

10月20日三诊：服上方后，眩晕已愈，唯食欲稍差，此乃邪去，脾胃功能未复之故。宜开胃健脾，佐以除湿以善其后。

党参12g　茯苓12g　白术12g　建曲16g　苡仁25g　木通16g

上方服3剂后，水湿去而食增，脾气健则胃纳开而病愈。

按：本病患者，素体肥胖，每多痰湿壅盛，今痰湿阻滞中阳，清阳不升，浊湿上泛，故眩晕急发。本为痰湿滞中，反用地黄丸补阴助湿，故服后病情加重。饮留中脘，胃失和降，则恶心呕吐、食欲不振。湿阻中阳，清阳不升，则面色苍白。中阳不健，三焦气化不行，则小便不利。其舌、脉均系脾胃湿滞，水饮上犯之征。故宗仲景“心下有支饮，其人苦冒眩，泽泻汤主之”之旨，用泽泻汤加味，以温运脾阳，利水蠲饮。方中泽泻善能渗水利湿，以治其标；白术健脾燥湿；生姜温阳行水，降逆止呕；稍用升麻以升举脾胃下陷之清阳，使清阳升，三焦通畅，浊阴得化，眩晕得愈。食欲稍差，为水饮阻中，损伤中阳，脾胃呆滞，故以开胃健脾，佐以除湿，调理善后。

案五、气血两虚

龙某，女，40岁，永兴纺织厂。1975年7月29日诊。

头晕目眩反复发作3年。发作时如坐舟车，耳似蝉鸣，有时伴有呕吐，经西医检查：未见特殊异常，血压80/50mmHg，诊断为“内耳眩晕病”，常服“鲁米那”“阿托品”等药始能坚持工作。1975年7月28日晚入厕，突感身体摇晃，视物昏花，头晕脑涨，不能自立，昏倒于路旁，半小时方苏醒，被人扶于家中。次日患者来诊。眩晕未解，纳食不佳，面色㿠白，四肢欠温，唇甲不华，心悸少寐，短气懒言，神疲倦怠，舌质淡，脉细弱。

辨证：气血两虚。

治法：补益心脾。

方药：归脾汤加味。

党参19g　白术12g　黄芪25g　当归12g　茯神12g　生谷芽16g　木香12g　枣仁12g　建曲12g　龙眼肉12g　菊花12g　远志12g　牡蛎16g　甘草3g　4剂

8月6日复诊：服上方后眩晕略减，精神转佳。但在两天前不慎感冒，症见头痛，往来寒热，晨起口苦，不思饮食，心烦欲呕，胸痞胃脘隐痛，两胁微胀不舒，苔薄黄，脉弦细略数。此为外邪入于少阳之证，用柴平汤加减，和解表里，以治其标。

柴胡12g　黄芩12g　青蒿16g　泡参19g　半夏12g　大枣16g　藿香12g　厚朴12g　陈皮12g　生姜6g　青皮12g　甘草3g　2剂

8月10三诊：药后寒热头痛已解，但大便溏薄、日解3次，食欲不振，四肢倦怠，神疲懒言，舌淡苔少，脉虚大无力。此为气虚下陷，脾胃虚弱。宜补益中气，用补中益气汤加味。

党参19g　白术12g　黄芪25g　陈皮12g　当归12g　升麻12g　柴胡12g　香附12g　建曲12g　甘草3g　3剂

8月17日四诊：服上方后，便溏止，精神好转，语言有力，食欲增加，眩晕消失，尚感心悸少寐，舌质红润，脉缓。此为气血两虚，改用八珍汤加黄芪双补气血，以善其后。

党参19g　白术12g　茯苓12g　黄芪25g　川芎6g　当归12g　白芍12g　熟地黄16g　炙甘草3g

又服5剂，诸症全瘥。

按：《内经》云：“上气不足，脑为之不满，耳为之善鸣，头为之善倾，目为之眩。”本例患者，素体虚弱，脾胃不健，不能奉心化赤。髓海不足，则头晕目眩、耳似蝉鸣。中气不足，气随便脱，故便后昏仆跌倒，待气复方苏。中气不足，则短气懒言、神疲倦怠。脾胃衰弱，则纳食不佳。心血虚少，不能营于外，则面色㿠白、唇甲不华、心烦少寐。脾肾阳虚则四肢欠温。察其脉症皆气血两虚之征，故用归脾汤加味。方中党参、白术、茯苓、甘草、建曲、谷芽补气健脾开胃，黄芪、龙眼肉、当归以补其心血；枣仁、菊花、远志、牡蛎平肝安神，木香调气使补而不滞。诸药共起补益气血、宁心安神的作用。由于正气不足，体虚不能卫外，故其人易于外感。在复诊时，其人感冒，头痛口苦，往来寒热，胁胀胸痞，心烦欲呕，此邪入少阳，故用柴平汤加味和解表里以治其标。后因邪气虽除，但中虚更甚，而现大便溏泄，故用补中益气汤升阳益气，阳升气回，其泻自止。然气血两虚为病之本，故又以八珍汤双补气血，以善其后。

16. 中风 2 例

案一、气血两虚，经脉瘀阻

周某，男，86 岁，彭县敖平。1975 年 6 月 25 日初诊。

几天前步行 15km 到县城，下午步行回来后即感乏力，继则右侧手脚发抖，不能活动，舌抖，卧床不起，抬来诊治。神志清楚，右侧手足瘫痪，皮肤温度较低，感觉迟钝，无汗，饮食尚可，二便正常，面唇色淡，舌质淡，苔薄白，脉弦细。

辨证：气血两虚，经脉瘀阻。

治法：补养气血，祛瘀通络。

方药：补阳还五汤加味。

黄芪 3g　当归 12g　赤芍 12g　川芎 6g　桃仁 6g　红花 3g　地龙 12g　豨莶草 3g　海桐皮 12g　全蝎 12g　蜈蚣 1 条　2 剂

7 月 2 日二诊：右半身抖动明显减轻，右脚能勉强举步，但仍无力，不能行走；右半身温度及感觉稍有好转，舌脉如前。原方加丹参 16g 以增强养血活血之功，2 剂。

8 月 2 日三诊：右手已不发抖，可用筷子，右脚可下地，舌尖仍颤抖，右半身微有汗出，皮肤温度稍增，但仍比健侧稍低；舌质淡，脉弦细。原方加鸡血藤养血活血。

8月14日四诊：能持杖步行2km来诊，右侧温度、知觉、出汗情况基本恢复正常。补阳还五汤加蜈蚣、全蝎、怀牛膝，4剂。

9月9日五诊：能自己步行来诊，步态正常，口苦，苔黄滑，脉弦滑数。正气已复，脉络已通。但现兼有湿热中阻之象，仍应养血活血以巩固疗效，酌加清热除湿之品。

黄芪3g　鸡血藤12g　当归12g　红花3g　地龙12g　桃仁6g　蜈蚣一条　苍术12g　晚蚕砂16g　黄芩12g　甘草3g

2剂后，随访患者，已恢复健康。

按：中风有中脏腑及中经络之分。本例患者右侧手足偏瘫，但神志清楚，未发生突然昏扑、不省人事的证候，故属于中经络，为中风的轻证。其病由于年近九旬，正气本弱，气虚不能运血，血脉瘀阻，经隧不通，以致半身肢体瘫痪不用。气主煦之，血主濡之。气血不足，加之血脉瘀阻，肌肤失于濡养，故见麻木不仁，无汗，欠温；血虚生风，故见发抖。治疗以补阳还五汤益气养血，活血通络为主，加豨莶草、海桐皮舒筋通络。"治风先治血，血行风自灭"，本例在以活血通络为主的同时，加全蝎、蜈蚣息风止痉，加强对舌及手脚发抖及麻木的治疗作用。此后即以上方为基础酌加丹参、鸡血藤等养血之品，经3个多月时间而逐渐治愈。

案二、气血虚衰，肝风痰热，蒙蔽清窍，横窜经络

张某，男，69岁，住什邡县。1974年10月13日初诊。

患者于今年10月12日晚11时左右起床解小便时突然昏仆，不省人事，小便自遗，约半小时后苏醒；半身不遂，舌强言謇，后经邻居救起，于当晚送县医院急诊。经西医诊断为"脑溢血"，曾用安络血、降压灵、维生素C等药物治疗。今日转来中医院门诊治疗。现症：右半身不遂，手足强直、麻木不仁，舌强不能伸出口外，语言謇涩，喉间痰鸣，身热汗出，心烦，小便黄，舌苔白黄厚腻，脉弦大而数、以左手尤盛。既往史：患者平素嗜酒，久患哮喘；1972年因膀胱结石，曾做过手术。

辨证：气血虚衰，肝风痰热，蒙蔽清窍，横窜经络。

治法：涤痰开窍，清热祛风，先治其标。

方药：导痰汤加减。

陈皮 12g　法夏 12g　枳实 12g　胆星 12g　黄连 5g　海浮石 3g　石菖蒲 5g　钩藤 16g　菊花 16g　竹沥 90g（冲服）　远志 12g

二诊：服上方 1 剂后，舌能伸出口外。继进 1 剂后，右手足强直减轻，言謇稍好转，烦热亦减，能咳出白色黏痰。现感左侧头痛，已 3 日未解大便，小便深黄，舌苔白厚，左手脉弦大，但疾劲之势已减。药既中病，当击鼓而进，唯 3 日未解大便，应佐通腑泻热之品。上方去菊花、钩藤、海浮石，加瓜蒌仁 12g，地龙 12g，刺蒺藜 16g，酒炒大黄 12g（另包后下）。涤痰通络，通腑泻热。

三诊：服上方 2 剂后，呕吐大量痰涎，大便已解，右侧手足已不强直，手指能动，言语个别单词清楚。但尚感头项强痛，时咳嗽痰不利，食欲不佳，小便黄少，舌苔白厚，脉和缓。此后即在前方基础上加减化裁：去黄连、石菖蒲、远志。头项强痛加葛根、刺蒺藜以祛风通络；咳嗽痰多气喘，以南星片易胆星，酌加杏仁、厚朴、前胡、莱菔子、葶苈子祛痰止咳，降气平喘；便秘加酒军以通腑泻热；小便黄少加木通以降火利水；气虚大便失禁，加潞党参以益气固脱；口淡无味，食欲不好，加藿梗、建曲以芳香醒脾，化湿和胃；手足活动不灵，加桑枝、牛膝以活血通络，流利关节。连服 22 剂，至十一诊时，咳嗽痰少，语言基本清楚，患侧手足更活动，精神食欲均转佳，苔白，脉平。此时改用益气养血，活血通络，佐以祛痰，以补阳还五汤加味治之。

黄芪 32g　归尾 12g　赤芍 12g　川芎 12g　桃仁 12g　红花 12g　地龙 12g　桑枝 3g　怀牛膝 16g　法夏 12g　南星片 12g　竹沥 30mL（冲服）

上方连服 8 剂后，患者语言完全清楚，手足更有力，右手已能端碗、用汤匙，扶着拐棍已能移动几步。因天气转寒，宿病哮喘复发，咳嗽气紧，痰白质稠，咯之难出，遂又改用涤痰降气、止咳平喘法，仍以导痰汤治之。根据其不同情况，如痰多气紧、舌苔厚合六安煎、三子养亲汤以涤痰平喘。小便黄少，苔白黄厚，合千金苇茎汤、三仁汤化裁，以清热渗湿。连服 16 剂，现咳喘大为减轻，痰易咯出，喘亦减少。患者已能徒步缓行，烧水煮饭，其病基本治愈。

按：患者年老体衰，气阴亏虚，宿病哮喘，痰湿素盛，平素嗜酒，素蕴痰热。如今突然昏仆，半身不遂，舌强言謇，此由水亏不能涵木，肝风上旋，夹素蕴之痰热，蒙蔽清窍，堵塞神机，故致不省人事。此即《素问·调经论》所说“血之与气，并走于上，则为大厥”之证，亦即叶天士所说“精血衰耗，水不涵木，木少滋荣，故肝阳偏亢”之证。所幸者，肝风痰热尚能复返下行，故移时苏醒，此乃“气复反则生，不反则死”之谓。舌为心、脾、肝、肾四经所过，邪中其经，则痰涎闭其脉道，故舌强不能伸出口外，语言謇涩。痰气壅塞，气道不利，故喉间痰鸣。肝风痰热横窜经络，右半身气血循行受阻，故右半身不遂、手足强直、麻木不仁。痰湿郁而化热，湿热蕴结熏蒸，故身热汗出。痰热内盛，上干心包，故心烦。湿热壅滞三焦，故小便黄。舌苔白黄厚腻，脉弦大而数、左手尤盛，均是湿生痰、痰生热、热生风之象。综上所述，此乃湿郁化热、痰热壅遏、热盛风动、风火交煽之证，属本虚标实之病。治疗先以导痰汤加味涤痰开窍，清热祛风。连服22剂，言语基本清楚，右侧手足稍能活动。继以补阳还五汤加味，益气活血，祛痰通络，并随病情加减化裁，连服24剂后，言语已清楚，右手能端碗用匙，右脚能徒步缓行，收到较好疗效。

17. 头痛6例

案一、寒疾头痛

周某，男，成人，住什邡县。1974年10月28日初诊。

主诉：剧烈头痛7年。其痛由左侧开始，然后波及整个头部。严重时，需拳叩打似觉减轻，遇寒更甚，头部畏寒，终年必须戴帽子。手足发冷，晚上睡时须用棉布之类将头部包裹，否则受冷头痛必大发，痛后头晕，神倦乏力，睡眠欠佳，易醒多梦。近年来鼻已闻不到香气，饮食纳呆，面色黯黄。曾在川医诊断为“脑震荡后遗证”“高血压”，屡用中西药物，疗效不显。此外，自1960年春起右踝关节疼痛，畏寒，现踝关节已增大变形。舌质黯，苔白滑，脉略弦，右大于左。

辨证：寒痰头痛。

治法：祛风通络，温经化痰。

方药：青州白丸子。

白附子12g　制川乌12g　制南星12g　半夏16g

嘱其久煎，连服5剂。

11月12日复诊：诸症显著减轻。头已不痛，右踝关节疼痛缓解，鼻已能嗅到香气，不畏寒，患者有意脱帽观察，头痛亦未发作，饮食、睡眠均有所好转。仅头部有轻微的胀闷不适感觉，右踝关节隐痛。服上药后未见不良反应，故原方再进 3 剂。

11 月 15 日三诊：患者精神转佳。自述几年来吃很多的药都未见效，这个药把我的头痛治好了，脚也不痛了。除右踝关节增大变形未得到纠正外，其余诸症消失。拟用星附六君子汤加车前仁，以善其后。

制南星 12g　白附子 12g　党参 12g　茯苓 16g　白术 12g　半夏 12g　陈皮 12g　车前仁 25g　甘草 3g　4 剂

按：本病是初感寒湿，郁滞经脉，湿性重浊下行，故右踝关节疼痛畏冷。日久则寒湿凝结成痰，郁阻经脉，下行于足，故右踝关节增大变形。痰随风气上逆，阻碍清阳，故头痛剧烈，甚则喜拳头叩打。痰为阴浊之邪，阴邪滞于络脉，故头痛遇冷更甚，卧则阳气内敛，阴寒独盛，故睡时需用棉布包裹头部，以助其阳。阳气不能外达于四末，故手脚发冷。脾肺二经脉络被阻，故鼻不闻香臭。中阳内虚，脾胃被寒湿所困，故饮食欠佳、舌质黯、苔白滑。胃不和则卧不安，故睡眠欠佳、易醒多梦。脉右大于左略弦，是风痰壅塞经络而无表证之象。故诊断为风痰头痛。

《本草经疏》谓："怪病多属痰。"《本草纲目》有"痰之为物，随气升降，无处不到"的论述，而本例患者头痛剧烈，右踝关节疼痛变形，病程迁延日久，经治无效。故首诊辨证为风痰阻滞经脉，清阳不得上达、下行所致。本病虽为风痰痼疾，但患者正气未至大衰，当此之际，非寻常药饵所能胜任，故以刚燥之品祛风通络，温经化痰。青州白丸子药味虽少，但力量峻猛，临床应用时必须详于辨证，施于适可。方中川乌与半夏为"反药"，通常的情况下，不宜配用。本病属寒湿相结，顽痰痼疾，非此不能达病所。本方连进 8 剂，诸症消失；次用星附六君子汤加车前仁，以除湿化痰，调理脾胃，使脾胃健运，防止痰涎再生，以巩固疗效。

案二、肝胃虚寒

余某，男，46 岁，干部，彭县工作。1976 年 5 月 23 日初诊。

患者头痛 10 余年，曾服中西药无效。近数月加重，头部呈阵发性刺痛，每痛时干呕，吐涎沫，不能坚持工作，胃脘时而隐隐作痛而不胀，口苦，二便正常。患者形体消瘦，面色萎黄，舌质淡，苔白厚，脉沉弦。候诊时，俯伏桌上，目瞑，语声不扬，时时呻吟。

辨证分析：此证起于胃阳虚衰，寒饮停聚，胃失和降，则寒饮随经上冒清阳，因而发生头痛、干呕、吐涎沫。胃与脾同主中焦，胃阳虚势必累及于脾。脾胃俱病，故呕吐久不止，胃脘时而隐隐作痛，形体消瘦，舌质淡而苔白厚。脾胃阳虚，不仅肝失温煦，胆气亦逆，故口苦。肾为胃关，胃病日久，肾气亦伤，故目常瞑而伏案呻吟，语声不扬，脉沉弦。总为肝胃虚寒，影响脾肾之象。

诊断：肝胃虚寒头痛。

方药：吴茱萸汤加半夏治疗。

党参 12g　吴萸 2g　生姜 16g　半夏 12g　大枣 16g

5 月 28 日复诊：自述上方进 1 剂，头痛大减，干呕、吐涎沫已止。续进 2 剂，头痛消失，胃脘不痛，食欲增强，精神变佳，即恢复工作。病者认为病已消除，自动停药 10 余天后，病又复发，仍头痛、干呕、吐涎沫，但较第一诊时轻微。察舌苔仍薄白，舌质淡，脉沉弦。此为余邪未尽，正气尚未恢复，停药过早，故致微邪复聚而病发，治宗前法。

党参 25g　吴萸 3g　生姜 12g　半夏 12g　大枣 3g

6 月 1 日三诊：服上方 2 剂，头痛、干呕、吐涎沫等症又消失，食欲正常。唯有头昏，手足麻木，乏力，舌质淡红，苔较厚色微黄。为病后脾气未复之象。拟六君子汤加当归，以善其后。

党参 12g　白术 12g　茯苓 12g　半夏 12g　陈皮 12g　甘草 3g　当归 12g

服 2 剂。一月以后，患者因感冒就诊，询其故病，未复发。

按：本病即《金匮要略·呕吐哕下利》“干呕，吐涎沫，头痛者，吴茱萸汤主之”之证，为肝胃虚寒所致。虽曾久治，但多从风热或风寒头病论治，不及病所，故不效。今药证相应，故收效迅速。

案三、风痰头痛

刘某，女，22 岁，住彭县。1976 年 6 月 19 日初诊。

自诉头痛晕胀已两年多，屡经中西医治疗，均无效果。服止痛片、解热止痛散，只能暂时缓解。并伴有呕吐涎沫、头发脱落现象。最近以来，一见太阳，或在烈日下行走、劳动，则头痛更加剧烈，整个头脑晕胀难受。舌质红，苔白滑，脉两寸浮滑。其余如饮食、睡眠、大小便等情况均无异常现象。

辨证分析：认为是痰涎阻滞经络，郁久化热生风，风痰随三阳经脉上攻头脑，使经络壅塞清阳不升，浊痰不降，故发生头脑晕胀疼痛。发乃血之余，虽则血虚、血瘀俱可导致发落，而风痰阻滞经络，气血不得上营于头脑，亦可使头发失养而脱落。上、中二焦水道壅滞，使痰涎停积胃腑，痰涎内盛，故常于头痛剧烈之时呕吐涎沫。风为阳邪，痰为阴液，风痰被阳热蒸腾，则上攻更剧，故见太阳则昏胀头痛剧烈。舌质红，苔白滑，脉浮滑等均为痰浊内蕴、清阳不升之象。

诊断：风痰头痛。

治疗：以祛风豁痰降逆法，折其上逆之势。

方药：宗导痰汤，加祛风通络之品。

半夏 12g　陈皮 12g　茯苓 12g　胆南星 12g　枳壳 12g　桑叶 12g　菊花 12g　僵蚕 12g　钩藤 16g　甘草 3g　2 剂

从此以后，未见患者来复诊。一月后随访，问及头痛近况，说服上方 2 剂后，头晕胀疼痛已止，呕吐亦未发作，仍将原方再服 2 剂，诸症消失，至今未发。

按：痰不仅是病变中的一种产物，又是导致疾病的一种因素，故古人有“怪病多痰，痰生百病”之说。可见头痛不仅血虚、血瘀可以导致，风痰上逆亦可引起。本病根据证候脉象，诊断为风痰阻滞，郁久化热生风而引起的风痰头痛，故治法重在祛风豁痰降逆。方用半夏、南星、陈皮、茯苓、枳壳祛痰降逆，佐以桑叶、菊花、钩藤、僵蚕以祛风，实取得较满意的疗效。

案四、风痰头痛

周某，男，成人，住彭县。于 1976 年 5 月 29 日初诊。

自述：头昏头痛 8 年，加剧 2 年，常于睡觉中因后脑痛甚不能再睡，仰卧、侧卧均疼痛。长期休息不好，头昏，多梦，口苦不喜饮，胃脘隐痛，欲呕。舌质紫红苔白，脉弦滑。

辨证分析：系风痰上干清窍，病久入络，经络阻塞，气血痹郁，致使清阳不能上达于头脑，故头痛头昏。痰气凌心，神不内守，故睡眠不好而多梦。卧则阳根于阴，阴之为守，今风痰上干于头，清阳不得上达，浊阴独胜，故卧则阳气不行，浊痰流注，故随卧位而疼痛更甚。不喜饮，欲呕，舌质紫红，苔白，脉弦滑等，均为风痰内阻，气血痹郁，痰浊不降之证。据此，诊为风痰头痛。治宜祛风化痰，佐以活血通络。拟玉真散加入活血之品。

羌活 9g　防风 9g　制南星 12g　白附子 12g　天麻 9g　白芷 9g　川芎 6g　红花 3g　桃仁 9g　2 剂

6 月 4 日二诊：上方服 2 剂，症状有所减轻；继服 2 剂，头痛、头昏明显减轻。仍有口苦、不喜饮、胃脘隐痛、欲呕吐等症，此为余邪未尽。故嘱患者再服原方 2 剂。再诊时，患者自述，头昏痛已消退，睡眠尚可，余症亦退。唯时作呕，食欲不佳。此属病去而脾胃尚失和顺，故改用柴芍六君子汤加味，以调肝理脾而善后。

党参 12g　白术 9g　云茯苓 12g　陈皮 12g　半夏 9g　柴胡 9g　白芍 9g　甘草 3g

8 月 8 日随访，患者服上方 2 剂，诸症消失，饮食、睡眠均已正常，精神转佳，近 3 月未再复发。

按：本病因风痰上干清窍，病久入络，气血闭郁而致头痛、头昏等症。首剂以玉真散祛风化痰，加入桃仁、红花活血通络，连服 6 剂风痰基本祛散，清窍畅利，故头痛、头昏等症消失。后以柴芍六君子汤加味，取其调肝理脾而风痰无以再生。此即“善治痰者，唯能使之不生，方是补天之手”。

案五、风冷头痛

苟某，男，40 岁，住彭县。1976 年 7 月 28 日诊。

自述：头痛久不愈 2 个月。2 个月前发生头顶、头额胀痛，引两目亦胀痛。每日晨间开始发作，持续至上午 10 时左右停止，胀痛部位和时间至今未变。先后到合作医疗站、公社、县及省级 10 余家医院诊治，大多诊断为“风湿性头痛”，服西药 20 多天，俱无疗效。又转中医治疗，从阴虚阳亢、风湿头痛治疗，服用清热养阴、凉血祛风平肝之犀角、羚羊角等中药 30 余剂，不但症状未减，头目胀痛较前更甚。下午脚肿，早上消退，有时微恶寒，在人多和噪杂处烦躁不安，太阳照晒则痛胀加剧，服利尿药则烦痛不安。察舌质淡红，舌体略胖嫩，脉濡缓。其余饮食、二便正常。

辨证分析：其病虽发生于初夏之时，但既无暑热阳证，又无湿聚热蒸、阴虚阳亢之表现。多由夏月起居不慎，汗出当风取凉，或汗出入冷水中浴，风冷之邪乘汗出时毛窍空虚，深入于所虚之处。《金匮》所谓“清邪居上”，《内经》有“新浴中风为首风”之说。以太阳经脉起于目内眥，上额交颠顶络脑，风寒之邪克于太阳经脉，故头目胀痛。继往以暑热、风湿、阴虚阳亢等病证对待，用清热、渗湿、凉血、祛风、养肝阴等法治疗，迫使清阳下陷，脾阳伤损，浊湿下注，故午后脚肿；再服利湿药后反烦痛不安，正是利湿伤阳的表现。太阳照晒反头目胀痛加剧，系清阳虚陷，受阳光之助，以鼓祛邪之力，致风冷之邪欲去不得去，故反而胀痛加剧。幸而患者素体强健，脏腑未衰，风冷微邪未能深入脏腑，故虽病二月之久，而脉濡缓，饮食、二便正常，说明脏腑无伤，病仍在头部经络之证。

据此，诊断为风冷头痛。治用辛温通阳，佐以祛风透络之法。

藿香 16g　苏叶 12g　白芷 16g　羌活 12g　蝉蜕 9g　牛膝 12g　夏枯草 31g　银花藤 31g　白芍 12g　甘草 3g

嘱服 2 剂。

8 月 20 日复诊：服前方 1 剂后头痛大减，脚肿亦消。2 剂服完后，头目胀痛基本消失，但头脑尚不够清爽，两目内侧处还有点痛。舌质红，舌苔薄白，左脉濡缓，右脉略弦。至此，风冷之邪去其大半，余邪未尽，清阳道路尚未恢复畅通。仍宗上方减轻剂量，以祛风通阳。

藿香 9g　苏叶 9g　白芷 12g　羌活 9g　蝉蜕 9g　苍耳 9g　牛膝 12g　夏枯草 9g　银花藤 25g　白芍 12g　甘草 3g　2 剂

从此未再来诊。半月后随访，患者精神愉快，一切症状消失，头痛至今未发，已能参加一切劳动。

按：从这一病例中，加深了对“在上者因而越之”治法的认识。该治法虽指吐法，但亦可借治风冷在上之邪，尚有“治上不犯中下”之训。所以本证采用辛温通阳、祛风活络之法，能收到满意的效果。

案六、气血俱虚头痛

唐某，女，26 岁，住彭县红岩乡。1976 年 5 月诊。

因患胆囊炎做胆囊切除术。术后住院 40 余日伤口愈合，唯出现头晕痛不愈。

自述：头脑晕疼痛，尤以两侧为甚。夜梦多，四肢麻木，手术伤口处至今仍疼痛。月经过期不潮，白带多，体形虚弱，面色淡白，精神萎靡不振，食欲尚可，二便正常。舌苔白腻，脉细涩。

辨证分析：此证头晕痛，出现在胆囊手术之后，与患者平日气血虚弱，又因手术耗伤气血，有一定的关系。兼之术后营养不足，既使气血资生之源不充，气血不能充分上营头脑，以供升降，故头两侧晕痛；又不能补尝肝胆耗伤之气血，故伤口虽愈合而疼痛仍不止，总为“血虚不能营养者亦痛”。由于血虚心肝失养，以致神魂不宁，故夜则多梦。“气虚则麻，血虚则木”，气血俱虚，故四肢麻木。不仅如此，若中气受伤，水谷精微不能奉心化赤而为血，则腐坏而变为浊湿，下注于胞宫而为白带。肝血虚不能充盈于血海，故月经过期不至。至于形体虚弱、面色淡白、精神萎靡、脉细涩等是气不煦而血虚，为气血俱虚之象。饮食尚可、二便正常、舌苔白腻是脾阳不足、胃肠无病之征。据此，应从气血俱虚之头痛考虑。治疗原则宜气血双补，乃宗十全大补汤处方。因限于当时药材短缺，只能以现有药物处方：

潞党参 31g　炒白术 12g　苡仁 16g　当归 9g　制首乌 16g　川芎 9g　黄芪 16g　鸡血藤 31g　橘皮 9g　干姜 3g　大枣 31g　甘草 3g　白芍 9g　桂枝 12g

服上方 2 剂后，疼痛缓解，精神倍增。由于患者关心农业生产，返家心切，因此自行将原方配 2 剂，带回家继续服用，以巩固疗效。

按：中医学独特理论和经验，在临床实践中是通过“辨证施治”来体现的。本例头痛是根据辨证施治的观点，运用“观其脉症知犯何逆，随证治之”的原则。从病者平素体质不大健康，兼之手术后头痛，系气血不足所致，诊为内伤头痛。故方用参、术、芪、苡仁、姜、枣、甘草益气，再以归芍、血藤、首乌和血生血，而以川芎、桂枝调和气血，加之血藤共成通络止痛之功，故能收到较满意的疗效。

18. 雷头风

张某，男，48 岁，住彭县。1975 年 5 月 21 日诊。

患者于 1972 年患头昏雷鸣，久治不愈。自述起病之初晚上睡觉时头昏、胀闷，继而如雷鸣。每发时自感一股热气上冲至头，失眠（长夜不能入睡），头昏胀、雷鸣甚重时，头部游走掣痛，继则觉头鸣如爆炸声，并伴有眩晕，心悸，耳鸣，口苦，时而全身瞤动，腰酸腿软，小便增多，晨起则气紧，咳嗽痰多，面色青黄。舌质红，苔灰白，脉细滑。

综上病情，为湿热蕴于经络，郁久成痰生风，风痰随胆胃二经上冒清阳，兼之湿为阴邪多在于阴分，故起病之初，多发于晚上就寝时。自觉有股热气上冲头脑，即出现头昏、胀闷、雷鸣，此为风痰迫其阳气上逆之象。由于风痰壅滞胆胃经络，使胆胃之气失其下降，不仅阳不下交于阴而长夜难眠，其风痰与阳气搏结则头脑有时掣痛，甚至头痛雷鸣较重时，头脑中若有爆炸之状，此皆风痰与正气相搏，互为胜负所致。至于晨起气紧，咳嗽痰多，常有头目眩晕、耳鸣、心悸、口苦，或全身瞤动，腰酸腿软，面色青黄，小便增多，舌质红，苔灰白、脉细滑等症。总由风痰并走于上，气血不能畅行，以致上盛下虚之证。

诊断：风痰上逆。

治法：清震汤合二陈汤加减，折其上逆之势。

苍术 12g　升麻 12g　荷叶 12g　通草 3g　菊花 12g　陈皮 12g　半夏 12g　茯苓 12g　苡仁 12g　白芍 16g　甘草 3g

5 月 23 日二诊：服上方 2 剂，头昏胀、雷鸣、失眠均稍减，余症同前。此为胆胃上逆之气有所减退，但大势未退，故宜温胆汤化裁，以祛痰降浊，调和胆胃。

竹茹 12g　半夏 12g　苡仁 16g　胆南星 16g　杭菊花 12g　云茯苓 12g　甘草 3g　鲜荷叶 12g

5 月 25 日三诊：服上方 2 剂，除初睡时有轻微的头昏胀感觉之外，雷鸣消除，睡眠转佳，余症悉愈。舌质正常，苔薄白微粗，脉沉细滑。此为余邪未尽，脾胃气虚，拟以六君子汤加胆南星，调补脾胃，以杜生痰湿之源而善后。

党参 16g　炒白术 12g　茯苓 12g　半夏 12g　陈皮 12g　胆南星 12g　甘草 3g

按：本病是风痰随气上冒清阳所致。以清热化痰、和胃利胆之法，取“胆随胃降”之义，使浊气降而清气升，气机条达，故病势渐退。最后以调理脾胃论治，以杜生痰之源，巩固疗效。

19. 失眠 3 例

案一、脾胃气虚，痰饮郁滞

叶某，男，43 岁，干部。于 1979 年 7 月 5 日来院门诊。

主诉：失眠头晕 20 余年。20 多年来，经常难眠易醒而多梦，曾有 20 余日彻夜不眠，服用大剂镇静安神药不效。经常头晕目胀，神倦乏力，短气懒言，皮肤瘙痒，以会阴部尤甚，阴囊多涎汗，食欲减退。近 2 月大便稀溏，一日 1 次。就诊时上述症状仍存，每晚最多入睡 3 小时。察其形体消瘦，面色暗黄有“蝶斑”，舌质淡，苔白多津，脉弦滑。据此诊为脾胃气虚，痰饮郁滞。治宜健脾祛痰，以星附六君子汤。

泡参 15g　白术 10g　茯苓 15g　法半夏 12g　陈皮 10g　制南星 10g　白附子 10g　甘草 3g

二诊：服上方 4 剂，每晚可入睡 5 小时许，头晕、身痒及便溏好转。因外感头晕又重，改用祛风豁痰通络。二陈汤加菊花、白芍、刺蒺藜、天麻、苡仁、黄芩。

三诊：服上方 4 剂，头晕好转，但大便又溏，脉弦细而缓、寸大尺弱。乃上盛下虚之象，治宜补益肝肾。

熟附片 12g　炒白术 10g　茯苓 15g　法半夏 12g　陈皮 10g　制首乌 12g　杭菊花 10g　白芍 15g　乌梅 10g　牡蛎 30g

四诊：服上方 7 剂，各症有所好转，大便正常。原方去附片、首乌，加莲米、芡实健脾益肾。

五诊：服上方 11 剂，头晕消失，睡眠达 6 小时许，唯觉身倦乏力，舌淡，脉弦。当侧重健脾调肝。

泡参 12g　茯苓 12g　山药 18g　法半夏 10g　红饭豆 12g　白菊花 12g　乌梅 12g　白芍 18g　牡蛎 30g　夜交藤 15g

六诊：服上方 12 剂，可入睡 7 小时以上，诸症好转。上方去红饭豆，加谷芽、苡仁调理善后。

案二、中气下陷

袁某，女，35 岁，营业员。于 1979 年 3 月 12 日来院门诊。

主诉：眩晕、少寐 1 年多。曾有眩晕、失眠史。1 年前因人工流产后，眩晕失眠复发，经常昏仆，早晨前额昏痛，难眠易醒多恶梦，心烦易怒，胸闷心悸，恶心呕吐，吐出食物或涎沫，两手麻木，四末清冷，腹胀恶油，食少，二便如常，白带量多，月经量少。曾查血红蛋白 8g%。诊其面色萎黄，浮肿，唇舌淡红，苔白而少，脉虚。据证诊为脾阳虚中气下陷，仿补中益气法。

泡参 25g　山药 18g　白术 10g　黄芪 25g　陈皮 10g　柴胡 10　茯苓 12g　谷芽 30g　生姜 10g　甘草 3g

二诊：服上方 4 剂，手麻、恶心呕吐消失，余症减轻。上方加白芍 12g，枸杞子 12g 以调肝益肾。

三诊：服上方 8 剂，诸症大减，食量增加，唯睡眠欠佳，为气血俱虚之象。以郑钦安当归补血汤大补气血。

党参 15g　当归 10g　黄芪 24g　麦芽 15g　炮姜 6g　甘草 3g

四诊：服上方 6 剂，眩晕、额痛消失，睡眠增加，但面仍浮肿，脉虚。气血未复，予圣愈汤加味。

当归身 6g　川芎 3g　白芍 15g　生地黄 12g　党参 5g　黄芪 24g

五诊：服上方 8 剂，诸症消失，唯手足欠温。仍以当归补血汤加鹿角胶 12g、葱白一根以补肾壮阳。

半月后来诊云，服此方 14 剂，各症消失，体重增加。嘱前方再服半月，以调理巩固。

案三、胆虚气怯

梁某，女，43 岁，干部。于 1979 年 7 月 2 日来院门诊。

自述：恐惧失眠、心悸短气 9 年。1970 年做“甲状腺切除术”后，经常恐惧难眠，多恶梦，心悸短气，性急易怒，神倦乏力，全身浮肿，手足胀硬。月经约 20 日 1 次，余沥不尽约半月、量多、色红、有紫块，月经前后腰骶胀痛，经期失眠恐惧更甚。2 年前某医院检查为“子宫肌瘤”。大便坠胀，稀溏不爽，一日 2 次；尿频数，余沥不尽。食欲正常，舌质淡红，苔薄白，脉寸关弦、尺弱。据上病情，为胆虚气怯之失眠。治宜益气调肝，拟仁熟散。

熟地黄 12g　柏子仁 12g　枣皮 10g　五味子 10g　太子参 18g　茯神 15g　陈皮 10g　枸杞子 12g　白芍 12g　制首乌 12g　牡蛎 30g

二诊：服上方 9 剂，诸症减轻，但胸闷咽阻，属肝虚气滞之证。改用运脾益气法。

泡参 15g　黄芪 24g　炒白芍 10g　麦冬 12g　葛根 15g　柴胡 10g　白术 10g　建曲 12g　五味子 10g　甘草 3g

三诊：服上方 2 剂，睡眠好转，恐惧恶梦消失，余症显著好转。上方去麦冬、建曲、五味子、泡参，加枸杞子 12g，菟丝子 10g，党参 12g，调理以巩固疗效。

后学点按：以上 3 例均为失眠，但病因有别。例一失眠 20 余年，伴头晕神疲、食少便溏，故诊为脾虚痰滞，波及肝肾，心神失养所致。治宜首当健脾祛痰，用星附六君子使脾健则气血足而又杜痰源，痰不上蒙则头晕目胀可除。气血足既能充肾水以涵养肝木而不亢，又可养心神而使眠安。以后各诊化裁均以健脾调肝取效。例二为中气不足，气血两亏，故见眩晕昏仆，手足麻木。功专以圣愈汤等加味，大补气血、调养肝肾治之。前后服药40剂而病瘥。例三因手术后再患病而恐惧，导致失眠、惊悸，加之性情急躁，月经不调，渐至肝肾亏虚，胆虚气怯而失眠加重。治以益气血，补肝肾，解肝郁，养心神。三诊而康复。

20. 牙痛1例

李某，男，成人，住什邡县。1974年10月22日。

主诉：牙痛1月余。查其牙龈不甚红肿，有龋齿，遇冷遇热疼痛加剧，影响咀嚼，伴头昏、口苦、口微渴、不欲饮食，夜尿频而清长。曾服清胆泻火、养阴清热疏风之剂未能奏效，呈痛苦面容，舌红，苔少津多，脉弦细略数、两尺俱弱。既往有鼻衄史。

辨证：肾虚牙痛（肾阴阳俱虚）。

治法：滋阴补阳，引火归原。

方药，金匮肾气丸化裁。

附片12g　肉桂3g　续断12g　五味子6g　山药16g　泽泻12g　生地黄16g　丹皮12g　茯苓12g　骨碎补12g　细辛5g　2剂

10月25日复诊：自述服上方1剂，痛已减半，余症同前。但患者自认为是阴虚火旺之体，见方中有桂附，不敢进2剂，仅服1剂后便来询问。疼痛减半，证明药已中病，故嘱患者守服原方。5日后因他病就诊，述牙痛服第2剂后已愈。

按：手足阳明之脉，络上下牙龈，齿乃骨之余，肾主骨。故牙痛涉及手足阳明、足少阴，共三经。本例患者，因无恶寒发热外感之象，其病已有月余，故可排除风寒、风热上攻；齿龈不甚红肿，且无便秘、饮冷等症，服清热泻火之剂，病反加重，可见并非阳明实热，曾服养阴之剂痛未减轻，可知非单纯肾阴虚之证。患者经常鼻衄，久必耗阴损阳。《成方便读》谓："真阳虚乏者，不特寒从外来，且寒自内生，甚或逼阳于上，或遗脱于下，种种变化，不可枚举。"肾阴亏耗，虚阳上浮，故上则口苦、头晕、牙痛、齿龈不甚红肿，下则尿频清长。肾阳不足不能气化为液，津液不能上承，故口渴不欲饮。病属肾阴阳俱虚，故遇热遇冷均疼痛加剧，舌红苔少而津多，尺脉沉弱。方用金匮肾气丸加减，其中六味地黄丸以滋补肾阴，附桂寓于六味丸中则温而不燥，且能引火归原。续断、五味子补肾收涩，骨碎补、细辛补肾阳而止痛。

21. 呃逆1例

赵某，女，23岁，彭县军屯。1975年7月18日初诊。

近一月来，呃逆不止，经治疗未效。自呃逆发作以来，随时头晕，大便经常干燥，小便自调。饮食睡眠均正常，精神一般，舌质淡，苔薄白，脉缓。过去曾患慢性胃痛，时作时止，至今未愈。

辨证：脾胃阳虚，客气动膈。

治法：温胃降逆利气。

方药：六君子汤合丁香柿蒂汤。

党参12g　白术12g　茯苓12g　甘草3g　丁香3g　柿蒂12g　法夏12g　陈皮12g　2剂

7月21日复诊：前方服2剂后，呃逆已止，但时干呕，胸闷不适，舌淡苔白，脉缓，二便正常。病情好转，按前法加减，再服2剂。

党参12g　白术12g　茯苓12g　陈皮12g　法夏12g　柿蒂12g　厚朴12g　甘草3g　2剂

上方服2剂后，访问患者，自言诸症痊愈，已正常参加劳动生产。

按：呃逆的发生，总由“客气动膈”所致。其中偶发生者，大都轻微病浅易治，或不治而自愈；续发性者大都较重，病深而治疗比较难。若在其他慢性病的过程中出现，则多是病势转为严重的预兆。

本例患者，平时大便干燥，原于胃肠津液不充，清浊升降紊乱，上壅动膈为呃逆，随阳明经脉上窜于头，故头常晕；因病程不久，阴血未亏，故睡眠还比较安静。胃中无热，故舌不红而苔仍薄白，脉亦和缓。

本案的治法，是以六君子汤为主，目的是扶脾益胃，使脾胃之元气恢复正常，清阳之气得以上升，浊阴之气自然下降，水谷之精微得以濡养，津液充足，升降正常，呃逆自止。方中加入丁香、柿蒂、厚朴以温中散寒，降逆止呃。因其患者年龄不大，病程不久，故在治疗中收效比较顺利。

22. 泄泻 4 例

案一、脾肾阳虚，胃失和降

肖某，女，39 岁，住什邡县。1974 年 9 月 5 日入院。

9 月 2 日晚上 8 时开始剧烈腹痛，呕吐苦水，至 4 日早晨呕吐 3 次，腹泻 9 次，泻出物是清水夹少量粪渣。发烧（体温 38.2℃）。3 日在某门诊部静滴 5% 葡萄糖 500mL，5% 糖盐水 500mL，口服氯霉素、痢特灵、维生素 B 及维生素 C 等药。4 日晚上更加恶寒，大汗出，心累气短。今日早晨入院中医治疗。入院时，形体羸瘦，精神萎靡，面白唇淡，舌质淡，苔白薄；右上腹疼痛，恶心呕吐，腹胀，畏寒，咳嗽，胸痛，每晚盗汗，心累气短，腹泻坠胀，小便次数多；口干不欲饮，近两天未进饮食；月经已来潮 2 天，量少色淡红；呃逆，语声不扬，手脚欠温，脉沉缓无力。

辨证：脾肾阳虚，胃失和降。

治法：补脾益气，温胃降逆。

方药：砂半六君汤加减。

泡参 12g　苍术 12g　陈皮 12g　云茯苓 16g　砂仁 12g　藿香 12g　大腹皮 12g 麦芽 3g　建曲 12g　红糖 3g　半夏 12g

9 月 7 日复诊：上方服 2 剂后，腹痛、泻痢俱止，其余诸症未见明显好转。治宜调理中焦，温运脾肾。

熟附片 12g　党参 12g　陈皮 12g　云茯苓 16g　砂仁 12g　藿香 12g　大腹皮 12g　2 剂

9 月 9 日三诊：腹胀、呃逆及咳嗽消除，大便正常，月经已净，能进少量饮食。自感背畏寒，手足冷需用热水温烫，心累气短，盗汗多，舌质淡，苔薄白，脉沉缓无力。属寒湿已去，脾肾亏损的现象有所好转。但脾肾阳虚、肝脾不调、心肾不交的现象仍较重。治当调肝理脾，补益气血。

党参 12g　乌梅 12g　白术 12g　熟附片 16g　白芍 16g　山药 16g　黄芪 25g　当归 12g　砂仁 12g　甘草 3g　4 剂

9 月 11 日四诊：已不畏寒，腹不痛，唯背痛，睡眠不佳，食欲不振，仍然盗汗，脉沉缓无力。仍宗前法，上方去乌梅，加白豆蔻、陈皮、麦芽，6 剂。

9 月 16 日五诊：已无盗汗、背痛，睡眠尚可，饮食增加，但面白、脉结，心累气短。此为肾气虚衰、心气不足所致。治宜补气益血，温阳通脉。

党参 16g　附片 16g　黄芪 3g　山药 19g　甘草 3g

进 4 剂，结脉消失，精神较好，食量显著增加。于 9 月 20 日出院。

按：本病表现一派脾肾阳虚的证候，故予补脾益气，温胃降逆，以强生化之源；再以温运脾肾，调肝和胃，逐步应效。患者多年盗汗，曾认为是“阴虚”所致，屡用滋阴敛汗，皆未达到目的，而温运脾肾，补脾益气，盗汗乃止，证明景岳“自汗亦有阴虚，盗汗亦有阳虚”的说法是符合临床实际的。该病后期，各种表现都不明显，唯面白、脉结、心累心跳。辨证认为是肾气虚衰，心气不足，以补气益血，温阳通脉而收全功。在这里选方不用“炙甘草汤”而用参附汤加味，是因为本病虽有心气不足，而重点在于脾肾阳虚。从此使我们认识到，在辨证施治过程中察脉审证，全面分析，别阴阳、分主次是很重要的。

案二、虚寒湿滞

雷某，男，成年，四二信箱。1975 年 7 月 20 日初诊。

主述：1974 年春节患“痢疾”，经治疗一直腹泻，大便每天 5 ~ 7 次，大便中夹有未消化食物及黏液，少腹隐隐作痛，有下坠感，食少倦息，畏寒神差，动则心累气短，不能久坐久站，小便时黄少。苔白厚腻，脉弦无力。

辨证：虚寒湿滞。

治法：温化寒湿，行气导滞。

吴萸 12g　肉桂 12g　广香 12g　枳实 12g　焦白术 12g　黄芪 25g　焦山楂 16g　生谷芽 16g　云茯苓 16g　炙甘草 6g　4 剂

7 月 25 日复诊：上方服 4 剂后，诸症大减，基本痊愈。以砂半理中汤加肉桂、吴萸以善其后，一月后随访未复发。

按：本例原患“痢疾”，治未彻底，迁延不愈，以致脾气大衰，渐致脾阳不振，完谷不化，少腹隐隐作痛；脾虚不能分清别浊，水湿并走肠间发为泄泻；脾气不升，阳虚不能卫外，故见畏寒少神，动则心累气短；脾主四肢，脾虚故食少倦怠，不耐站立，大便夹黏液；仍有寒湿内伏，中气不足，溲便为之变，则小便时黄少。苔白厚腻、脉弱均属脾虚湿滞之象。故方以吴萸、小茴香温化寒湿，配肉桂、黄芪、焦白术、云茯苓、炙甘草以振奋中阳健运脾气，用枳实、广香、山楂、谷芽消除在肠之积滞，共奏温中健脾、散寒通滞之功，使脾阳复兴，则泄泻自止。再用砂半理中汤加肉桂、吴萸温中扶脾以巩固疗效。

案三、脾肾阳虚

李某，男，52岁，彭县。1975年9月14日诊。

19年前患“痢疾”，经中西医合治2周基本治愈。此后就大便稀溏，如因饮食不慎，偶伤生冷，即便泻清稀，近2年来更甚。常服痢特灵、氯霉素、维生素、胃蛋白酶、食母生等，服时有效，停药即发。后改服中药藿香正气散、理中汤、桂附理中汤、七味白术散、乌梅丸等，效果均不佳。去年曾炖服胎盘2次，服后有半年之久未发生肠鸣腹泻。目前每天仍解三次大便，甚则食后即泻，大便量少而中夹水泡，腹中时鸣，手足冷，夜尿素多，入冬更甚，近来稍有疲劳即腰酸无力，饮食睡眠尚好；面色淡黄，形体消瘦，舌质淡，白腻而根独厚，脉沉细而缓。

辨证：脾肾阳虚。

治法：温补脾肾。

方药：右归丸加减。

肉桂12g　附片12g　菟丝子16g　怀山药3g　益智仁16g　熟地黄3g　怀牛膝3g　白术12g　当归16g　枸杞子16g　白芍16g　2剂

9月18日二诊：服上方后，腹不鸣而泻已止，大便已成形，舌根厚腻苔减，舌质仍淡，脉仍沉细而缓。仍本前方加减：

肉桂12g　附片12g　益智仁16g　五味子12g　怀山药16g　熟地黄3g　怀牛膝3g　白术12g　补骨脂12g　吴萸12g　诃子12g　菟丝子16g　4剂

上处方服4剂后随访，原有症状已完全消失，精神大有好转。为了巩固疗效，嘱其再按复诊处方多服几剂。

按：喻嘉言云：“土中之阳，发于命门，欲温土中之阳，必补命门之火。”本例患者，因下痢久治不愈，致脾肾两虚。再因年过五旬，肾气渐衰，真元亏虚，脾中之阳不得肾中之阳气温煦，所以形成脾肾虚而腹泻不止。本案患者既属脾肾阳虚之慢性腹泻，故以张景岳之右归丸为主，适当加减化裁，达到温肾补脾，恢复脾肾正常的生理作用，泻亦因此而自止。

案四、脾虚肝乘，升降失司

张某，女，43岁，农民。1976年5月2日初诊。

患者2年前曾患急性肝炎已治愈。近一年来，经常腹痛便泻，大便稀溏，日一二次。自觉心下痞闷，纳差乏力，时有呕恶，过食油腻则便泻加重，精神欠佳。虽经治疗，未见好转。仍食少便泻，腹痛而胀满，特请彭师诊治。查其舌质红，苔灰白，脉弦数。

辨证分析：此病乃肝炎后期，木必克土，脾胃虚弱，升降失常而致腹痛久泻、食油加重。彭师认为，病位虽在脾，病因实在肝。肝脾兼治，病可除也。

诊断：脾虚肝乘，升降失司。

治法：温脾抑肝，调和升降。

方药：椒梅汤化裁。

人参9g　乌梅30g　花椒5g　炮姜12g　半夏12g　枳壳15g　白芍15g　木香10g　黄连9g

水煎服，嘱服2剂。

5月26日二诊：上方服2剂后，腹痛减，大便开始成形。仍觉心下痞满，微有恶心。此为脾胃气机阻滞之象，于上方去花椒之辛，加陈皮行气和胃降逆。嘱服3剂。

6月10日三诊：服上方后，诸症好转，大便已干，饮食增加，呕、痛均止。此肝不乘脾，仍当以健脾为主。方以参苓白术散加肉豆蔻健脾温中、涩肠止泻而善后，跟踪未再复发。

按：此例为跟随彭师所诊病例整理而成。彭师认为，肝脾两脏相互滋助制约，脾为阴土，其性阴凝板滞，只有肝木的条达加以疏通，才能保持健运。而脾气健运化生的气血津液，又可使肝体得以滋润而抑其肝郁化火之旺，使刚柔相济则正常。如一旦脾不健运，则肝可乘虚克犯而无制，故可见腹痛便泻，久治不愈。此时如只治脾则肝可横逆而加重，治必抑其肝木而脾自健运。本证用椒梅汤入厥阴肝经，酸、苦、辛温同用，补泻并施。方以乌梅、白芍酸以入肝而缓肝之急，使肝木能疏，而不横逆犯脾则脾自健；且重用乌梅之敛肺涩肠，又治久泻；以花椒、炮姜、黄连辛温苦降，以调寒热而治泻；枳实、木香行气以消痞；半夏辛散开痞，降逆止呕；人参补中焦之虚以复升降。全方使正复邪去，则病退而愈。若寒热错杂之久泻，亦可从肝论治，用乌梅丸去北辛、黄柏治之。可见，见肝之病当先实脾，而脾病也不忘治肝，贵在辨证论治。

23. 黄疸 2 例

案一、湿热内蕴，郁阻肝脾

刘某，女，成年，住西昌县。1975 年 7 月 28 日初诊。

10 天前发现颜面、两目及全身皮肤发黄，黄色逐渐加深，呈橘黄色，小便黄如浓茶，恶心呕吐，右胁疼痛且引肩背，脘腹胀满，口苦，大便秘结，苔黄腻，脉弦数。

辨证：湿热内蕴，郁阻肝脾。

治法：清热利湿，疏利肝胆。

方药：茵陈蒿汤加味。

茵陈 3g　栀子 16g　大黄 6g　虎杖 62g　竹茹 12g　枳壳 12g　白芍 12g　3 剂

8 月 1 日二诊：服药后口苦、恶心呕吐消失，胁痛减轻，面目皮肤仍黄，大便溏，小便黄，苔黄，脉弦。湿热尚盛，仍宗前法加减。

茵陈 62g　栀子 12g　黄柏 12g　白术 12g　茅根 3g　猪苓 12g　泽泻 12g　茯苓 12g　甘草 3g　4 剂

8 月 5 日三诊：服上方 4 剂，面目及皮肤发黄减轻，右胁痛，小便黄。湿热渐消，但余邪未尽，续用前法。

茵陈 3g　栀子 12g　虎杖 3g　金钱草 3g　郁金 16g　白芍 12g　鸡内金 12g　茅根 3g　滑石 19g　甘草 3g　5 剂

8 月 10 日四诊：面目及身黄已退，胁痛轻微，小便淡黄，头昏，食少，苔白滑，脉沉弱。此属湿热未尽，脾胃渐虚。治当清热利湿，兼以健脾养胃。

沙参 12g　怀山药 19g　金钱草 3g　茅根 3g　茵陈 16g　虎杖 3g

服 2 剂后症状消失。

按：本病例系湿热邪气蕴结中焦，浸淫肝脾，熏蒸胆汁，故目身黄如橘黄色。湿热蕴结，浊气上逆，故恶心呕吐。肝失疏泄，腑气不通，故腹胀满、大便秘结。右胁属肝胆所居，其经脉布胁肋贯膈上肺，湿热郁结，胆道不利，故右胁痛引肩背。胆液随热上蒸则口苦。苔黄腻、脉弦数皆为肝胆湿热郁滞之象。诊断为湿热黄疸。药用茵陈、栀子、虎杖、黄柏，清热利湿解毒退黄；大黄、茅根、猪苓，泻热利湿通腑，使湿热从二便分消；白术健运脾胃；白芍缓急止痛；竹茹降逆止呕；枳壳行气导滞。四诊于清热利湿药中加沙参、山药以益气健脾，为病后调理之法，有助于正气的恢复，乃使本病获得显著的效果。

案二、湿热壅滞中焦，肝胆失于疏泄

奉某，女，29岁，彭县万年。1975年6月22日诊。

近1个月来右胁疼痛，逐日加剧，并向右肩放射。全身逐渐发黄，口苦口干，呃逆，小便黄赤灼热，大便干燥，矢气，白带特多、质稠、腥臭，食欲不振，肢软无力。舌质红，苔黄厚腻，脉滑数。

3年前曾患“急性黄疸型肝炎”，1年前复发过1次。

检查：患者全身、巩膜发黄，其色鲜明；肝区压痛明显，肝肋下未扪及，胆囊肿大。

化验：黄疸指数90单位；凡登白试验：直接快速；麝浊试验：16单位；麝絮试验：(+)；锌浊度试验：20单位。

辨证：湿热壅滞中焦，肝胆失于疏泄。

治法：清热利湿，疏肝利胆。

方药：茵陈蒿汤合四逆散加减。

茵陈3g　栀子16g　柴胡12g　大黄12g　金钱草3g　泽泻16g　木通12g　白芍3g　枳实12g　郁金16g　陈皮12g　2剂

6月26日二诊：前方服2剂后，胁痛减轻，黄疸明显减退，小便灼热消失，但尿色仍深黄，白带多、质稠黏微腥臭，脉浮数。仍以清利湿热，佐以运脾之品。

茵陈3g　栀子12g　金钱草3g　车前草3g　木通12g　白芍3g　枳壳12g　郁金16g　怀山药3g　谷芽3g　白果仁12g　4剂

6月26日三诊：服上方2剂后，黄疸、胁痛基本消失，食欲增加，白带明显减少，二便正常。嘱再服2～4剂，巩固疗效。

按：本例黄疸其色鲜明，全身症状皆属阳热之证，故属阳黄。因湿热邪气壅滞中焦、熏蒸肝胆，使肝胆失于疏泄，胆汁不循常道、浸淫肌肤，故见胁痛发黄、口苦口干、小便黄赤、大便干燥、舌红、苔黄厚腻、脉浮数等症；因肝胆气机郁滞不通，故右胁疼痛；湿热之邪动膈则发呃逆；湿热下注故见白带多而质稠腥臭。治疗用茵陈蒿汤合四逆散清利湿热，疏肝利胆；加金钱草、木通、车前、泽泻加强清热利湿的作用，使湿热从二便分消；加郁金疏利肝胆。服后见黄疸、胁痛明显减轻，但白带多，加白果止带，怀山药、谷芽补益脾胃，使湿热不下注为患。故三诊除黄疸、胁痛基本消失外，并见食欲增加，白带明显减少，收到较好效果。

24. 痹证 9 例

案一、寒湿阻滞经络

高某，男，40 岁，工人，彭县煤矿。1975 年 9 月 4 日诊。

右肩关节及背部冷痛不能屈伸半月。近日来逐渐加重，疼痛时自觉肩关节部寒冷，有时微有发烧，用热帕敷患处则痛减轻。就诊时坐立不安，半边肩背侧靠于桌上；检查患处时，手稍抬则剧痛，呻吟不止。精神欠佳，夜间不能入睡，饮食减少，形体消瘦，舌淡，苔白，脉弦。

辨证：寒湿阻滞经络。

治法：温经散寒，除湿通络。

方药：麻辛乌附桂姜甘草汤化裁。

桂枝 16g　干姜 12g　麻黄 12g　川乌 12g（另包先煎）　白芥子 16g　姜黄 16g　白芍 3g　甘草 3g　草乌 12g（另包先煎）　附子 16g（另包先煎）　2 剂

9 月 6 日复诊：服上方 2 剂，右上肢肩关节、背部疼痛消失，检查其关节部，能自由抬举活动，精神好转，夜间能入睡，饮食增进，舌脉同上。寒湿之邪尚未完全消除，再以原方加鸡血藤 16g，加强活血通络的力量。服 2 剂。

随访，上方仅服 4 剂，已回矿参加生产劳动。

按：患者正气不足，卫外之阳气虚弱，加之居地潮湿，风寒湿邪侵袭肩部关节，逐步渐入经络，致使气血运行障碍，寒为阴邪易于伤人阳气，湿为浊阴之邪亦流关节。由于寒湿凝滞经络，痹阻不通，故肩关节疼痛不能屈伸；阴寒凝滞过甚，阳气不能敷布，故关节冷痛；热敷以助阳气的运行，故热敷于患处较感舒适；饮食减少、精神欠佳、舌淡苔白、脉弦，均属于寒湿的现象，故诊断为寒湿痛痹。

在治疗方面，根据《内经》“寒者热之”的治疗原则，以川乌、草乌、附子大辛大热之品以直达病所；麻黄、桂枝既能引乌、附深入关节，又能使寒湿之邪外泄；配以干姜温中阳而胜湿，附子壮元阳而振复阳气；再以姜黄、白芥子通络涤痰，白芍、甘草以舒筋止痛，共达到温阳散寒、通络胜湿的目的。由于病程不久，药与证符，故 4 剂即取得了满意的疗效。但本方刚燥峻猛，必须辨证精确，确属于素体阳虚的寒湿痛痹，方可运用。

案二、寒湿瘀滞经络

郭某，男，成人，军人。1975 年 8 月 19 日初诊。

1 年多来，四肢关节冷痛，阴雨天增剧。近一段时间，因阴雨连绵，发生剧烈疼痛，有时关节痛得麻木不仁，活动不灵，关节不红肿，服可的松加止痛片效果不显，前来就诊。舌质淡红，苔薄白，根部厚腻，舌边有齿痕，脉弦缓。

辨证：寒湿瘀滞经络。

治法：温经散寒，活血通络。

方药：乌头桂枝汤加减。

制川乌 6g（先煎）　黄芪 30g　桂枝 12g　白芍 19g　麻黄 12g　当归 12g　川芎 12g　威灵仙 12g　甘草 3g　4 剂

8 月 26 日二诊：服上方 4 剂后疼痛减轻，但伴酸痛感，口干苔薄黄，舌边有齿痕，脉弦缓。仍用前法加减：

制川乌 10g（先煎）　黄芪 30g　桂枝 12g　白芍 19g　当归 12g　川芎 12g　知母 12g　赤芍 12g　甘草 3g　4 剂

9 月 4 日三诊：服上方 4 剂后，疼痛大减，但手足心烧，汗出少寐，口干喜饮，苔黄，脉弦。仍照前法加减：

制川乌 16g　黄芪 30g　桂枝 12g　白芍 3g　当归 12g　川芎 12g　五味子 12g　玉竹 16g　甘草 3g　4 剂

9 月 12 日四诊：服上方 4 剂后，诸症均解，舌苔正常。再将原方服数剂，以巩固疗效。

按：患者 1 年前因卧湿地，寒湿之邪侵入肌肤，流注关节。寒湿皆为阴邪，寒性收引，湿性重浊，注入关节，阻滞经络，气血运行不畅，经脉不通，故关节一直疼痛。伴有冷感，一遇寒冷，被外寒引动，内外相搏，寒湿阻滞更甚，故遇阴雨而关节疼痛加剧。气血运行不畅，瘀滞不通，故关节麻木不仁、活动不灵、关节不红不痛不热。舌淡苔薄白、根部厚腻、边有齿痕、脉弦缓等脉症，均为寒湿瘀阻之征。

根据“通则不痛”和“寒者热之”的治疗原则，以乌头桂枝汤加减，随证变化而化裁。首方川乌、桂枝、麻黄、威灵仙等深入关节，温经散寒，除湿通络；当归、川芎养血活血，白芍、甘草缓急止痛；黄芪益气固表，以防辛温过汗；而甘草和诸药并制川乌之毒。二诊疼痛大减，唯关节由冷痛转为酸痛，舌苔由白变黄，且现口干，微有化热之象，故于原方中去威灵仙、麻黄，加入清热养阴之知母和凉血化瘀之赤芍。三诊疼痛已大减，但出现手足心烧，汗出少寐，口干喜饮，有化热伤阴之象，故在第二方中去知母、赤芍，加五味子、玉竹等以敛汗滋阴，取得了较为满意的疗效。而本病例寒湿瘀阻经络是病的本质所在，所以虽有化热伤阴之象，而温阳散寒、活血通络的治疗原则始终未变，也是取得疗效的关键所在。

案三、寒痰痹阻经络

刘某，女，38岁，已婚，住什邡。1974年10月25日诊。

右侧臀部牵引至大腿、小腿剧痛3个月余。3个月前始觉腿弯（委中穴区域）疼痛，以后发展为右臀部疼痛牵引大腿及小腿外侧至踝关节疼痛不可忍。先后在当地治疗无效。今日来院就诊。现患者不能走路，不能坐立，只能侧卧。据述，从环跳穴部位开始，沿足太阳膀胱经络分布，向大腿、小腿牵引疼痛，痛无休止，阴天尤剧，屈伸更痛，自觉患肢冷痛麻木，饮食、二便正常。舌质淡红，苔薄而干，脉弦缓。

检查：患肢扪之冰冷，肤色紫黯，形体消瘦，右侧“环跳穴”按压疼痛明显。

辨证：寒痰痹阻经络。

治法：温阳散寒，祛痰通络。

方药；阳和汤加味。

熟地黄16g　鹿角霜16g　干姜6g　桂枝12g　附片16g　麻黄3g　炒白芥子12g　秦艽12g　当归12g　白芍3g　甘草6g　10剂

11月20日复诊：服上方10剂后，症状大减，疼痛减轻，每天疼痛一二次，能自己走十多里路来就诊，冷痛麻木大有好转，皮肤红润而温，舌脉同前。改用乌头汤加减：

川乌3g　附片16g　麻黄5g　细辛6g　桂枝12g　干姜6g　白芍3g　秦艽12g，防己12g　甘草6g

11月24日三诊：服上方2剂后，疼痛更减轻，无冷感，微有麻木，舌质微红，苔薄黄，脉细数。又改用阳和汤加味：

麻黄 6g　熟地黄 12g　鹿角霜 25g　姜黄 6g　桂枝 12g　附片 16g　白芍 3g　白芥子 12g　制南星 12g　白附子 12g　川牛膝 12g　黄柏 12g　甘草 6g

12 月 1 日四诊：服上方 4 剂后，疼痛、麻木全部消失，现只有脚跟部微感麻木，舌苔正常，脉象同前。仍本上方加黄芪 25g。

按： 由于患者素体虚弱，卫外之阳气不固，以致寒湿乘虚而侵入经络，寒凝气滞，津液不行，聚而成痰。痰气瘀滞，经络不通，正邪相争，则发生疼痛；寒为阴邪，其性收引凝滞，故阴雨天疼痛更剧烈，屈伸则气血欲行不得行，经络欲通不得通，故屈伸更痛。经络被寒痰阻滞，阳气不得运行，故皮肤厥冷、肤色紫黯。血虚则木，气虚则麻，病久气血俱虚，则麻木不仁而疼痛。津液不得上潮于口，故苔薄黄而干。脉弦主痛、主痰，缓脉主湿、主寒。首用阳和汤加味，方中鹿角霜涤经络之寒痰，熟地黄、桂枝滋阴通阳，干姜、附片温阳散寒以通滞，白芥子除皮里膜外之痰，麻黄开发腠理、通阳散寒，当归、白芍养血而缓急止痛，秦艽疏通经络，甘草调和诸药。方中熟地黄虽滋腻，得麻、桂、姜之温通则补而不滞；麻、桂虽辛散，但得熟地黄、鹿角霜则宣发而不伤正，二者有相辅相成，相得益彰之妙。二诊改用乌头汤加减，方中乌、附、麻、桂大辛大热之品，深入关节，通阳散寒，温化寒邪；防己通络以除湿。三诊是在第一诊的基础上，加重了祛痰的南星、白附子以增强祛逐脂膜痰湿的作用，牛膝又引诸药下行，并有强健筋骨的功效。因服第二诊大辛大热之药，扰动阴血，从舌苔、脉象来看，微有热象，故加黄柏防其辛温化热之弊。第四诊诸症消失，舌苔正常，故仍本第三诊的方药加入黄芪，甘温补气以善其后。

案四、下焦寒湿，郁久化热

陆某，女，25 岁，未婚，工人。1979 年 1 月 9 日会诊。

主诉：小腿酸胀疼痛 2 个月余，活动受限 1 个月多。2 个月前步行上班途中，突然右小腿酸胀疼痛，未予重视。2 天以后疼痛加重，局部贴用“伤湿止痛膏”及热敷，病情好转。几天之后，其痛如故，再以前法医治无效。送入当地医院诊治，疑为“深部静脉血栓形成”，采用“肝素”治疗 3 天仍不缓解，后转某职工医院。住院期间曾请本市某医院会诊，拟诊“淋巴管炎”，如法医治近 2 个月，依然无效，局部出现肿胀发热。于是应邀前往会诊。又得悉平素常感头昏眼花，动则心悸短气，怠惰思卧，口淡无味，素喜辛辣厚味。察其身形修长，头发枯黄而稀疏，面色皖白，目光暗淡，语声低微，行动不便，右踝至小腿肿大（较健侧大 7cm），肤色淡黄，扪之绷急灼热，食欲及二便如常，舌尖略红，苔淡黄而厚，脉细如丝。综上病情，为下焦阳虚，寒湿下陷肝肾经脉，郁久化热，以致清阳不升，浊阴不降，气血痹阻。首宜渗湿以通阳，清热以坚阴。冀其标象除而本证显，为下一步温补脾肾廓清障碍。

葛根 15g　黄柏 10g　苍术 10g　茯苓 18g　薏苡仁 18g　柴胡 10g　白芍 18g　赤小豆 18g　冬瓜仁 24g　白茅根 30g　银花藤 24g　甘草 3g

1 月 18 日二诊：服上方 6 剂，患处热、肿减轻，前往我院门诊。仿升阳益胃汤。

泡参 18g　黄芪 24g　白芍 15g　当归 6g　山药 15g　柴胡 10g　葛根 12g　木瓜 12g　甘草 5g　谷芽 24g　大枣 18g

1 月 25 日三诊：服上方 6 剂，患处肿、热减轻，余症无明显变化。郁热已退，治以温肾调肝，薏苡附子散合芍药甘草附子汤加味。

熟附片 15g　薏苡仁 24g　白芍 30g　甘草 3g　冬瓜皮 24g

2 月 1 日四诊：服上方 6 剂，患处肿胀显著好转，睡眠好转。上方再加保元汤。

泡参 15g　黄芪 24g　熟附片 15g　白芍 12g　薏苡仁 24g　桂枝 12g　甘草 3g

2 月 8 日五诊：服上方 5 剂，小腿肿胀、头昏消失，上方去桂，恐其过剂化燥，加当归身以养血。

3 月 1 日出院时来我院门诊，据云服上方 18 剂，小腿恢复正常，行动自如，唯腰痛，下肢乏力，半夜心悬悸尚未痊愈。后以安肾丸加减继服善后。

小茴香 6g　茯苓 12g　胡芦巴 10g　菟丝子 12g　韭菜子 12g　黑故子 12g　黄芪 24g　鹿角片 24g　白芍 15g　熟附片 12g

上方自服 10 剂后，腰痛及心悸已痊愈，病复如初。

案五、脾胃阳虚，寒湿凝聚

黄某，男，42 岁，已婚。于 1979 年 7 月 16 日来诊。

主诉：双踝关节及小腿肿胀 3 年。3 年前不明原因地感觉身软乏力，双踝关节痛、麻、肿、胀，按之疼痛，牵及小腿亦酸、麻、胀，休息时减轻。终年小腿必须保温谨护，遇冷及冬季则加重。睡眠及二便如常。多次查尿、红细胞沉降率、抗“O”，均正常。多方求治，有从风湿论治者，有认寒湿者，有诊“脚气”者，服药均不得效。就诊时，前症如故。诊其身形高大，面色淡黄而浮肿，舌质淡白，苔薄白，脉沉缓而尺弱。综上脉症，病属脾胃阳虚，寒湿凝聚。用真武汤加桂枝以温阳化气，除湿通络。

熟附片 15g　白芍 12g　白术 10g　茯苓 15g　生姜 12g　桂枝 10g

7 月 22 日二诊：上方 6 剂，小腿凉感消失，余症减。仍本前法。

泡参 24g　白芍 15g　苡仁 24g　熟附片 12g　甘草 3g

8 月 6 日三诊：服上方 4 剂，小腿酸胀明显减轻，但全身多汗。为阳气渐复，而营卫仍虚之象。宜双补脾肾，上方加健脾益气之党参 15g、黄芪 24g、山药 10g。

8 月 30 日四诊：服上方 6 剂，诸症消失，但尺脉仍乏力。外症虽愈，根本仍虚，嘱上方久服巩固疗效。

后学点按：痹痛者，多寒闭经络，不通而痛也。案四初病，虽感寒湿，然郁久化热而成湿热，流注腿脚，阻滞气血至小腿肿大、灼热，用三妙散加清热、利湿、通络之品而热肿减。三诊时，热退肿渐消，虚证显现，与薏苡附子散合芍药甘草汤加冬瓜仁温肾缓急，利尿除湿而肿胀全退；再以温肾益气之安肾丸善后而愈。案五因久治不愈，乃寒湿水气下注、凝滞肌肉，闭阻经脉，不通则痛。用真武汤加桂枝，温脾肾之阳以利水，阳复水湿去则络通痛止。后加薏苡仁、参芪者，除湿疏筋，益其气也。前按风寒湿治不效者，只治病之标，未温阳之本也。

案六、痰涎痹阻经络

吴某，男，23 岁，彭县清平。1976 年 6 月 8 日初诊。

主述：两下肢麻木胀痛已 4 年多了，曾经西医治疗，但反复发作，时有减轻时有加重，效果都不显著。又改服中药，经较长时间治疗，效果也不理想。现在下肢关节仍然冷痛，两下肢经常转筋。头昏重，全身无力，饮食减少，失眠，多梦，小便微黄，兼之平素多病。舌质紫暗，舌苔白腻，脉弦滑。

从上述症脉，得出印象是痰湿留注下焦经络，阻闭阳气血液的流通畅达，故出现一系列气滞痰凝之象。痰为水湿凝积而成，湿因脾之输布迟滞而生。湿困脾阳，不能运化水谷精微，以供全身，故饮食减少、全身乏力。浊湿上冒清阳，则头昏重。脾与胃为表里，脾病则胃亦不和，胃不和则夜不安，故失眠梦多。湿为阴邪沉滞，中焦湿盛不除，势必留注下焦，郁滞于经络脏腑，又不得从小便出，故小便黄；浸淫于经络脉隧下注于腿，积而成痰，阻碍气血运行，故下肢关节麻木冷胀疼痛。筋失气血温养，故筋挛急而转筋。兼之平素多病，脏腑气血亏损，血不活流则血瘀，故舌紫暗。苔白腻、脉弦滑俱为湿痰阻滞之象。据此应从痰涎痹阻经络考虑。治疗原则：温经通阳，除湿祛痰。拟以青州白丸子和玉真散加味。

半夏 9g 炒白附子 12g 羌活 12g 防风 9g 苍术 12g 木瓜 16g 制南星 9g 地龙 16g 防己 12g 川乌 9g 草乌 9g 当归 12g

6 月 13 日二诊：上方服 2 剂后，诸症显著减轻，特别是下肢麻木、冷痛减轻明显，是服药后湿痰逐渐祛除之象。上方仍须再服，2 剂。

6 月 17 日三诊：上方又服 2 剂后，各种症状虽有更大的减轻，但舌苔厚腻、小便黄少、口渴之症出现。此为辛温之药过剂，有化热之象。仍以上方去二乌、白附子。恐其助热伤阴，加黄柏 16g，蚕砂 16g，苡仁 31g，蝉蜕 9g 兼清热除湿。嘱服 2 剂。

6 月 22 日四诊：服上方 2 剂后，下肢麻木、冷痛大减，行走灵活，仅仅关节略有不适。口中痰涎多，饮食尚明显增加，两腿微有木的感觉。此为痰湿未尽，脾胃之运化未恢复。改用六君子汤加味。

泡参 16g 黄芪 16g 白术 9g 陈皮 9g 半夏 12g 建曲 12g 甘草 3g 谷芽 31g 茯苓 12g

嘱服 4 剂。从此以后，患者未来再诊。后听旁人讲，病者痊愈。

按：从本例辨证施治过程中体会：痹证不仅有风、寒、湿三邪杂合而为痹，还有不因外邪者。痰湿流注经络同样可以痹阻经络，阳气不通，湿聚成痰，成为痰涎痹阻之证。此类病例，临床上较为常见，但往往被人忽视。湿痰阻痹之证最易出现两种治疗上的缺陷，一是辛温祛痰药物剂量不足，延误病机，给患者带来痛苦；二是辛温祛痰药物过量，易于化热伤阴。本例痰痹幸好在治疗上察觉及时，及时修改用方，故疗效比较满意。

案七、寒湿阻滞经络

张某，男，60 岁，彭县太平。1976 年 7 月 20 日初诊。

患者自述：臂部寒冷疼痛已 4 个月余。遇风雨阴湿和天气变化时，则疼痛加剧，得温则减，皮色不变，无红肿。曾用中西药治疗无明显好转。疼痛逐渐加重，目前已不能动作。舌苔薄白微腻，舌质淡，脉沉缓。

以上脉症，为寒湿侵袭阻滞经络，阳气不能畅通运行，故臂部冷痛；寒与湿俱为阴邪，寒湿凝聚不解，故疼痛久不愈。寒湿遇气候寒冷则气血凝滞更甚，故疼痛加重，得温则阳气暂通故痛减。苔薄白微腻，脉沉缓均为寒湿内外充斥之象。据此应从“解痹”考虑。治宜温经散寒，活血通络。拟以乌头汤加减：

制川乌 16g（先煎） 草乌 16g（先煎） 麻黄 6g 白芍 25g 黄芪 16g 桂枝 9g 苍术 16g 没药 9g 乳香 9g 甘草 6g 1 剂

7 月 29 日二诊：服 1 剂后，疼痛略减；再服 1 剂后，疼痛又减。舌苔仍薄白微腻，舌质淡，脉沉细而紧。此寒湿未尽，阳气未复之征。故仍守前法，于上方加防风 12g，鸡血藤 31g，丝瓜络 16g。嘱服 3 剂。

8 月 7 日三诊：服上方 3 剂后疼痛大减。仅感左侧臂部轻微疼痛，但舌苔薄白舌质淡，脉沉细无力未变。是寒湿去而正气虚之征，故上方去二乌、麻黄，加党参 16g，当归 12g。嘱服 3 剂。上方去二乌、麻黄，寒湿基本消除；又恐辛散之药耗伤气血，故加入党参、当归以增益气养血之力。患者从此以后未来复诊。

后遇患者，问其病情，云上方 3 剂后，诸症消失，至今未发。

按：痹证之成，总由寒湿阻滞经络所致。本例是寒多于湿，痛久入络伤气血，故以乌头汤加味。取方中二乌能深入筋骨祛寒，而以苍术温燥除湿，麻黄、桂枝、黄芪益气温经通阳；白芍益气养血；加没药、乳香活血通络止痛。故服 3 剂后，诸症减轻。但寒湿尚未尽除，故宗上法加减，连进数剂，诸症消失。可见辨证正确，疗效理想。

案八、气血亏损，瘀血未尽

吴某，女，32 岁，教师，彭县敖平。1976 年 7 月 20 日初诊。

自述：1975 年 3 月生小孩后 3 天，即出现左大腿至小腿上下牵引疼痛，痛剧时难以忍受，行动不便，行动时疼痛加剧。经彭县医院检查诊断为坐骨神经痛。经西药治疗数月无效，改服中药数十剂亦无效。并伴有尾骶骨疼痛，腰胀痛。每日下午及夜晚疼痛加剧，痛甚时不能睡眠。舌质淡，苔薄白黄，脉沉稍快。

辨证分析：为产后气血亏损，血不养筋，加之瘀血未尽，阻滞经络，气血流通不畅，故出现大腿至小腿、尾骶部、腰部等处疼痛。日中至黄昏为阳中之阴，由于下午阳气渐衰退，阴气渐长，血属阴，两阴相合，以至阴阳失去平衡，所以下午至夜晚疼痛加剧。血虚不能上营于舌，则舌质淡。血虚不能鼓动脉搏则脉沉。苔薄黄、脉稍快为内有郁热之象。此病由血不养筋，夹有瘀血阻滞经络所致。治宜养血通络。

丹参 18g　当归 9g　川芎 9g　白芍 25g　羌活 12g　姜黄 16g　没药 9g　乳香 9g　白术 9g　白芷 9g　泽兰 16g　延胡索 9g　牛膝 16g　黄芩 9g　6 剂

配合针灸治疗：左环跳、殷门、风池、委中、承山、长强。除长强针刺 1 次外，其余轮换取穴。

8 月 3 日复诊：上方 4 剂服尽和针灸 5 次后，自觉疼痛大减，病势已去。仍守前法，上方加重当归用量为 16g。嘱服 6 剂。

8 月 14 日三诊：上方 6 剂服尽，针灸 7 次后，疼痛消失，行动自如。嘱原方再服数剂，以巩固疗效。

按：本例腰腿痛，由血不养筋，瘀血阻滞经络所致。治疗本病，养血通络，药达病所，收效较快。但是针灸也起了重要作用。中药配合针灸治疗，效果甚好，有待进一步探讨。

案九、湿热痹阻

刘某，男，43 岁，住彭县熬平。1976 年 4 月 29 日诊。

自述：全身关节疼痛半月。患者体健少病，半月前因在田间劳动时淋了大雨，衣服湿透，第二天开始恶寒发热，全身肌肉关节疼痛。在大队医疗站服药，疼痛没有缓解。于 4 月 20 日来区医院门诊，经西医检查诊断为“急性风湿关节炎”，收入住院。经西医治疗 5 天未效，故来中医门诊。

患者就诊时面色黯黄，精神萎靡不振，倦怠懒言，咳嗽气喘，头昏重痛，全身关节剧烈疼痛、不红不肿，胸中痞闷，午后发热，不饥不食，口干欲饮，大便时干时稀，小便色黄量少，且尿道灼热感，舌尖微红，舌苔黄腻，脉滑数。综上病情，此证因劳动淋雨，衣着冷湿而发生疼痛，可见是邪袭肌腠经络，寒湿之邪由经络上窜内注，阻碍肺之气运行，故头昏重痛、恶寒发热之表证出现。肺气被郁故咳喘急促；寒湿阻滞经络，气血不得畅通运行于内外，故全身肌肉关节俱痛。口为正邪出入之门户，外湿内侵脾胃，湿邪与中阳互结于胸中，故胸中痞闷，午后发热；湿邪内入，脾胃运化迟滞，则不饥不食。湿邪伤脾，不能运化水谷精微贯于全身，故面色黯黄、精神不振、倦怠懒言。口干为脾不转津上潮于口，不欲饮水是脾中无热。脾为湿困，胃肠传导失常，故大便时干时溏。小便色黄量少、尿道灼热，是湿郁成热，使三焦水道为湿热壅塞所致。舌尖红、苔白腻、脉滑数俱系湿热内外阻闭之象。治仿吴鞠通《温病条辨》宣痹汤加减。

杏仁 9g　苡仁 31g　连翘 9g　半夏 9g　滑石 6 钱　蚕砂 16g　姜黄 12g　海桐皮 31g　石斛 9g　2 剂

5 月 2 日二诊：上方服 2 剂后，症状减轻了一半，身痛减，大便正常。但胸中仍闷，头微昏，咳嗽气喘未完全消除，小便色黄已不灼热，饮食欠佳，舌苔白厚，脉缓。此为湿热逐渐缓解，脾胃湿热较盛之象。故治疗仍宗前法，方中去海桐皮、姜黄、石斛，加白茵陈 12g，健曲 16g。嘱服 2 剂。

5 月 4 日三诊：服上方 2 剂后患者自觉其他症状消失，只有咳嗽气紧、食欲尚未恢复。舌苔薄白，脉缓。此为脾胃之湿未尽除、脾阳尚不健运之象。治宜健脾除湿。

明沙参 31g　山药 31g　苡仁 31g　生扁豆 31g　石斛 16g　瓜蒌壳 12g　胆南星 9g　茯苓 12g　谷芽 31g　甘草 3g　2 剂

患者于 5 月 5 日来门诊：上方仅服 1 剂，咳嗽消失，饮食大增，已于今天上午出院，余药 1 剂带回家服。

按：近来这类疾患逐日增多，虽则起因不同，表现症状有所差异，但脾胃运化迟缓，湿聚热蒸之征大体相同。根据湿热之偏盛，选用芳香化浊、甘淡除湿、健运脾胃等法获得了满意的效果。本例患者起因于外感冷湿，故治法选用祛经络之湿，导内蕴之热下行。症状缓解后，只在药味上递减，大法不变。症状消失后脾胃运化尚未恢复，则以健运脾胃以善其后。

25. 淋证 8 例

案一、热淋（下焦湿热）

邝某，男，55 岁，农民，住西昌县红旗公社泸州大队。1975 年 6 月 12 日来诊。

患者 1 天前开始腰疼，小便频急短数，尿道涩痛，小腹坠胀，午后足胫发肿。恶寒发热，头痛，一身酸痛不适，汗出，口干，精神萎靡不振，舌苔薄腻，脉浮数。小便常规检查：脓球（++），白血球（+），蛋白（–）。诊为淋证，证属热淋，为下焦湿热。西医诊断“尿路感染”。治予清热利湿，佐以宣邪外出。方药：银翘八正散化裁。

银花 3g　连翘 12g　荆芥 12g　薄荷 12g　瞿麦 16g　萹蓄 16g　蒲公英 3g　黄柏 12g　黄芩 19g　车前仁 12g　滑石 19g　甘草梢 6g　2 剂

二诊：患者来时两人扶着，气乏无力，坐下后头伏桌上，其家属云：服上方 1 剂后，毫无效果，诸症如前，反增发烧，汤水不下，恐药不对证，要求另外处方。诊其脉仍浮数，右关部按之无力，此乃中气素虚，不任苦寒，予前方加泡参 25g、建曲 12g、生谷芽 19g 益气开胃。嘱其将此加入未服完的药中煎服，一日服 4 次，以观后效。

6 月 15 日三诊：患者背着背篼独自乘车前来就诊，言其服药后，头痛、发烧、汗出、口渴、足胫肿皆大减，精神好转，食欲增进（每餐约二两），腰痛、小便频数短急也有减轻。舌红，苔黄而腻，脉象滑数。此乃外邪已罢，湿热尚盛，继前方加减再服：

瞿麦 16g　萹蓄 16g　蒲公英 3g　黄柏 12g　黄芩 16g　滑石 19g　车前仁 12g　木通 12g　甘草梢 6g　泡参 3g　建曲 12g　谷芽 25g　2 剂

6 月 18 日四诊：上方服 2 剂后，腰痛、小便频急短数等症大减，足已不肿，精神好转，食欲增进（每日可食一斤多），但尚感腰痛、溲黄，时感涩痛或急，苔黄微腻，舌质红，脉滑略数。此乃湿热未尽，继以上方加减为治。

瞿麦 12g　萹蓄 12g　滑石 19g　焦柏 12g　甘草梢 6g　苡仁 16g　泡参 25g　建曲 12g　谷芽 19g　续断 12g　2 剂

6 月 25 日五诊：服药后饮食正常，能参加轻微家务劳动，唯感腰酸胀，左边微疼痛，腿软无力，溲微黄，口干，苔少质红，脉细数。此乃湿热伤阴之证。治宜养阴固肾，佐以清利未尽之湿热。

生地黄 12g　山药 16g　女贞子 16g　旱莲草 16g　菟丝子 25g　续断 12g　苡仁 25g　滑石 16g　甘草梢 6g　木通 12g

按：患者初诊表现为湿热蕴结下焦，膀胱气化不利，故小便频急短数、尿道涩痛、小腹坠胀；肾与膀胱互为表里，腑病及脏，使肾也受累，而腰为肾之府，故现腰痛；湿性黏滞而重着，有下流沉滞之性，午后属阴，湿邪亦属阴，两阴相合，溢渍于四肢，故午后足胫发肿；湿热蕴蒸，由里达表，正气欲鼓邪外出，方现恶寒发热等一派表证。患者脾气素有不足，又加之阳气被湿邪所伤，饮食少，精神萎靡不振，舌苔薄腻、脉象浮数皆为湿热初犯之象。根据脉症，显属下焦湿热蕴结、水道不利之热淋。故治宜清热利湿，佐以达邪外出，拟以银翘八正散化裁。方中以瞿麦、萹蓄、蒲公英、黄柏、黄芩等味清热解毒，泄热下行为主，辅以滑石、车前仁淡渗之品同瞿麦、萹蓄等味以利水通淋，分清湿热；佐以银翘、荆芥、薄荷达邪外出，并以甘草梢调和诸药，且直达茎中以缓急止痛。诸药合用，共奏清热解毒、利湿通淋之效。

患者年近六旬，中州之气素有不足，初诊以苦寒滑利之品，有克伐脾胃之弊，因此药至而病仍不退，故在二诊方中加入扶脾益胃之品，收到良好的效果，体现了中医治病重视辨证施治、因人制宜的特点。继后湿热大衰，唯出现一派阴虚症状，是由于湿热伤阴所致，故以养阴固肾、清理未尽之湿热为法，拟以二至丸、生地黄、菟丝子、怀山药、续断等养阴固肾及苡仁、滑石、木通、甘草梢等淡渗之品，调理而愈。

案二、热淋（下焦湿热）

杨某，女，60岁，住什邡永兴。1975年6月15日初诊。

2天前自觉左侧腰痛如针刺，小便频数，尿道灼热，尿色黄赤，下腹坠胀，头身痛，牙齿松痛，手脚心发烧，口热，食欲差，心跳，面部微肿。舌质红，苔黄，脉滑数。

患者1973年5月10日突然发病，小腹胀痛，腰痛如针刺，小便疼痛难忍，西医诊断为“急性肾盂肾炎”，经中西医结合治疗好转。

辨证：下焦湿热。

治法：泻火通淋，清热解毒。

方药：八正散加味。

木通12g　车前草3g　萹蓄12g　滑石25g　甘草梢12g　瞿麦16g　栀子12g　生地黄12g　升麻6g　银花藤16g　石韦16g

6月18日二诊：服上方2剂后，诸症减轻约五分之二，舌脉同上。仍本上方加减。上方去升麻，加豆卷25g，续断12g。

6月23日三诊：服药2剂后，尿频数、尿道灼热、下腹坠胀、头身痛、手脚心发烧等症约减轻五分之三，仍服八正散加味。

处方：木通 12g　车前草 3g　萹蓄 25g　滑石 3g　瞿麦 25g　栀子 12g　银花藤 62g　石韦 3g　甘草梢 6g　桑寄生 3g　黄芩 12g

6 月 26 日四诊：患者头身痛、口热、牙齿松痛、手脚心热、面部微肿等症已除，唯腰痛，下肢坠胀，心跳。

处方：车前草 60g　萹蓄 15g　滑石 25g　瞿麦 25g　石韦 25g　银花 3g　黄芩 12g　甘草梢 6g　桑寄生 3g　续断 25g　生地黄 12g　白芍 12g　海金沙 3g

7 月 1 日五诊：患者腰酸痛软无力，隐隐作痛，遇劳则甚，休息稍减；有时头晕耳鸣，两颧时发红。舌红、少苔，脉沉细。此为湿热之邪渐去，热邪未尽，但肾阴为湿热所耗而亏虚，故见腰酸痛软无力、隐隐作痛，有时头晕耳鸣，两颧时发赤，舌红苔少，脉沉细。治拟滋阴补肾，用知柏地黄丸加味。

处方：熟地黄 12g　怀山药 12g　枣皮 12g　丹皮 12g　泽泻 12g　茯苓 12g　知母 12g　黄柏 12g　续断 12g　桑寄生 19g

按：本例由于湿热蕴结下焦，膀胱气化不利，故小腹坠胀疼痛。湿热蕴蒸，由里达表故发热恶寒、头身疼痛。水道不利，水湿溢于肌肤，以致面部微肿。舌质红、苔黄、脉滑数为湿热俱盛之象。肾与膀胱相表里，腑病及脏，使肾亦受累，而腰为肾之府，故腰痛。本病初起为湿热俱盛之证，故以八正散加味泻火通淋，下焦湿热渐去，尿频、尿痛、尿热等症逐渐减轻。自五诊之后，主要表现腰痛、酸软无力、遇劳更甚，两颧发赤，舌红少苔，为湿热渐去，但热邪未尽，肾阴亏耗之象，故改以知柏地黄丸加味，滋阴补肾，壮水制火。

案三、热淋（肝脾湿热）

夏某，女，30 岁，住什邡县。1976 年 9 月 12 日诊。

7 天前开始溲黄频数，滴涩觉痛有热感，口干不欲饮，食不振，头昏晕，腰胀痛，脐腹及少腹亦痛，舌正常，苔微黄，脉弦略数。

辨证：肝脾湿热。

治法：清肝理脾。

方药：丹栀逍遥散加减。

丹皮 12g　栀子 12g　柴胡 12g　当归 6g　赤芍 12g　茯苓 12g　苍术 6g　薄荷 3g　菊花 12g　淡竹叶 12g　2 剂

患者服药 1 剂后症减，又服 2 剂症消，小便畅，余症亦除。

按：古人有“五淋”之称，症因各异。本例患者小便频、滴涩而痛有热感，证属热淋。诊得脉弦略数，诉及纳差，腰、腹时胀痛，此为肝脾湿热，即叶天士所谓“夫淋属肝经郁火，湿热皆是病”。因肝脾湿热下移膀胱，致膀胱之气滞而不利，故见溲黄、滴涩觉痛。脾为湿困，运化迟缓而不散津，故口渴不思饮。湿热之邪上犯清窍，致清阳不展，故头昏晕。腰为肾府，腑病及脏，膀胱气滞致肾受累，故腰时胀痛。少腹为肝经所过，脾主大腹，肝脾湿热，气机不畅，波及经脉，故腹中胀痛。苔微黄、脉弦数均为肝脾湿热的表现。故方用丹栀逍遥散加减以清肝理脾，方中丹、栀、赤芍以清肝热，用茯苓、白术易苍术除太阴之湿，用菊花、淡竹叶一可清肝导湿热从小便出，二取轻清之品以升清阳，用柴胡等以疏达肝木。这样肝得疏泄，脾得运化，热邪泄，湿邪去，清气升，浊阴降，膀胱气机畅调，故溲畅淋去，余症亦随之而解。

案四、热淋（脾胃湿热）

李某，女，24 岁，彭县农机厂工人。1976 年 6 月 19 日初诊。

自述：前几天感觉全身乏力，食欲减退，有时头昏重，小便微黄；今早开始腰痛，小腹下坠胀痛，小便色深黄，尿量短少，淋涩频急，尿道灼热刺痛；口渴喜冷饮。舌质红，苔黄，脉滑数。患者要求查小便。经小便常规化验：蛋白（++），红细胞（+），白细胞（+++），上皮细胞少许，脓细胞（++）。

综合上列症状、脉象、舌色，给出如下认识：此病起于中焦脾胃湿热蕴结不解。脾主肌肉，脾为湿困，清阳不能外达上行，故起病初期自觉全身乏力；头部有时昏重，为湿热盛于肌表之征。饮食较平时减退，是脾不为胃转输津液，水谷不运化之象；口渴喜冷饮，舌质红苔黄，小便微黄，为湿热充斥于胃和三焦，津液热灼的表现。湿热之邪表里皆盛，既不得外解下行，势必流注下焦肝肾。肝经过腹络阴器，肝病则疏泄失职，故小腹坠胀痛，尿色深黄，尿量短少而淋涩频急。腰为肾之外府，肾中热结消灼尿液，故小便时尿道灼热刺痛；脉滑数亦属热结下焦所致。

辨证：湿热蕴于下焦之热淋。

治法：清热解毒，渗湿通淋。

方药：八正散加减。

木通 9g　车前草 31g　萹蓄 12g　瞿麦 16g　栀子 9g　滑石 18g　甘草梢 3g　石韦 16g　黄柏 16g　茅根 31g　川牛膝 9g　谷芽 31g

6 月 11 日二诊：服上方 2 剂，症状大减，现腰痛尚未大减。小便微黄，口苦渴，脘闷纳差，全身乏力；舌质淡红，苔薄黄，脉濡数。此为中下焦湿热尚未完全消除，故见以上诸症。仍本原法加减。

木通 9g　车前草 31g　萹蓄 12g　瞿麦 16g　栀子 9g　滑石 6 钱　甘草梢 3g　黄柏 9g　茅根 16g　川牛膝 9g　龙胆草 6g　芦根 16g　苍术 9g　厚朴 9g　陈皮 9g　谷芽 31g

6 月 13 日三诊：服上方 2 剂，诸症悉减，现仅有腰酸痛，头昏耳鸣，纳谷较差，全身乏力；舌质淡红，苔白，脉细数无力。查小便常规正常。此为湿热之邪伤及脾肾，故见以上诸症。根据肾脾为先后天之本的理论，宜调补脾肾；又根据"炉烟虽熄，灰中有火"的道理，既要补其虚又恐余邪未尽，故于甘淡补虚药中佐以清热，免犯留邪之弊。故仿知柏地黄丸合五味子异功散加减。

山药 31g　生地黄 9g　茯苓 12g　丹皮 9g　知母 9g　黄柏 9g　续断 31g　泡参 12g　白术 12g　甘草 3g　陈皮 9g　谷芽 31g

6 月 15 日四诊：服上方 2 剂，基本趋向痊愈。但患者防其复发，故来再诊以巩固疗效。查舌质淡红，苔薄白，脉细缓无力。此为病后脾肾不足之象，故仍以调补脾肾以善其后。仍以原法加减。

山药 31g　泡参 12g　茯苓 12g　丹皮 9g　石斛 16g　续断 31g　党参 16g　白术 12g　甘草 3g　陈皮 9g　谷芽 31g　桂枝 5g

嘱服 4 剂，20 日后随访痊愈。

按：本病为湿热蕴结下焦所致，在治疗上大致分四个阶段。根据实则泻之，热则清之，邪从外入者仍导之外出的原则，首诊从下焦论治，用八正散加减。方中佐谷芽一味，一则健脾和胃，二则防八正散药苦寒损伤脾胃之运化。全方共奏清热解毒、渗湿通淋之功，使药力直达病所，消除病因而不伤其脾胃，体现了急则治标的原则。二诊湿热渐减，而脾胃湿热尚未完全消除，又恐胆胃上逆，故从中下焦论治，仍本八正散合平胃散加减，以利其下而合其中。方中佐龙胆草以泻三焦余热，又能引邪热入下焦从小便而出，体现了照顾整体、消除病因的原则。三诊病邪基本消除，故此时以甘淡补虚，但防其余邪未尽，仿知柏地黄丸合五味子异功散加减，体现了补虚祛邪、标本兼治的原则。四诊诸症消失，主要补益脾肾，巩固疗效以善其后。又恐以前的药苦寒过多伤阳，兼之脉细缓无力，故佐桂枝一味辛温之品，一则温肾阳引火归原，二则温膀胱而助气化，再则起补火生土之功，体现了补虚扶阳、缓则治本的治疗原则。

案五、膏淋（湿热蕴结膀胱）

陈某，女，23 岁，农民，住彭县。1975 年 8 月 22 日初诊。

患者 3 天前自觉小腹胀痛，解小便时痛，后觉阴道发痒，发现小便颜色浑浊如米泔水，饮食欠佳，白带增多，稍见懒言，舌略红，苔白，脉细弦。

辨证：湿热蕴结膀胱。

治法：清化湿热，通利膀胱，分清导浊。

方药：萆薢分清饮加味。

萆薢 16g　石韦 12g　车前仁 12g　茯苓 12g　灯心 3g　石菖蒲 6g　黄柏 12g　芡实 12g　莲米 12g　白术 12g　紫花地丁 3g　木香 12g　2 剂

8 月 24 日二诊：服药 2 剂后，小腹胀痛、尿痛缓解，米泔色小便大减。今日复伴头昏，眼胀，舌淡红，苔白薄，脉弦细。此湿热未尽，仍宗前法加减。

方药：萆薢 12g　石韦 12g　石菖蒲 6g　茯苓 12g　莲米 12g　芡实 12g　灯心 3g　黄芩 12g　菊花 16g　夏枯草 3g　2 剂

数日后逢场巧遇，问其病情，告之服药后痊愈。

按：中医学认为小便频数短涩，滴沥刺痛，欲出未尽，小腹拘急，甚则痛及脐中，尿道不利者为淋症。淋有热淋、石淋、气淋、血淋、膏淋、劳淋等。膏淋一症，为下焦气化不利，其湿热下注，蕴结膀胱而成，治法当清利湿热，故用萆薢分清饮，使湿去热除，膀胱气化得行，其病自愈。

案六、劳淋（中虚气陷）

张某，女，32 岁，务农，住什邡县两路口公社五大队。

主诉：反复小便淋滴涩痛 12 年，加重 2 年。从 1962 年 4 月反复小便淋滴涩痛，正值妊娠 3 月，又因旅行劳倦后突现发热恶寒，继觉少腹坠痛，小便频数艰难，经某医院诊断为“肾炎”。住院治疗，症状基本控制而出院。但从此后，每遇小劳或食辛辣，病即复发。发则小便频数，欲出不尽，点滴艰涩，尿色黄，尿道灼热坠痛，其痛甚过分娩，小腹拘急，痛引脐中，痛甚则全身皮上粟起，双眼流泪，必须立即饮入大量车前草、金钱草、黄柏煎剂，白糖送服，小便方能逐渐解出。每次发病以后，总是多日困乏。尤以夏季发病严重，每周可有 3～4 日发病。平时常身疼腰痛，手臂疼痛，腰胯、小腹、前阴、臀部不欲近衣被，如略受热又可导致该病复发，但上身、下肢却欲重衣厚被。1963 年起，每次发病除小便情况仍如前述外，前阴、臀部、腰胯、小腹则自觉热如火燎，尤以前阴更甚，有下坠感。燎热时不可忍受，必须坐浴冷水或新汲凉水，一盆冷水被坐温热后，又须马上更换一盆。如此更换坐浴，直到服用前药，小便能解出才能停止。1965 年往川医检查，确诊为“肾盂肾炎”，嘱回当地治疗。患者服用西药过敏，10 余年来，完全服中药治疗。据说，曾服过加味二妙散、六味地黄、龙胆泻肝、知柏地黄、五苓、八正等，病情均无改善。从 1972 年起，复发更加频繁，发则头痛、咽痛、胃脘冷痛、心累微汗。就诊时，患者面色黑黄，精神萎靡，少气懒言，自觉胸中热，胃脘寒，双足冷，恶食凉物，食则脘痛，痛甚则呕，身疼腰痛，口干，口苦，苔黄，舌尖红，脉沉缓无力。

辨证：“尿痛为淋”。此乃中虚气陷，肝失条达，三焦郁热，水道不利所致。

治法：益气升清，调肝解郁。

沙参 25g　黄芪 3g　麦冬 12g　粉葛 12g　谷芽 3g　菊花 12g　乌梅 12g　白芍 12g　浙贝 12g　淡竹叶 12g　银柴胡 12g

10 月 16 日复诊：服前方 10 余剂。9 月底尿痛曾有两次发作，然病势较前有所减轻，未再坐浴。但觉咽痛身热，脉缓无力、尺部沉弱。此时肝郁始解，中气渐复，但肾之阴阳俱损，少阴枢机不利。当从本治，宜温肾滋阴，开郁导浊。

明沙参 25g　山药 25g　麦冬 12g　生地黄 12g　黄芪 3g　滑石 12g　半夏 12g 菊花 12g　谷芽 3g　山楂 16g　熟附片 12g　怀牛膝 12g

12 月 30 日三诊：进上方 10 余剂，尿痛、股阴灼热等症均消失，已能参加劳动，唯胃脘仍隐隐冷痛，痛剧则呕吐，气短，腰痛，膝冷，舌尖红，苔薄白，脉弦数无力。此乃中气尚未全复，脘痛是土虚木乘所致。治当扶土抑木。

泡参 16g　柴胡 6g　升麻 3g　陈皮 12g　黄芪 25g　谷芽 3g　麦冬 12g　半夏 12g　山楂 16g　炒白术 12g

按：淋病有五，本病反复小便淋漓涩痛 12 年，时作时止，遇劳即发，脉沉无力等症，当属劳淋。病起于劳累，是中气亏虚、三焦决渎失职所致。前医重用苦寒泻火利湿之剂，证候得以暂时缓解，但正气未复，清阳不升，所以常反复发作，病愈重，中气愈损。中虚气陷，寒湿下注肝肾，成为水寒土湿木郁之证。郁久化热，则疏泄开合失职，故见小便淋漓涩痛。肝经抵少腹络阴器，肾脉上股直贯脊、络膀胱，肝肾经络俱病，气愈郁而热愈炽，故每发时该部热如火燎而坠胀，得凉水以暂泻其热，小便得以通利，其症缓解。肾虚下元不温，则少火不能生气，奉生者少，故欲得重衣厚被。少阴之脉络咽喉，阳虚则阴寒上逆，故咽喉痛。少火不能生脾土，中阳虚衰，故胃脘冷痛。

宗《内经》“劳者温之，损者益之”之旨，选用参、芪、谷芽、粉葛，升补肝脾下陷之阳气，使之上达；辅以乌梅、白芍、麦冬调肝养胃；佐以银柴胡、菊花、淡竹叶、浙贝母疏气开郁，使上焦得通，津液得下，肝肾和调，复其疏泄之职，则水道自利，故服药病势大减。因病程日久，肝肾阴阳俱损，故用冯楚瞻全真一气汤加菊花，取其一派养阴之中，佐以参附，使枢机运行，上下交通；且附子得怀牛膝导虚火下行，转为生气之少火，有旋转气机、云腾致雨之意。去原方中之白术，加入甘淡之山药以补脾益肾。而久郁中下之秽浊，一时难以尽去，故借陈言《三因》白散子合用，以半夏开郁降浊，滑石、附子既能鼓动肾气，又能导秽浊下出，故服药后症状基本消失。三诊时仿补中益气法，使中土健运，升降得司，肝肾得养，精气得复，疗效才得以巩固。

案七、石淋（中焦湿热）

张某，男，19岁，蒲江磷肥厂。1976年6月16日诊。

自述：腰痛、尿痛1年余。1年前患腰痛，并伴有不同程度的尿频、尿急、尿痛，继而小腹胀痛至今。曾服西药数十剂、中药30余剂均无效。患者今日仍去找西医诊治，西医嘱转中医治疗。

据患者云：近8天来，小腹坠胀，腰痛加剧，小便色黄，尿频数而尿道灼热，淋漓不尽，窘迫难出，尿时多有中断。舌质红苔黄腻，脉滑。

此证由于中焦湿热不解，流注于下焦肾与膀胱，愈郁愈热，致使膀胱气化不行，小便不利，故小便频数，尿道灼热，淋漓不尽而尿黄。湿热留注下焦，日积月累，不断煎熬尿液，尿中杂质结成沙石，随尿而下，阻塞尿道，故尿时多有中断、窘迫难出、痛引腰脐。历代医家认为此症病位在肾，其表现症状在膀胱与尿道，诚如巢元方所说：“淋症是肾虚而膀胱热。”可见此症不仅能将尿液煎熬成砂石，而且湿热日久入络，干及下焦血分，还可以损伤腰背脉络，而成为气滞血瘀，故有腰痛、小腹坠胀之症出现。舌质红，苔黄腻，脉滑，亦为湿热俱盛、气血俱病之象。

诊断：中焦湿热不解，流注肾与膀胱。

治法：清热利湿通淋，行气活血祛瘀。

方药：仿八正散。

瞿麦 25g 木通 16g 滑石 6 钱 石韦 31g 金钱草 31g 车前仁 12g 琥珀 9g（冲服） 白茅根 31g 丹参 16g 川楝子 9g 台乌药 9g 白芍 9g 2 剂

6 月 30 日第二诊：自述服药 1 剂后，尿频灼热减轻，尿时已不中断了。2 剂后，小腹胀、腰痛减轻。原方连服 5 剂，诸症基本消失。但因前天饮食不慎，而致胃痛，故又来诊治。本着急则治标的原则，今在治胃痛的同时，加入清利排石祛瘀之药，以清其余邪，巩固疗效。

按：本例为湿热郁结于下焦，日久不愈，结成砂石，且致气滞血瘀之症。所以在治疗上，以清利湿热为主，佐以排石通淋、活血祛瘀之法，击中病机，服药 5 剂而诸症消失。

案八、石淋（肝肾湿热蕴结）

吴某，男，35 岁，住彭县。于 1976 年 4 月 25 日初诊。

患者于就诊当天突发腰部右侧绞痛呈阵发性，动则尤甚，时有少腹坠胀疼痛，尿频，尿痛，尿中带血，发热汗出；面赤，舌质红，苔白腻，脉弦数。

腰为肾之府，肾为水脏而司二便，与膀胱为表里，因“肾虚而膀胱热”，气化不行，尿液郁滞而化热，或湿热内蕴，积于膀胱，熏灼尿中杂质，煎熬日久结成砂石，随尿液而下。砂石大者阻塞尿道，故腰部绞痛；动之砂石欲下而动则痛甚；尿道不通，排泄受到阻碍，故尿痛、尿频；尿液蓄积膀胱，则少腹胀痛；砂石下行损伤脉络则血尿；苔白腻、汗出、面赤、舌质红、脉弦数均为肝肾湿热蕴结，累及脾胃之象。据此诊为石淋，治宜清热利湿、化石通淋，拟石韦散加减：

石韦 31g 瞿麦 12g 木通 12g 车前仁 12g 滑石 16g 泽泻 12g 丹皮 12g 金钱草 31g 鸡内金 12g 冬葵子 25g 黄柏 12g 续断 6 钱 白茅根 31g

4 月 30 日二诊：上方服 4 剂后，腰部疼痛加剧，并有向下移动痛。尿中夹有少量砂石，小便频数、淋涩、疼痛，尿色黄赤而混浊，舌质红，苔白腻，脉弦数。此砂石欲出不得出之象，故仍用前法，于上方中加大黄 12g 苦寒泻火，攻积导滞，以助上方通降排石之力。

5 月 5 日三诊：服上方 2 剂后，腰部胀痛难忍，少腹坠胀加剧，排尿涩痛。于 5 月 4 日下午排出绿豆大棕色结石 3 粒，当日下午自觉腰部痛大减，诸症消失。此结石排出，症状基本消除，但下焦湿热未尽，故腰部微痛，治宜清热除湿，以善其后。

石韦 16g　滑石 6 钱　鸡内金 16g　川牛膝 12g　金钱草 31g　银花 16g　甘草 3g

1 个月后随访，患者服上方 2 剂后诸症消失，未复发。

按：本例“石淋”由肾虚而膀胱热，气化失常，湿热内蕴，日久结成砂石为病，治以清热利湿、化石通淋之法，用石韦散随症加减，连服 8 剂，诸症消失。由于发现较早，治疗及时，月余未发，疗效颇为满意。从此使我们加深了对中医学的认识。

26. 癃闭 2 例

案一、暑湿外袭，痰饮内动

刘某，75 岁，住彭县利安，1976 年 7 月 20 日就诊。

自述：素有“火咳”痼疾，近患感冒咳嗽，痰多，头晕痛，服西药解热止痛片及止咳药不效，更增气喘气粗、心累、声音嘶哑、小腹包块坠胀难忍、小便欲解而不得解、呻吟不已、苦恼万状。面色青黄，唇口紫暗，舌淡，苔厚腻、黄白相兼，脉弦滑。

辨证：暑湿外袭，痰饮内动，肺肾气机郁遏，不能化气行水。

治法：宣肺通阳，温肾利水，化湿清暑。

方药:《三因方》白散子加味。

麻黄 3g　杏仁 12g　半夏 12g　熟附片 12g　滑石 12g

7 月 22 日复诊：上方服完 1 剂，小便畅通，小腹坠胀消失，声音不嘶哑；2 剂服完，小腹包块消失，次晨喝稀粥一碗。但面色仍青暗，心累气短，咳嗽吐稀痰，脉虚弦。系肺脾阳气未复，须益气运脾、祛痰利水，改投春泽汤全方。

党参 12g　桂枝 12g　白术 12g　泽泻 12g　猪苓 12g　茯苓 12g

服药 4 剂，二便、饮食正常。唯咳嗽吐痰痼疾未愈，心累气短，头晕，咳吐黄白稠痰，舌质淡，苔白，脉弦细虚。乃脾肾阳气未复，六君子汤加减。

苡仁 16g　熟附片 16g　党参 16g　白术 12g　茯苓 12g　半夏 12g　甘草 3g　8 剂

再诊时，咳嗽气喘控制未发。

按：癃闭一症，一般多见于肺热气壅，膀胱积热，或阴寒凝结下焦，或转胞不得尿，或命门火衰，不能化气行水等原因，常为医者所重视。唯气郁、气虚之小便癃闭，临床上虽不少见，但常易被忽视。如肺肾气机郁遏，肺气不能清肃下降，三焦水道不得通润，肾气不化，关门而不开，则小便蓄积难出。治宜肃肺温肾，化滞行水。常借用《三因方》白散子，加宣肺通阳利气的麻黄、杏仁等，使肺肾气机通畅，小便自利。至于脾虚气弱，中气下陷，肝失疏泄条达，肝郁乘脾，导致气虚肝郁，三焦决渎失职，小便不通，出现一派类似淋证胞痹，如小便点滴难出、时作时已、精神困倦、食少便溏、或口苦心烦、脉缓舌淡等证候。治宜调肝理脾、益气升阳，使脾气冲和，肝气条达，三焦气化下及州都，水道通调，小便畅通，癃闭亦解。多仿补中益气之法，略为加减，亦可收到较满意的疗效。

案二、命门火衰，胃失和降

刘某，男，31 岁，会东县广播站工作。1975 年 7 月 5 日诊。

患者家属代诉，两年前因牙痛，行拔牙术后，即发热恶寒、腰痛浮肿。查尿有蛋白及白细胞。虽经治疗，但仍面肿、腰痛反复。1 周前下乡吃鸡肉，半天后骤然发生呕吐，发冷发烧，腰痛，小腹胀痛，小便点滴难出。经当地医治无效，于 6 月 30 日送西昌地区医院急诊室观察。西医诊断为“慢性肾炎、尿毒症”。经西药治疗后，寒热虽除，唯饮食不进、小便难、呕吐频作，并吐出一条蛔虫。面肿萎黄，短气懒言，表情痛苦，神志尚清楚。舌苔黄而少津，脉弦大有力。

辨证：命门火衰，胃失和降。

治法：温阳利水，和胃降逆。

制附片 19g　肉桂 6g　丹皮 12g　茯苓 12g　泽泻 19g　山药 19g　熟地黄 12g　牛膝 12g　车前仁 12g　苡仁 19g　生姜 12g　1 剂

7 月 6 日二诊：服上方 1 次后就解小便 100mL，至 6 日清晨解出小便 260mL，1 剂完后共解小便约 600mL，未再呕吐。仍感恶心，上腹部胀痛，足微肿，口干苔黄，脉如前。再按肾虚论治，原方去附片，加麦冬养阴生津以滋化源。

熟地黄 12g　肉桂 6g　丹皮 12g　茯苓 12g　山药 19g　泽泻 19g　牛膝 12g　车前仁 12g　苡仁 19g　生姜 12g　麦冬 16g　枣皮 12g　1 剂

7 月 7 日三诊：服药后已能少量进食，一天内共解小便 1400mL。仍恶心，腹胀，面肿，脉如前，但见舌红、苔黄少津、口干，此属肾阴不足之征。原方去肉桂之辛热，易熟地黄为生地黄以滋补肾阴；易生姜为姜皮，并加厚朴利气行水。

生地黄 12g　山药 19g　丹皮 12g（炒）　茯苓 12g　泽泻 12g　牛膝 12g　车前仁 12g　苡仁 19g　麦冬 16g　厚朴 12g　姜皮 12g　枣皮 12g　2 剂

服上方 1 剂后，小便通畅，尿量增至每日 1000mL 以上，苔转薄黄，腹胀已去，脉弦，正气渐复，衄血头晕。原方去厚朴，以补肾行水，加沙参益气生津。

生地黄 12g　山药 19g　枣皮 12g　泽泻 12g　茯苓 12g　丹皮 12g（炒）　麦冬 12g　沙参 12g　苡仁 19g　车前仁 12g　姜皮 12g　2 剂

服上方后，诸症已除，能正常进食，小便恢复正常而出院。

按：本例患者，八日未进饮食，呕吐，小便点滴难出，病属危候。患者素有腰痛，面肿，乃属脾肾气虚。此次发病，系因饮食不慎，更伤脾胃，脾不能转输津液，助肾气以制水，导致水道不利，形成癃闭。正如张景岳所说："水道不利，则上侵脾胃而为胀，外侵肌肤而为肿，泛及中焦则为呕。数日不通，则奔迫难堪，必致危殆。"面肿萎黄、短气懒言、脉弦大均属脾肾气虚，水湿泛滥之证。关门不利，胃气上逆，故呕吐；水液潴留于膀胱，则小腹胀痛。故以济生肾气丸温阳利水，更加苡仁利水实脾，佐生姜以降上逆之气。证药相投，故 1 剂后小便即通，呕吐止。此后遣方用药，一直采用益气利水之法加减化裁，使本病获得显著效果。

27. 水肿 2 例

案一、脾阳虚水肿

王某，男，22 岁，西昌某砖瓦厂工作。1975 年 7 月 3 日就诊。

面部及四肢浮肿 3 天，困倦乏力，腰痛，小便短少，胃脘胀闷，食欲不振，口渴喜饮，舌苔黄腻，脉沉。

辨证：脾阳不运，水湿内停，气化阻滞。

治法：温阳利水。

方药：五苓散加味。

黄芪 25g　桂枝 12g　白术 12g　茯苓 12g　猪苓 16g　防己 12g　陈皮 12g　萆薢 16g　泽泻 12g　甘草 3g

7 月 5 日复诊：服上方后，胃脘胀闷已减，精神好转，饮食增加，大便有泡沫。舌苔薄黄，余症同前。仍用前法，原方去泽泻加黄柏 12g，大腹皮 16g，谷芽 16g，黄芪改用 16g。

7 月 7 日三诊：上方服后，效果不明显。症见心烦少寐，腰胀痛，饮食尚可，口苦，口干喜饮，小便微黄，面部及四肢浮肿，舌苔薄黄满布，脉缓。患者自述本厂卫生科诊断为“肾盂肾炎”，在服中药期间，同时注射庆大霉素、卡那霉素、链霉素。

查小便常规：蛋白（++），白细胞（++），红细胞（++），颗粒管型（+）。急诊室诊断为“急性肾炎”。

此为脾之转输滞塞，水道不利，湿郁化热。治宜健脾益气，通利水道，兼以清热除湿。

黄芪 16g　防己 12g　白术 12g　桂枝 12g　茯苓 12g　猪苓 16g　厚朴 12g　陈皮 12g　黄柏 12g　车前草 3g

停用西药。

上方连服 10 余剂，小便化验正常，诸症消失。1 个月后随防，患者已恢复健康。

按：本例患者因感受水湿，困伤脾阳，故困倦乏力、食欲不振、胃脘胀闷；转输呆滞而三焦水道不利，故小便短少、面部及四肢浮肿；水湿阻滞经脉，故腰痛；水湿内停，郁久化热，湿热互结，故舌苔黄腻；阳气不运，脾不输津于上，水津不布，故口渴；脉沉，主病在里。合参脉症，属脾阳不运，三焦水道不利，湿热互结。治疗上一直是温阳利水、除湿清热，用五苓散加味。然而初期无效，最后一诊，停用西药，连服中药 10 余剂痊愈。其原因：一方面由于正虚邪盛，难以骤解；同时，第一诊处方温运扶正之力有余，利湿清热之品不足。二诊时虽认识到有湿郁化热而于方中加入黄柏，以补一诊之不足，然而力弱难效。三诊时出现心烦少寐、口干苦喜饮、尿黄、舌苔黄等湿热现象，诸症仍不减。此属虚实夹杂，湿热互结之证。三诊时，采取健脾益气、通利水道，兼以除湿清热。原方减少黄芪用量，加黄柏、车前草以加强利湿清热之功。虚实兼顾，湿热并除，故获得较好疗效。

案二、脾肾阳虚水肿

冯某，男，成人，住南部县日杂站。1974年3月28日诊。

下肢水肿，腰痛、尿少6天。6天前因“感冒”后头痛，身倦，尿少，夜间咳嗽较甚，吐稀涎。次日见面部及下肢浮肿，腰痛，尿少色黄如浓茶，纳差，腹胀，恶心。无尿频、尿急、尿痛等症，苔黄白相兼。患者曾在1964年患过“急性黄疸型肝炎”，已治愈。1973年5月面部浮肿，经注射青霉素后浮肿消失。

检查：精神尚可，神清合作。扁桃体及浅表淋巴结未见明显肿大。心率每分钟76次，律齐，无杂音，右肺呼吸音稍低。腹软，叩诊无移动性浊音。腰部触痛，右侧较甚，下肢轻度凹陷性水肿。小便常规：蛋白（+），红细胞0～1，脓细胞0～1。

辨证：脾肾阳虚，肺卫闭郁，水道不利。

治法：温运脾肾，除湿利水。

方药：四苓散加味。

茯苓19g　猪苓3g　泽泻3g　白术12g　带皮槟榔19g　莪莱3g　白茅根62g　益母草3g　附片6g　白花蛇舌草16g　甘草3g

4月1日复诊：小便增多，腰痛减轻。晨起脸肿，胃脘胀，睡眠差，不欲饮水，舌苔黄白相兼，脉缓。原方益母草加至62g，附片加至12g，2剂。4月2日复查小便：蛋白（+），透明管型1，颗粒管型0～1，上皮1，脓细胞少，草酸钙1。

4月4日三诊：临床表现无明显变化，原方再进2剂。

4月8日四诊：小便增多，下肢浮肿及腰痛消失，晨起睁眼困难，感觉不适，饿时胃脘作胀，苔白黄少津，脉缓。此以脾肾阳虚为主，兼有余邪未尽，当扶正祛邪。治以温补脾肾，除湿利水。用桂附地黄丸加味。

熟地黄12g　云茯苓皮12g　枣皮12g　泽泻3g　丹皮12g　怀山药19g　附片12g　肉桂6g　党参16g　黄芪16g　益母草62g　莪莱3g

4月13日五诊：服上方2剂，诸症消失。复查小便：脓细胞1，白细胞0～1，草酸钙1。

云茯苓皮 12g　枣皮 12g　泽泻 3g　怀山药 19g　附片 12g　肉桂 6g　党参 16g 黄芪 16g　鹿角片 12g　首乌片 25g　益母草 62g　蕺菜 3g

上方进 2 剂，4 月 16 日复查小便正常，治愈出院。

按： 患者起病因感受外邪，客袭肺卫，故初起即见头痛、咳嗽等表证。既往患过水肿，素体脾肾阳虚，寒湿内盛。外邪与内湿相合，加之肺气被郁，不能通调水道，致使三焦气化不行，故尿少浮肿。脾肾阳虚，故身倦、腰痛。湿阻中焦，运化呆滞，故脘腹胀闷、纳差。阴邪内盛，浊气上逆，故恶心、吐稀涎。湿邪内蕴，郁久化热，湿热互结，故尿色黄如浓茶、舌苔黄白相兼、舌干不欲饮。

综上所述，此病为脾肾阳虚，水道不利而致。治疗上本着“急则治其标，缓则治其本”的原则，首以除湿利气为主，辅以温运脾肾，用四苓散加味。方中四苓散合甘草、益母草、附片健脾渗湿，温阳化气以行水。白茅根、蕺菜清热除湿。带皮槟榔利气除湿消肿。终以温补脾肾为主，辅以除湿利水，用桂附地黄丸加味。本病初起有头痛、咳嗽等表证，而治疗上并未加表药，这是因为阳气复运，即可鼓邪外出。

28. 腰痛 4 例

案一、肾亏腰痛

杨某，女，38 岁，已婚，成都机床厂工作，1977 年 9 月诊。

患者自述：因患胸椎结核手术后 10 个月，植骨不融合。从 1975 年 3 月开始，不明原因出现腰痛，痛势与日递增，有时竟从梦中痛醒，以致腰脊不能转侧屈伸。月余后，每至午夜继作憎寒壮热，体温高达 39 ~ 40℃，翌晨 6 时许出汗之后，体温降至 38.5℃左右，持续 2 个月之久。其间虽经抗风湿治疗 3 月余，症仍不减。于 1976 年 9 月 20 日来我院做 X 线摄片检查，诊为第 10、11 胸椎结核伴椎旁脓肿，去某医院施行胸椎结核病灶清除并植骨术，以及抗痨治疗，半月后体温降至正常乃出院。出院后继续抗结核治疗并卧床休息，至 7 个月后的 1977 年 5 月再摄片复查：“椎旁脓肿已引流，但未见确切骨质融合征象。”又继续前法治疗 3 个月，患者腰胁仍僵痛，动则疼痛难支，畏寒恶风，终日形若“感冒”，精神萎靡，昏沉倦卧，体重增至 70kg。1977 年 9 月来我院就诊。此时除前述症状外，尚感口淡无味，不思饮食，大便溏薄、1 日 1 ~ 2 次，语声低怯，形体浮肿，头发斑白，颜面潮红，举动笨拙，腰不能俯仰，舌质淡红，舌上无苔，脉细弱。据症分析，病属精血亏损，阴阳俱虚，卫外阳气不固，实非“感冒”。若误用解表发散之剂，有致卫阳虚脱之虑，应以双补气血之法治其本，故仿《温病条辨》专翕大生膏：

鹿角片（或鹿角胶）10g　黄芪 30g　党参 18g　白芍 18g　怀山药 15g　枸杞子 12g　杜仲 12g　补骨脂 12g　白术 10g

水煎服，1 日 1 剂。

二诊：2 剂后，腰胁疼痛稍减，感觉身轻神爽，仍守上方加猪胫骨同炖服汤。

三诊：服前方 4 剂，1 日 3～4 次，2～3 天尽 1 剂。自觉较水煎剂疗效更为显著。11 月 15 日去原医院 X 线摄片复查（片号同前）结果：术后 1 年复查，椎体边缘光滑，骨质纹理清晰，椎体前缘骨质部分融合，较 1977 年 5 月 9 日摄片有好转。嘱停服抗结核药物。此后，除因缺药而以他药替代 1～2 味之外，余皆不改变，继续服用。例如无鹿角片改用鹿角胶，无猪胫骨即用肉排骨炖服，或用水煎服，守服原方达 1 年之久，尽药百余剂，体重降至正常，白发转黑，腰痛消失，行动自如，精神焕发。1978 年 5 月 13 日再次 X 线摄片复查（老号）：椎体骨质边界清晰，椎间隙变窄，前沿有骨纹理通过，棘突已骨质融合，与前次照片比较已明显修复，余未见异常。遂停服中药，于 9 月恢复原工种全日工作。1 年后（1979 年 7 月）随访，情况良好。

案二、肺肾虚损腰痛

刘某，女，14 岁，家住四川岳池县溪口煤矿。

因患腰椎结核不愿手术治疗，遂于 1978 年 1 月 24 日由该矿医师转告（以后其父用信函告之）病情，拟方治疗。据云：患儿颈部淋巴结长大已 4 年。9 个月前，不明原因地发现腰痛，以夜间尤甚。3 个月前，腰痛加重，不能行走。于 1977 年 11 月在本专区某医院 X 线摄片（片号：77206）检查为：第 2、3 腰椎结核。以后再去重庆某附属医院摄片复查：除 2、3 腰椎骨质严重破坏外，尚见双肺粟粒性结核，于 11 月 21 日收入该院住院治疗，当时体温达 38℃左右。由于病情严重，加之体弱不能耐受手术，遂令卧床休息及抗结核药物治疗。经治 2 个月后，病情缓解出院。嘱其回家继续按前法医治，待手术条件具备，再来手术治疗。因不愿手术，要求中药医治。此时患者除腰痛不能坐立转侧之外，尚有心悸短气，五心烦热，潮热盗汗，食少便溏；月经半月一至，量多而清稀，血色淡红；形衰羸瘦，精神萎靡，语声低微，呼吸张口抬肩，面白颧赤；腰脊旁有一肿块，肤色如常，局部不热，右腿蜷曲不伸；舌红少苔，脉细数无力。综上病情，证属肺肾虚损，精血不足，以致痰涎留着筋骨而为肿块，俗称“巴骨流痰”。法当以肺肾同治，养阴维阳。仿百合固金汤。

百合 30g　鹿角霜 30g　白芍 20g　苡仁 20g　怀山药 18g　生地黄 15g　明沙参 15g　茯苓 15g　麦冬 12g　枸杞子 12g　川贝母 10g　猪胫骨 3 斤同炖汤

空腹时服，2～3 日尽 1 剂。

2 月 19 日来信云：服上方 4 剂，患儿右腿稍能伸直，有时可坐起，1 个月前已恢复月经，血色鲜红。余症亦减，仅饮食尚未恢复正常。前方去麦芽，加稻芽、糯米草，以增强健脾开胃之力。

5 月 5 日来信云：服上方 20 剂，腰痛大减，腰部肿块缩小一半。可慢步行走，体重增加，有时觉脘部胀满不舒。首方去生地黄、麦冬等阴凉碍脾之品，加麦芽、山楂、鸡屎藤理脾调肝。

6 月 20 日来信云：服上方 6 剂，腰脊疼痛消失，行动自如，食量增大。6 月 10 日去附近厂医院 X 线摄片复查：两肺未见明显结核病灶，2、3 腰椎骨质破坏已基本吸收，无脓肿死骨。仍守首方去麦冬，加黄芪、杜仲以增强益气壮腰之功。

1979 年元月 9 日来信云：服上方 40 剂，诸症消失，体魄健壮，颈部淋巴结显著缩小，已恢复乒乓球、羽毛球、舞蹈等文体活动。随即停服中药，加强食物营养以巩固疗效。

5 月 23 日来信云：于该月去重庆某附属医院 X 线摄片复查（片号：45669）：2、3 腰椎骨质破坏已修复，骨质略有增生，余无异常发现。说明病已康复，嘱自购十全大补丸以气血双补，随访痊愈。

案三、肝肾精虚腰痛

谭某，男，31 岁，已婚，成铁二局，1978 年 2 月 23 日诊。

自述：从 1975 年初患“再生障碍性贫血”后，常有头晕、倦怠乏力、心悸短气、腰脊酸痛等症。单位职工医院拟诊风湿，用安乃近之类抗风湿药物治疗，症不缓解。9 月 4 日遂到某血液病研究所检查，结果：血红蛋白 6.5g/L，白细胞 3.5×10^9/L，血小板 2.5×10^9/L；结合骨髓检查，诊为“再障”，因而来我院治疗。

症见面色苍白，毛发枯槁，精神萎靡，声低懒言，唇舌淡白，脉细弱。拟从肝肾不足，精血亏虚论治。用填精补髓之《温病条辨》专翕大生膏加减，连服 8 个月余，诸症消失而停药。3 年后，因房事及劳伤致前症复发。于 1978 年 2 月 22 日又到原血研所检查，结果与首次相仿，翌日再次来我院治疗。除前述各症之外，更添耳鸣、晨起恶心呕吐、便溏尿短、唇舌淡白、面白无华、脉细而弱。仍本前法，仿“专翕大生膏”。

黄芪 30g　怀山药 25g　杜仲 24g　芡实 20g　党参 18g　熟地黄 18g　白芍 18g　枸杞子 15g　麦冬 15g　山茱萸 12g　五味子 12g　桑螵蛸 12g　菟丝子 12g　龟板胶 12g　阿胶 12g

前 13 味用猪胫骨 3 斤同炖，以汤烊化二胶，空腹服，1～2 日尽 1 剂。

二诊：服上方 4 剂，各症有所减轻，但食量减少，苔白，脉细弱。此为脾胃气虚，运迟纳呆所致。以健脾开胃为先，用参苓白术散减味煎服。

三诊：服上方 4 剂，食欲恢复正常，但腰脊疼痛仍较明显，夜难入眠。用芍药甘草汤加枸杞子、制首乌、桑枝以养血调肝。

四诊：服上方 3 剂，腰痛缓解，继而守服第一方百余剂，时近 1 年，诸症消失，面色红润，脉缓有力。于 1979 年 1 月 15 日再去某血研所复查：血红蛋白 11.8g/L；白细胞 10.5×10^9/L，分类计数正常；血小板 7.5×10^9/L；网织细胞 1.2%。遂停药，恢复工作。

讨论：

1. 以上病例，西医学诊断不同，病情各异，中医为何均从“精血亏损”论治？

西医学的诊断虽有区别，但用中医学“辨证施治”的方法，认为三者有其共同特征。它们的病程较长，其中最短者已近 1 年，长者达 4 年之久，说明病久不愈因于正气亏虚。其致虚之由，不外卫阳虚衰，外寒损肺；或饮食劳倦，伤损脾胃；或先天不足，失于调摄，导致阴损及阳，或阳损及阴，以致气血阴阳久虚难复，互为因果，因而病程较长且症情错杂。景岳云：“虚邪之至，害必归阴；五脏之伤，穷必及肾。”《病机沙篆》云：“血之源头，则在乎肾。”说明精血同源。又腰为肾之府，精血亏损，必致筋骨失养，腰脊作痛，不耐远行。《素问·脉要精微论》云：“腰者，肾之府，转摇不能，肾将惫矣……骨者，髓之府，不能久立，行则振掉，骨将惫矣。”所以腰脊疼痛、股胫酸软、不能远行久立、耳鸣眩晕等症皆为精血亏虚之征，均从“精血亏虚”论治。

2. 三病既然同属“精血亏损”，为何治法不同，方药各异？

以上三病，起因不同，病变亦各有侧重。例如：刘某之病，起源于肺脾气阴不足，累及于肾，波及于骨，故用百合固金汤减味，补养肺脾气阴为主，而以枸杞子、猪骨髓填补肾精；谭、杨之病，起于肾精虚衰，久虚难复，以致骨髓空虚，腰脊萎惫，故以专翕大生膏加减，重用填补精髓。吴鞠通云：“久虚难复者，则用专翕。专翕之妙，以下焦丧失皆腥臭脂膏，即以腥臭脂膏补之。”使精气翕合，肾精充足，元阴元阳自能安其宅。《素问·阴阳应象大论》曰：“精不足者，补之以味。”《难经·十四难》云：“损其肾者，益其精。”故本方除填补精血药物之外，尤其着重血肉有情之品的运用，如方中海参、鲍鱼、猪脊髓……其性平和，久虚难复者，用之最宜。但因其价昂难得，故于原方加入价廉易得之猪胫骨髓，以猪为水畜，以髓补髓，虽无海参、鲍鱼效捷，然较草根、树皮为优。

从以上病例可以得出如下印象：辨证施治必须结合患者具体情况，进行全面分析，弄清疾病的由来，找出其异中之同、同中之异，遣方用药才能丝丝入扣，恰如其分，否则片面庞杂，延误病情，为患者带来不应有的痛苦。

案四、痰滞腰痛

陈某，男，45岁，住什邡县元石镇。1974年11月19日诊。

自述既往身体健壮，能胜任农村重体力劳动。经常运输肥料，汗湿衣衫，为了消除疲劳，喜饮酒乘凉。1962年开始患腰骶疼痛12年，每月发作1～2次，未予重视。近两年来病势不断加重，腰骶部若掌大一块麻木冷痛，如有物覆，不能转侧俯仰，艾灸温熨均不缓解，静卧则疼痛反甚。曾多次到成都检查，排除肾脏疾患，后经某医院X线摄片发现：腰骶骨质增生，屡服温肾壮阳药物不效而来就诊。除上症仍在外，尚觉口苦胃痛。观其面色秽暗，舌质暗红，苔白腻，脉滑。据上脉症分析，认为湿痰郁滞经脉，下注腰部所致。先用黄连温胆汤2剂，清降胆胃；再用煨肾散祛痰逐饮：甘遂5g，川椒2g，青盐1g，共为细末备用。另买猪肾脏一枚，剥去脂膜，从肾盂处切口（不宜过大），挖去内膜，将前药末填塞肾中，外用针线缝合固定，置木炭火上烘烤，至猪肾全部干脆（慎勿烤焦），立即杵细过筛，弃去粗渣，取细末，分为九等分，每次1份，1日3次，米汤送下，3日服完。

11月26日复诊云：服药第一天，腹部隐痛，肠鸣辘辘，解稀便2次，后觉腰痛有所好转。次日又解溏便 1 次，此后大便恢复正常，腰骶疼痛消失，试挑井水回家亦不觉痛苦。特来告知治疗效果，并问是否再服。察其行动自如，苔白，脉仍显滑象，继用砂半理中汤加陈皮、香附温中运脾，除其未尽之痰。

按：腰痛一症，病因复杂，分类亦多。《医宗金鉴》根据腰痛的病因，归纳为“肾虚、风、寒、湿、痰饮、气滞、血瘀、湿热、闪挫”九种。该患者腰痛日久不愈，形体未显大衰。究其起病，源于身劳汗出，劳伤腰肾，衣裹冷湿，湿邪随经入侵腰骶，加之饮酒贪凉，助湿留着，因而肾阳被阻，不能托邪外出，久积为饮为痰，阻遏气血之运行，故局部麻木冷痛。温肾之剂虽能散寒，但不能除经隧之痰，通络道之痹，故久痛不解。由于顽痰深伏，非峻猛之剂不能直达病所。故选用煨肾散，取方中花椒以温肝，肝阳一升，诸阳听令；猪肾与青盐入肾以软坚，并可率领甘遂直达肾经而逐顽痰。四味合用，共奏祛痰软坚之功，力猛效捷，故服后病情迅速好转。

29. 郁证 2 例

案一、气郁化热兼痰浊内阻

郭某，女，18 岁，住什邡县。1975 年 6 月 20 日诊。

其父代诉：心烦抑郁，语无伦次五日。发病前因与其妹争吵，被母训骂后，当日即见少语，做事不知头绪，与常不同，父母未加重视。事隔几日之后，食减寐少，知其为病，始就医，服药 2 剂不效而来门诊。患者精神萎靡，神呆，心烦抑郁，语无伦次，饮食减退，入夜寐少，舌质红，苔白，脉弦数。

辨证：气郁化热兼痰浊内阻。

治法：疏肝解郁，清热导痰。

方药：丹栀逍遥散加减合瓜蒂散主之。

处方一

丹皮 12g　栀子 12g　柴胡 12g　当归 12g　白芍 12g　薄荷 12g　白术 12g　云苓 12g　郁金 12g　菖蒲 6g　竹叶心 20 根　车前仁 16g　甘草 16g　香附 12g　远志肉 6g　水煎服

处方二

甜瓜蒂 5g　赤小豆 6g　藜芦 5g　郁金 6g

共为末，用鸡蛋或瘦猪肉调服，日 3 次，饭前服。

6月24日复诊：服处方一3剂，处方二1剂后，吐风泡痰一大碗，语言正常，精神转佳。仍少寐，大便呈泡沫状，口干，舌质红，脉弦数。处以生铁落饮内服。劝患者心情舒畅开朗，嘱其父耐心教育、不可打骂。

生铁落3g（布包） 玄参12g 麦冬12g 天冬12g 贝母12g 胆星6g 远志肉6g 菖蒲6g 连翘心12g 朱砂3g（冲服） 茯神12g 陈皮12g 香附12g 水煎服

随访：患者服上方4剂后，诸症悉除如平人，已能参加劳动。

按：郁证是由于情志不舒，气机郁滞所致疾病之总称。其病因主要由于七情所伤，肝气郁结致五脏气机不和为病。本病发于争吵被训骂之后，情志不舒，肝失条达，则心情抑郁、精神萎靡，肝木克土则饮食减少；气郁化热，热扰神明则见心烦少寐；热邪煎熬津液成痰，痰蒙心窍则语无伦次；舌质红，脉弦数为痰热之象。

方中以柴胡、香附、郁金疏肝解郁为主，当归、白芍养血调肝；白术、茯苓、甘草、车前仁健脾渗湿，使热邪从小便而去；菖蒲、远志、竹心以清心安神；丹皮、栀子清肝经之郁热，共成疏肝解郁清热之法；以瓜蒂散加味涌吐痰邪，使邪从吐而解。服药之后邪去大半，故语言平常、精神好转。以生铁落饮镇心涤痰、养阴清热善后，并加以医生做思想开导工作，故服药4剂而愈。

案二、肝郁气结

徐泽秀，女，35岁，住彭县。1976年5月28日诊。

自述：从本月23日开始，右肋下包块突然明显，按之有如鹅蛋大，疼痛拒按，按之不坚硬。当时到大队医疗站取药治疗（有中西药）。到第四日，因疼痛加剧才来县医院门诊。经西医6个医生会诊后仍未确诊为何病，仅给了止痛药，服药后疼痛稍有缓解，但包块未消；不久疼痛又作，较前日更加剧烈，再来中医门诊治疗。当时，右肋下包块突出如前，仍拒按，按之不坚，有似气积。并有口苦，不思饮食，面黄肌瘦，大便秘结，小便黄少，舌苔薄白，脉弦细。问其发病原因，云：一月前因妹妹婚事不遂，耿耿于怀，又与哥哥争吵，气上加气，因而情志久久不快，故于本月23日夜间突发至今不解。

综上病情及发生原因，是与肝郁气结有一定的关系。肝脉行于两胁，胁下是肝脉必经之路，肝之性偏急，主疏泄而喜条达。今患者情志不遂，心情郁结已达月余，必然影响肝气条达，气滞血瘀，故疼痛突然发作在肝之经络上，并结成有形之包块。好在尚不坚硬，呈气结、血瘀之轻症表现。肝与胆相连，肝郁生热，则胆气上逆，故口苦；肝气郁必然克脾胃，使脾之运化迟滞，则不思饮食；胃肠之气不下降，肠中之运化迟滞，故大便秘结；肝经过腹下，络阴器，肝气郁则小便黄少；至于面黄肌瘦，舌苔薄白是肝郁脾失健运之征；脉弦细亦为气郁血瘀之象。据此应考虑为血瘀尚不太甚，说明此病发不久，正气未受大碍。

辨证：肝气郁结。

治法：开郁行气，佐以活血通络。

当归 9g　柴胡 12g　白芍 16g　佛手 16g　郁金 9g　青皮 12g　青藤香 12g　桃仁 9g　广文术 16g　大黄 9g　2 剂

5 月 31 日复诊：服上方 2 剂后，肋下痛大减，肋下包块明显缩小；食欲增加，精神好转，大便已解；舌苔仍薄黄，脉沉细。此为肝气郁结有所减轻，症状尚未消失，循前法再服。于前方略加运脾之品，以扶脾益胃。

柴胡 9g　香附 9g　枳实 9g　赤芍 12g　白芍 12g　广文术 16g　建曲 9g　谷芽 25g　川芎 9g　鸡血藤 25g　白桃仁 9g　郁金 9g　4 剂

6 月 4 日三诊：服上方 3 剂，疼痛已不存在，积结亦全部消失。饮食增加，近半月精神逐渐恢复，唯有尿黄、头昏。拟以柴芍六君子汤加枳壳调养脾胃。

8 月 12 日登门走访，问其病情，云服药后病已痊愈，至今未发，能正常劳动。

30. 狂证 1 例

肖某，男，成人，西昌近郊区社员。1975 年 6 月 29 日诊。

患者爱人代诉：其人平时性情急躁，家中纠纷较多。1 周前，因家庭问题，发生激烈争吵后，遂渐神志失常，入夜不眠，胡言乱语，骂詈高歌，妄言乱行几天，四日未解大便，苔黄腻，脉弦滑数。

辨证：肝气逆乱夹痰热上蒙心窍。

治法：解郁平肝，涤痰开窍。

代赭石 30g　郁金 16g　菖蒲 12g　大黄 12g　龙胆草 12g　柴胡 12g　法夏 12g　枳实 12g　竹茹 12g　甘草 6g

6 月 30 日复诊：服上方 1 剂后，神志已清楚，昨晚已能入睡，无上述神志错乱象。大便仍未解，微咳，舌脉同前。仍用上方续服 1 剂，进行思想劝说工作。

7 月 1 日三诊：又服上方 1 剂后，患者独自就诊，大便已通畅，神志清楚，心情较舒畅，食欲好转，微咳，头昏，上半夜稍失眠，舌质微红，苔薄白，脉缓略弦。处以健脾疏肝之柴芍六君子汤以善其后。

服上药 10 余天后，患者带其祖母来就诊时，自述已恢复。

按：癫与狂都属于神志失常的疾病。狂病多由恼怒伤肝，肝郁化火，煎熬津液成痰，痰火上扰，心窍被蒙，神志逆乱而发。该患者平素性情急躁，肝经火旺。因激烈争吵，暴怒而伤肝，肝火暴涨，夹痰浊上扰神明，故神志失常、不眠。痰浊蒙闭清窍则四处奔走，骂詈妄言。痰热与肠中糟粕相结，腑气不行则大便不解。痰火壅盛，故见苔黄而腻、脉弦略滑数。

本病治疗以龙胆草直泻肝火；大黄荡热结、除痰火，以开下行之路；法夏、枳实、竹茹以清热涤痰；菖蒲涤痰开窍；代赭石平肝降逆；郁金、柴胡疏肝解郁。服药后痰火渐消，故神志清楚、已能入睡。大便仍未解，乃肠中燥结较盛，故续服 1 剂，使肠中得以荡涤，病情基本痊愈。为了巩固疗效，杜绝痰浊再生，拟以柴芍六君汤以健脾疏肝善其后。

31. 虚劳 1 例

施某，女，35 岁，什邡县教师。1975 年 7 月 24 日初诊。

近几年来，经常头晕，眼花，心累，心悸，气促，健忘，眠少多梦；形寒肢冷，面色不华，唇淡，肌肉消瘦，语言低微，精神不振；目前复增食后腹胀，大便稀溏，小便自调，舌质淡，苔薄白，脉细缓无力。

辨证：虚劳夹湿。

治法：本宜补虚，但目前尚有湿邪，故先用轻开上焦的三仁汤，使气化而湿亦化后，再补其虚。

苡仁 12g　白豆蔻 12g　杏仁 12g　厚朴 12g　滑石 12g　半夏 12g　建曲 16g　麦芽 16g　淡竹叶 12g　莱菔子 12g　2 剂

7 月 27 日复诊：服前方后，头晕、腹胀均已减轻，饮食稍增，其他的虚象症状仍然存在，舌、脉同前，即改用补益心脾之归脾汤加减。

泡参 12g　黄芪 12g　白术 12g　远志 6g　肉桂 12g　茯神 12g　枣仁 12g　广香 12g　建曲 12g

8 月 3 日三诊：服归脾汤加减 2 剂后，心累心跳、眼花身倦、头晕多梦明显好转，食量大增，大便正常，舌脉如前，仍按前法再服。

党参 16g　白术 12g　黄芪 16g　茯神 16g　远志 3g　木香 6g　甘草 3g　枣仁 16g　龙眼肉 12g　当归 6g

8 月 10 日四诊：上方服 4 剂后，基本上恢复健康。为巩固疗效，将前方汤药变为丸药，继续服用一段时间以巩固疗效。

按：本例患者，形体消瘦，说明气血不足，营卫不充，未能得到适当调治，逐渐形成虚劳。心主血脉，其华在面，血虚则面色不华；脾开窍于口而主肌肉，脾虚则气血不荣，故唇淡而肌肉消瘦；心主言，心气不足，故语言低微；心主藏神，气血不足，心神失养，故心悸而睡眠多梦；清阳不上荣于脑，故头晕而精神不振；脑海不足，故多健忘；脾气不运，湿气不化，故食即腹胀而大便溏；脾虚，故舌淡；脉生于中焦，脾虚则胃亦虚，故脉细缓无力。

本例证系虚劳，夹有湿邪，故先治其湿。若直接补虚，必湿滞愈甚，胀满更增，亦不能达到补虚的目的。然而湿邪又为中虚所致，故治湿不宜过于香燥渗利，庶不损其脾胃之气以致其体愈虚。所以，初诊选用轻开上焦肺气之三仁汤，使气化而湿亦化，待湿邪去后，再补其虚，不致犯补虚助湿，泻实虚虚之弊。由于心脾两虚，故湿去后，即用补益心脾之剂，使脾健运，水谷之精微得以化气生血，气血充盈，五脏得以濡养，诸虚可望根除。

32. 气厥 1 例

张某，女，30 岁，甘肃天水县 33 信箱干部。1978 年 9 月 18 日诊。

主诉：反复晕厥 3 年余，加重 9 个月。自述 1974 年秋患钩端螺旋体病之后，血红蛋白降至 8.9g/L。从 1975 年元月起经常眩晕，头脑空痛，神志恍惚，胸闷，心烦易怒，情绪苦闷不解，多梦易醒，畏寒怯冷，重被不温，腰瘦胀痛，不思食，偶吃油腻和水果，大便即溏泻，小便余沥不尽，夜尿频繁而量多。月经量少，血色淡白，两天即净。平时常感小腹清冷、绞痛，痛甚则口唇青紫。月经来潮时腹痛缓解，每遇嘈杂和生气之后，气短不续，心慌悬悸难忍，头目眩晕，天旋地转，瞬息之间昏仆倒地、全身振颤，轻则神志清醒但不能言，重则不省人事，注射“镇静剂”几分钟便可苏醒。醒后唯感项强，腰脊坠胀疼，手足麻木厥冷。此种情况 1 月或1周发作 1 次。近 9 个月来，病情加重，几乎每日昏倒，不能坚持工作，甚至生活亦难自理，病休已9月余。先后经陕西、甘肃、兰州等省市九所医院多方检查，诊为“神经官能症”或“植物神经功能紊乱”，终未得出结论。

来诊时，前症俱在，察其面色暗黄，情绪悲观，少气懒言，舌质淡，苔薄白，脉沉细缓、两尺尤弱。

辨证：精亏气厥，清气下陷。

治法：补益脾肾，升举清阳。

处方：补中益气汤加固肾之药。

党参12g 白芍12g 菟丝子12g 茯苓12g 炒白术10g 陈皮10g 柴胡10g 黄芪24g 当归6g 升麻6g 甘草3g 杜仲15g

9月25日复诊：服药6剂，睡眠增加，症状减轻，唯食欲较差。乃去升、柴，防其过升，加藿香、砂仁各10g宽中和胃，补骨脂12g以增强温肾之力。

9月28日三诊：服上方2剂，腰痛好转，睡眠及食欲俱有增加。上方去藿香、陈皮、甘草，再服。

10月6日四诊：上方已服6剂，近1月来晕厥未发生。仍按前法，药味略为调整，带回单位服用。

党参12g 熟地黄12g 枸杞子12g 熟附片12g 茯苓12g 补骨脂12g 白芍12g 菟丝子12g 杜仲12g 黄芪24g 山药18g 大枣15g 当归6g

1979年1月24日五诊：患者乘出差之便再次来诊，云：上方守服40余剂，头痛、胸闷及腰痛消失，月经量增多，已能坚持全天工作，偶觉头昏食少。察其舌质淡红，苔薄白，脉沉缓。病势虽有好转，气血尚未复原。仿郑钦安当归补血汤以养血调肝，益气和中。服药3剂，食欲正常，继用填补精血，温养奇经之法。

党参18g 当归身10g 黄芪130g 熟附片15g 白芍15g 枸杞子15g 补骨脂12g 菟丝子12g 桑螵蛸12g 猪胫骨3斤

合药炖服，3天1剂。以汤送服鹿茸粉30g，红参末10g，分20天服为1疗程。

2月15日六诊：上药仅炖服2剂，服鹿茸粉10g，红参末5g，自觉睡眠、精神大有好转，白带减少，后以常服方药带回调理。

党参18g 山药18g 黄芪30g 补骨脂12g 菟丝子12g 桑螵蛸10g 当

归 10g　熟地黄 10g　熟附片 15g　大枣 24g

11 月 2 日患者来信告知：服上方 40 余剂，各症消失，除能胜任 8 小时暗室工作外，还可加班达 10 余小时，同时肩负四口之家的日常劳动，晕厥未发作，唯受精神刺激后偶有轻度发生。

按：厥证始见于《素问·厥论》。后汉仲景对厥证虽有论述，但与《内经》侧重不同。诚如景岳云："《伤寒》之厥，辨在邪气，故寒厥宜温，热厥可攻也。《内经》之厥，重在元气，故热厥当补阴，寒厥当补阳也。二者之治，不可不察。"张氏之论，言简意赅，抓住了治厥之关键。后世医家扩大了厥证范围，凡卒然昏厥皆谓之厥。如《证治准绳》云："今人又以忽然昏（晕），不省人事为厥。"对厥证的分类，亦有扩充，有从病因而论者，有根据症状命名者，临床上则以气、血、痰、食、蛔、秽等厥较为常见。此案病起于"钩体"伤损气血之后，中气未复，食少运迟，气血化生不足，营卫空虚，因而内不能营灌五脏六腑，外不得温养四肢百骸，势必出现一派气血亏虚、阴阳之气不相顺接之证。肝失精，血滋养，相火易动，故心烦易怒。怒则气逆，血之与气并走于上，致使心神不宁、气短不续、心中悬悸、怔忡、头目昏眩、突然倒仆等症随之发作。邵新甫在《临证指南》中总结厥证云："于是证，独重在肝。盖肝者将军之官，善于他脏者也。要知肝气一逆，则诸气皆逆，气逆则痰生，遂火沸风旋，神迷魂荡，无所不至矣。"邵氏之说，不仅指出厥证的发生与肝有密切关系，同时对厥证病理也做了阐发。此证根据所现舌脉及症状，表明精气亏虚是其本，本虚不复，故经年不愈。所以治疗时总不离乎培补气血，填补肾精。先以补中益气汤加益肾之精，扶中安肾；待中气恢复，食欲增加之后，则重用填精益肾之品。《内经》云："精不足者，补之以味。"故于方中加入参、鹿茸、猪骨髓，取血肉有情之物，补益精血之力强，收效亦捷。

33. 阳痿 1 例

李某，男，32 岁，已婚，成都 420 厂调度员。于 1979 年 3 月 2 日来我处门诊。

主诉：阳痿、遗精 8 年，屡服温肾壮阳、补益固涩等药，病不好转，苦恼不已。自述常觉胸闷，背冷，四肢不温，腰脊酸胀疼痛，左季肋刺痛，心中烦热，失眠多梦，口淡无味，食欲不振，脘腹痞塞，尿频而浑浊。察其形高体瘦，面色白，精神萎靡，舌边尖皆红，苔薄白，脉弦细略数。综上脉症，乃肝郁脾虚，湿热下注之象。治宜调肝理脾，逍遥散加减。

赤小豆 18g　茯苓 15g　柴胡 10g　苍术 10g　炒白芍 10g　香附 10g　当归 6g　薄荷 3g　甘草 3g

服 4 剂，诸症减轻。去香附、苍术、薄荷，恐香燥伤津耗气；加麦芽 18g，苡仁、鸡矢藤各 15g，郁金、佛手各 10g，以增强调肝理脾之力。又服 6 剂，未现阳痿遗精，反觉阳强。前方去当归，加麦冬 10g，连服 14 剂，阳强好转。仍以前方加减，巩固疗效。

按：阳痿、遗精之症形成的原因较多，归纳起来不外肝肾亏虚，精气不固；肝脾郁滞，湿热下注之类。该患者年仅 32 岁，始病于青年时期，出现心烦失眠、季肋刺痛、口淡无味、食欲不振、尿浊、舌赤、脉弦细数等症皆非阳虚之症，故服温补固涩之剂达 8 年之久而不效。其证实属肝郁脾虚，湿热下注。王节斋云："少年人阳痿有因于失志者，但宜舒郁，不宜补阳……此非真火衰也……宣其抑郁，通其志意，则阳气立舒，而其痿自起矣。"

王氏之说，阐明了因郁致痿的病因病理及其治则，值得深思牢记。但逍遥散本为调肝理脾之方，为什么能治阳痿、遗精？盖前阴为宗筋所聚，太阴阳明之所合。肝郁脾虚，湿热蓄积，流注下焦，致使宗筋弛张，精关不固，故尿浑浊、阳痿、遗精之症并见。治以逍遥散，取"木郁达之，顺其性也"之意。以苍术易白术，加苡仁、赤小豆、香附、郁金之类，以增强开郁化湿之力，使土气冲和，木气调达，故服药诸症即减。至于阳强的出现，乃肝气条达之兆，非阴虚阳亢之象，不须特治。

34. 结胸证 1 例

邓某，女，22 岁，已婚，住什邡县。1974 年 10 月 11 日诊。

患者自述：昨日上午 10 时，自觉心下和左胁突然发生疼痛，逐渐加剧，痛时汗出；伴有呕吐食物，吐后口酸苦。经注射阿托品 0.5mg，疼痛未缓解，晚上更甚。今日上午 10 时，其爱人搀扶入院时，头倾腰屈，呻吟不已。胃脘及左胁剧烈疼痛不可按，牵引至腰背及肩胛亦痛。发热汗出，呕吐苦酸味水样物，不欲饮食，小便短黄，大便两日未解，形体消瘦，面色暗黄。现怀孕已有 7 个月。舌质红，苔白黄腻，脉细数而滑。据患者爱人叙述：自去年吃糍巴后，心下就经常发生疼痛。今年初生一小孩，因病死去而心情不悦。

辨证：湿热郁阻。

治法：和解表里，清泄热邪。

方药：大柴胡汤加减。

柴胡 12g　白芍 16g　枳实 12g　黄连 5g　半夏 12g　沙参 12g　竹茹 12g　麦冬 12g

10 月 12 日上午 8 时二诊：服上方 1 剂后，胃脘及左胁胀满疼痛缓解，但昏睡，仍未大便，舌质红，苔白黄燥，脉细数。

红参 12g　生地黄 25g　麦冬 12g　白芍 19g　黄连 3g　竹茹 12g

10 月 12 日下午 6 时三诊：胃脘及左胁疼痛减轻，腰、背、左肩胛疼痛消失，已解黄色硬便，患者情况比较正常，已无昏睡，舌上略有润泽，此为腑气已通，阴津有逐渐恢复之象。但又发干呕，是肝胃不和，气上逆所致，用苏连饮频服，以和肝胃降逆气。

处方：苏叶 1g　黄连 2g　泡开水频服。

10 月 13 日上午 8 时四诊：患者胃脘和左胁下疼痛消失，干呕亦止，想吃饮食，小便量增多，尿色微黄。但今晨流鼻血 1 次，量较多，色鲜红；解大便时肛门坠胀，大便不爽，腰部每隔半小时坠痛 1 次。苔白有津，脉细数无力。

红参 6g（泡服）　黄芪 25g　熟地黄 12g　炒白芍 12g　麦冬 12g　山药 16g　阿胶 12g（烊化冲服）

10 月 14 日上午 9 时五诊：服上方 1 剂后，未再流鼻血，腰痛肛坠和大便不爽之象已有减轻，苔白，脉略数，但饭后胃脘微胀。

党参 25g　黄芪 25g　熟地黄 12g　炒白芍 12g　麦冬 12g　山药 16g　阿胶 12g（烊化入药服）　生谷芽 3g　陈皮 12g　2 剂

10 月 16 日六诊：患者服上方 2 剂后，症状消失，饮食、二便、舌苔、脉象均正常，身体有所恢复，出院回家休养。

按：此病起于饮食不慎，过食不易消化之食物，停滞于胃肠，郁为湿热。日久不解，阻碍脾胃气机升降，故心下满痛；湿热干及少阳经脉，使三焦升降出入的气机郁滞，故左胁亦满痛，并牵引腰背和左肩经脉所过之处亦痛；胆胃之气上逆，故吐出苦酸水样物；脾失健运，故不欲食；湿热郁滞三焦，水道不利，故小便短黄；腑气不通，故大便秘结不解；湿热内盛，迫其津液外泄，故身热汗出；舌质红、苔白黄腻、脉细数而滑均为湿热久郁，由气及营之象。首用大柴胡汤加减，方中柴胡、半夏转枢升降之机，白芍、黄连、竹茹、枳实苦泄通降以除湿热积滞，沙参、麦冬甘寒益气以养胃阴，减其原方中的大黄恐其体弱动伤其胎。

二诊时气机畅达，疼痛虽有缓解，但从脉症看来，有肝胃阴伤、木火内盛之象，恐其热邪劫阴坠胎，故急投增液养阴、清降胆胃之剂，以防肝风内动。方中红参、生地黄、麦冬、白芍以养肝胃之阴，防止肝风内动；黄连、竹茹以清降胆胃之热，折其木火上逆之势。

三诊时胆胃郁热，损伤络脉，血随气逆而为鼻衄。脾虚中气下陷，则腰部坠痛、肛门坠胀、大便不爽、脉细软无力为气血两虚，有动血伤胎之象，故治宜补气养血以安胎。方用红参、黄芪、山药以补中气而摄胎；熟地黄、白芍、麦冬滋阴养血；阿胶滋阴止血以安胎。

四诊时从症脉看来，是郁热去，气血逐渐恢复，有脾胃运化迟缓之象，故在第三诊方药中的红参换成党参，加谷芽、陈皮以调气运脾，补而不滞，诸症消失。

患者体虚邪实而又怀孕，这样错综复杂的病证在治疗上是有困难的。所以先用转枢气机，苦泄通降法，佐以益气养阴，待气机转枢以后，又出现木火内盛、肝胃阴伤之象，急用增液养阴、清降胆胃之法。后因胆胃郁热未尽，中气下陷，再出现络脉损伤而上为鼻衄，下则腰坠痛、肛坠等胎动之象。所以采用补气养血、滋阴止血的方法，收到了胎安衄止的效果，随之诸症消失而挽救了垂危之命。

35. 胸痹 1 例

陈某，男，59 岁，干部。1978 年 11 月 28 日初诊。

自述：因眩晕、心率缓慢，5 年以来经常头目眩晕，约每隔 2 小时必做缓跑运动，才能继续工作，否则工作稍久即感天旋地转。心率常常每分钟 40 次左右，胸部痞满，睡眠时心前区有闷压感。睡眠多梦易惊，经常畏风怯冷，手足不温，屡易感冒。自觉肛门坠胀，常欲大便，其实大便二日一解，便出不爽，每晚至少夜尿 3 次且量多。迭进中西药，病不好转。诊其舌质淡红，苔少而多津，根部略厚，寸脉浮，尺脉弱。

辨证：脾肾阳虚，阴气上逆，胸阳痹阻。

治法：通阳开痹。

方药：桂附理中汤加厚朴。

桂枝 12g　熟附片 15g　泡参 15g　炒白术 9g　炮姜 6g　厚朴 10g　甘草 3g

二诊：服上方 4 剂，肛坠消失，胸闷减轻，但见手足指（趾）发胀、全身瘙痒、起红疹。仍系脾肾气虚血弱之象，以补中益气汤加减。

泡参 15g　黄芪 15g　炒白术 10g　当归 10g　陈皮 10g　柴胡 10g　谷芽 24g　熟附片 12g　生姜 12g　红糖 30g

三诊：服上方 6 剂，各症消失，精神振奋，唯食欲尚未恢复正常，有时腰部胀痛，改服保元汤加味以巩固疗效。

熟附片 15g　潞党参 15g　黄芪 24g　桂枝 10g　山药 15g　甘草 3g　6 剂

药后阳气复，手足温，头晕、胸闷全安。

后学点按：该患者胸部痞闷、心跳缓慢伴畏寒肢冷者，胸阳痹阻，阴寒上逆也。总因素体虚弱，脾肾阳虚所致。阳虚则寒，失于温煦、推动，故见胸闷、脉缓、肢冷。用桂附理中汤，加参芪者温阳益气。后用保元汤加味，使阳复则寒祛痹通，气足则脉不缓也，故愈。

36. 伏饮 1 例

患者，女，63 岁。1976 年 7 月 26 日初诊。

自述：全身畏寒、胸腹灼热 6 年，1970 年开始畏寒怯冷，冬日需重衣厚被，闭户塞牖，向火取暖；夏日戴棉帽再围头巾，脚穿长袜，身着绒衣，避风独处。身虽畏寒，胸腹却灼热如火燎，恣食冷饮冰块，否则口燥咽痛，鼻塞不利，呼吸闷塞。起病以来即觉纳呆气短，四肢厥逆，口唇发紫，项背强痛。历经省市医院检查，疑为风心病、高血压、脉管炎，屡用中西药治疗不效。

患者于 1976 年由亲友介绍，专程来蓉诊治。察其舌质正常，苔厚略腻，脉沉滑。据脉症分析，属寒饮留伏经隧，阻遏阳气外达，成为外寒内热之伏饮，故以阳和汤祛寒痰而通阳。

麻黄 3g　桂枝 10g　白芥子 10g　熟地黄 12g　鹿角霜 30g　炮姜 5g

将方带回，旁人见是治阴疽之阳和汤，劝其不宜轻用。但家属虑其久治不效，此方特异，不妨小量试服，以观病情变化。初饮一小杯，无任何不适。再服一大杯，便觉口燥咽痛、身寒等症减轻。守服6剂，各症消失。

按： 此证外寒内热达6年之久，屡治不效，无其他恶候，故以“怪病多痰”考虑。以寒饮阻滞经脉，留伏经隧，郁遏营卫之气，不得敷布外达，营灌全身，迫使气血内郁，故见外寒内热之证。徒用苦寒清里，外寒反甚，愈使营卫郁滞，水津不布，聚而生痰，加重病情；若用辛温散寒，则胸腹灼热、不得下咽。故在通阳清里相互妨碍之际，选用通阳祛痰之法，使痰饮下行，营卫畅通。阳和汤虽是治阴疽专方，其主要功用在于温经散寒、涤饮通阳，与本证相宜。服药6剂，一切寒热症状消失。

37. 口疮

刘某，女，38岁，住彭县军屯。1976年7月23日初诊。

自述：口内生小疮年余，有小疮数个。曾经中西药治疗，彼愈此发，均未痊愈。兼之经常头昏，双目干燥，两胁疼痛、时作时止，小便色黄、量少而涩痛。查口腔内确可见5～6处豆大小疮，分布于口腔两腮内侧，呈乳白色隆起，中心凹陷。舌质淡红，舌苔薄，脉细数。

从上述脉症中得出以下印象：此症是肝胃阴伤，虚火随经上窜的表现。因胃为水谷之海，十二经皆禀气于胃，故有阳明为燥热之经、多气多血之说。若胃中热甚，烧灼胃液，不仅胃热随经上扰可以生疮，而且肝失胃中水谷精微资助，则肝血虚而火热内生，亦必化火生风上炎，故头常昏。肝开窍于目，风火充斥，上攻清窍，故两目干燥。肝经布胸胁，下络阴器，肝热则两胁疼痛。至于舌质红、苔薄黄、脉细数，总系肝胃二经火热内盛之象。治宜养胃阴，导肝热下行。故仿益胃汤与一贯煎化裁，取其甘淡酸苦合化，以滋养肝胃。

北沙参31g　玉竹12g　麦冬12g　枸杞子12g　丹参12g　五味子9g　连米12g　白茵陈12g

当时考虑此病虽属小病，日久不愈，恐一二剂难以见效，故嘱服4剂，以观其变化。10天以后患者带另一患者来就诊时，主动告诉前方4剂服完后，口疮已完全消失。又过1周后随访，不仅口疮痊愈，而且其他症状全部消失，故未再诊。

按： 口疮虽系小病，其症状表现在全身上下，其病位在于肝胃虚火窜扰。若不认识虚火只宜滋养，不宜清热泻火的道理，徒用苦寒解表泻火，必不奏效。所以上方采用甘淡养胃阴为主，佐以微酸苦之药导虚火下行，使其养胃而不滞胃，导热而不伤阴。所以治病必须谨守病机，正如《素问·至真要大论》所提出的“谨察阴阳所在而调之，以平为期”，这些理论直到现在仍有临床指导意义。

38. 风疹

贾某，女，36岁，已婚，干部。1978年9月28日来院门诊。

主诉：全身发斑1年余。1977年9月洗澡时受冷，全身立即出现大小不等、形状不一的红色团块，扪之碍手，奇痒难忍，手亦麻痒，足心隐痛。服“抗过敏”药物不能控制，得温暖则迅速消散。从此以后，虽系炎夏酷暑，一触风冷随即发作，冬季尤甚。常易“感冒”，病则腰脊、全身关节酸痛，右胁隐痛。月经逾期，色淡量少，淋漓不尽；月经将至，右胁腰脊胀痛，小腹坠胀而痛；经后小腹绵绵作痛，带下如鸡子清。食欲不振，得油腻即腹泻。就诊时正值痒块发作。诊其面色萎黄，两颧有“蝶斑”，舌质淡，舌薄白，脉细数无力。综上病情，系肝肾气血不足，脾胃俱虚之征。治宜理脾调肝为急务。

党参15g　黄芪24g　柴胡10g　法半夏10g　白芍10g　茯苓15g　生姜10g　大枣15g　甘草5g

10月9日二诊：服上方4剂，痒块减少。因触风冷，喘咳复作，吐白色稠痰。食后脘腹胀满，舌尖略红，苔薄白，寸脉略浮、关尺弱。证属内伤招引外感。仍当健脾益气，养血祛风，佐以宣肺通络为治。归芍六君子汤去白术，加苏子、杏仁、刺蒺藜。

11月2日三诊：服上方4剂，喘咳好转，随月经来潮，血色暗淡，腹中隐痛，为气血虚寒之征。改用苓桂术甘汤加入归、芪、生姜，以温经益气补血。

12月14日四诊：服上方4剂，诸症大减，虽随严冬，但痒块未再发，感冒亦少。继以补中益气汤去升麻、白术，加白芍、山药、谷芽、建曲、山楂调肝理脾，培补营卫之源。

1979年1月4日五诊：服上方6剂，他症消失，唯月事不调，带下较多。上方加白术、生地黄、大枣继服2剂，再以还少丹加减以补益肝肾，固其根本。

杜仲15g　怀牛膝10g　小茴香10g　巴戟10g　枸杞子12g　楮实子10g　菖蒲3g　远志3g　北五味子10g　麦冬12g　黄芪24g

迭服6剂，带下减少，月事如常。嘱此方继服，调理善后。

按：风疹一症，气血虚寒和风热入络俱可出现。此案痒块与月经不调同时并见，说明肝脾气血不足，营卫虚衰，风寒乘虚入侵，络脉壅滞，发为痒块。若和调营卫，则营卫畅通而风寒消散，斑块自消；再则肝肾气血不足，奇经八脉失于温煦，致使月经不调而带下。补益肝肾则冲任和而月事调。病有缓急，治有先后，故治之必先调补中气，使营卫和调，卫气固密，杜其入侵途径，再以补益肝肾，培其根本。

39. 疔疮走黄

熊某，女，27岁。农民，住自贡市。1975年8月2日初诊。

10天前额部及鼻生疮，发痒，搔抓后局部溃破。面部红肿灼痛，两眼不能睁。曾注射青、链霉素未效。近7天来疖疮增多、扩散，面部红肿，恶寒发热。昨日病情加重，高热，体温达40.5℃，神志欠清，咳嗽胸闷，面部疼痛，汗出，口渴心烦，便秘食差，小便短赤，唇红，舌质红，苔黄厚少津，脉沉数无力。检查：体温38.9℃，血压80/60mmHg。神志恍惚，言语不清，鼻翼扇动，面部红肿，两眼眶明显肿胀，额及鼻尖散在绿豆大疖疮、红肿、边界不清。双肺呼吸音粗，散在少许干湿啰音，以左肺背部较明显。肝下界在右肋下2cm，脾在肋下1cm，白细胞总数7.2×10^9/L，中性分叶78%，带状6%，淋巴10%，单核4%，酸性2%。血培养有金黄色葡萄球菌生长，对氯霉素、先锋霉素、庆大霉素极度敏感，卡那霉素（+++），万古霉素、红霉素（++）。尿常规：蛋白少，白细胞（+），上皮细胞（+），颗粒管型（++）。

西医诊断；金黄色葡萄球菌败血症。

辨证：热毒炽盛，内陷营血。

治法：清热解毒，气营两清。

方药：清瘟败毒饮加减。

沙参3g　黄连12g　黄芩12g　山栀12g　野菊花16g　蒲公英3g　大黄12g　生地黄25g　玄参16g　丹皮12g　石膏25g　知母12g　芦根16g　竹叶12g　甘草6g　2剂

8月4日二诊：神志清楚，头痛缓解，稍能进食，前额、眼眶及鼻尖红肿减轻，肿势较局限，有少量脓液流出，大便已解，舌质红。上方去石膏、知母、大黄，加赤芍12g，麦冬12g，神曲12g，2剂。

8月6日三诊：食欲增加，体温正常，自觉头额痛较昨日为甚。面部疖疮更较前局限，左眼眶肿胀、不能睁眼，身现白痦，大便干燥。上方加大黄12g，石膏3g，黄芪25g，牛膝16g，2剂。

8月8日四诊：昨日觉头额痛剧，左上眼睑疖肿有多个脓头，有波动感，以紫花地丁、桑叶捣碎外敷，24小时后疖溃脓出，疼痛减轻，今日诸症皆觉减轻。以8月6日方去芦根，加石斛12g，1剂。局部仍用紫花地丁、桑叶捣敷。

8月9日五诊：服1剂后，头已不痛，一天能进食9两，精神较佳，面肿消退。

8月14日六诊：右脚背有一4cm×5cm左右红肿包块，体温有所上升，行走困难。用紫花地丁、桑叶捣敷后肿痛已消。现头面、鼻部疖疮已愈，无自觉症状。心肺阴性，腹平坦，肝在肋下0.5cm，脾可触及，血培养无细菌生长。以养阴清热、养血活血之剂给患者出院继服，以收其功。

按：本例患者由于面部疔疮，毒势甚猛，而搔抓促其“走黄”，毒热内陷，而病及多个脏腑。《疡科心得集》说：“外症曾有一定之形，而毒气之流行，亦无定注，故毒攻于心则昏迷，入于肝则痉厥，入于脾则腹痛胀，入于肺则喘嗽，入于肾则目暗、手足冷，入于六腑亦皆各有变症。”本例患者，已见神志不清、谵语、咳嗽、胸闷，是热毒内陷，病已涉及心肺。西医检查有血压下降，肺部散在干湿啰音，肝脾肿大，尿中出现蛋白、管型，以及血培养有金黄色葡萄球菌生长等全身性感染的败血症现象，故病为疔疮走黄，热毒内陷无疑。因热毒炽盛，气血两燔，治疗采用清瘟败毒饮加减，以黄连、黄芩、栀子、野菊花、蒲公英泻火解毒，石膏、知母清气分之热，生地黄、丹皮、玄参清营凉血，沙参、芦根、竹叶生津清热，大黄泻火通腑，甘草和中解毒。局部疮毒用紫花地丁、桑叶捣敷以清热解毒，整个治疗过程即以上方为基础，随症加减而治愈。本例患者开始用青、链霉素，因不敏感，未收疗效，以后即主要以内服中药及配合输液、支持疗法治疗，病势渐趋痊愈，故在整个住院期间一直未加用较为敏感的先锋、庆大等抗生素。

40. 脱疽1例

谢某，男，32岁，彭县人。1976年5月15日初诊。

主诉：经常远行涉水，患脱疽后曾经西医治疗无效。现在双下肢膝以下均紫暗、灼热、肿胀、疼痛。静脉突起，皮色青紫，胀痛难忍，手不可触。痛甚时不能食，足不能着地，坐卧不安。形容憔悴，舌质紫暗，苔薄白，脉沉细涩。综上所述，得出以下印象：本病初起于湿热、毒气侵入肌肉，阻于血脉，日久成气滞血瘀，经络阻滞，血行不畅而病。前人有“痛则不通”之说，湿热之毒甚，兼之气滞者则见肿胀、灼热、疼痛难忍。血液瘀阻不畅则皮肤紫暗，静脉突起，手不可触。痛甚不食，足不着地，坐卧不安，形容憔悴，均为血瘀所致。舌质紫暗、脉细涩亦为血瘀之征。据此认为本病是湿入经络，瘀血阻滞。治当活血化瘀，清热通络。拟以四妙勇安汤合桃红四物汤加减。

银花藤 31g　桃仁 12g　红花 9g　当归 12g　川芎 12g　赤芍 9g　黄柏 16g　牛膝 12g　木瓜 12g　甘草 3g

5 月 18 日二诊：服上方 2 剂后，诸症稍解，灼热大退。热退瘀血仍存，治仍守前法。

银花藤 31g　桃仁 12g　红花 9g　赤芍 18g　川芎 9g　乳香 9g　没药 9g　竹根七 9g　牛膝 16g　木瓜 12g　灵仙 16g　伸筋草 31g　黄柏 9g

5 月 21 日三诊：上方服 2 剂后，诸症大减，肿胀疼痛均消失，灼热全无。此为热邪已祛，瘀血渐消之象。治守前法，重在通络，故在二诊方中加地龙、血通以通络。

银花藤 31g　桃仁 12g　红花 9g　赤芍 19g　川芎 9g　乳香 9g　没药 9g　竹根七 9g　牛膝 16g　木瓜 12g　灵仙 16g　伸筋草 31g　地龙 12g　血通 12g　2 剂

几日后，患者送家属治疗感冒来门诊，询其病况，云：最后一诊方连服 4 剂，病已痊愈，已下地干活。

按：脱疽一症临床较为少见，本案病程短，病势重，但疗效甚速，主要是抓住了湿热之本，瘀血阻络之标。故治法以急则治标，侧重活血化瘀、通络止痛，佐以清热除湿。始终不离活血通络之大法，故一诊时以桃红四物活血祛瘀；银花藤、黄柏清热除湿；牛膝、木瓜通络引湿下行，故 2 剂后胀痛灼热均减。二诊则加重通络止痛之品，使血行畅通，以达到通则不痛之目的。原方去甘草之碍湿，当归之温窜，加乳香、没药、竹根七、伸筋草、威灵仙以通络止痛。服 2 剂后疼痛大减，肿胀均消，病势已毕。用药击中病机，再守前法，三诊去黄柏之苦，加地龙、血通之通络，连服 4 剂病即告愈。

41. 冬温 1 例

卿某，男，26 岁，什邡县人。1974 年 11 月 25 日初诊。

患者发热、微恶寒、咳嗽 3 天，烦渴欲饮 1 天来诊。3 天前因犁地后，当晚发热恶寒，一身酸痛，服中西药病不减。现仍发热微恶寒，一身酸痛，咳嗽、咯痰不利，咽干，心烦，口渴饮冷，小便短黄，大便干燥，二日未解，面赤、耳红，口唇干燥，肌肤灼热，舌质红，苔薄微黄，脉浮数有力。

辨证：邪留卫气分。

治法：辛凉清气，透邪外达。

方药：银翘白虎汤加减。

银花 25g　连翘 19g　荆芥 12g　薄荷 12g　桔梗 12g　菊花 12g　石膏 3g　知母 12g　黄芩 12g　花粉 12g　甘草 3g　生地黄 12g　急煎服

11 月 28 日其亲戚来告，服第一剂后汗出烧退，自感病减。服第二剂后，诸症消失，饮食二便正常，未再诊而告痊愈。

按：本患者为初冬感受温邪，上犯其肺，肺气不宣则咳，肺卫被遏，开合失司，邪正相争则发热、微恶寒、无汗而身酸痛。阳明之脉上荣于面颊，阳明热盛则见肌肤灼热，面红，耳赤，心烦。热盛伤津则见口渴饮冷，咽干，唇燥，大便干，小便短黄。热邪熬津为痰，痰液黏稠，故咯痰不利。苔薄微黄，舌红，脉浮数而有力均为气分热盛之象。方中以石膏、知母、黄芩大清气分之热，以保津液。以银翘散辛凉解表，清热宣透，以透邪外出，加花粉生津止渴，加生地黄养阴生津，共奏辛凉清气透邪外出之效。

42. 痉病 3 例

案例一、暑热致痉

杨某，男，一岁半，住敖平公社。1976 年 5 月 6 日，发高烧来诊。

据其母亲代述：患儿昨天（5 月 5 日）下午咳嗽流清鼻涕，打喷嚏，喉间痰鸣，遂发高烧，热至夜半不退，即现手足抽掣、两眼上视，当即送医疗站诊治，医生给以消炎退热药（西药）内服。经过半日一夜后，发烧、咳嗽诸症仍未缓解，故于今晨 6 时送来急诊。现患儿全身灼热，不时惊厥抽搐，指纹青紫在风关，口渴思饮水，小便黄少，大便一天一夜未解，舌质红，苔薄白。查体：白细胞 1.5×10^9/L，中性 82%，淋巴 18%，体温 39.9℃，肺部阴性。

从上列证候分析：小儿脏腑娇嫩，形气未充，正如吴鞠通说："小儿肤薄神怯，经络脏腑嫩小，不耐三气发泄。邪之来也，势如奔马，其转变也，急如掣电。"以小儿为稚阴稚阳，易受暑热病毒侵袭，偶感受强烈病毒，故突然发热；暑伤元气，正气内虚，暑热之邪得以长驱直入肺胃，邪热壅遏，肺气被郁，则咳嗽、鼻塞、打喷嚏、流清鼻涕等症必然出现。暑热乘入阳明之络化热生风，即可出现手足抽掣、两目上视，为痉病将成之兆。暑热之邪充斥了阳明经络及胃肠三焦，故全身壮热。大便不解、小便黄少、舌质红苔薄白、指纹青紫，是气分之热未解，邪入营分之象。据此，应从暑热致痉考虑。治则宣辛凉解表，透热转气。由于此病来势急速，防其邪热逆传心包，导致心神内闭，故采用中西医药结合治疗。处方：①立即用 1/2 支鲁米那肌肉注射，配合中药柴胡注射液一支肌注，外用酒精浴。②中药用银翘大板合剂和白虎汤。

银花 9g　连翘 9g　大青叶 16g　板蓝根 31g　知母 6g　生石膏 31g　鲜芦根 62g　柴胡 6g　黄柏 9g　钩藤 31g　生甘草 3g

嘱服 1 剂，但方药中缺知母、黄柏、连翘。

5 月 7 日二诊：患儿服前方 1 剂，并加入西药青链霉素 40 万单位，柴胡注射液 3 支肌注，今晨体温仍为 39℃。仅抽风于昨日下午停止，但睡着易惊、口渴烦躁、气逆咳嗽、大便黄稠量少、小便黄少。检查：肺部（–），扁桃中等充血肿大，未发现柯氏斑和皮疹。此暑热之邪未退，更加烦躁，暑热之邪有深入趋势，故仍本前法，注意观察病势的演变。

银花 6g　连翘 6g　大青叶 16g　板蓝根 31g　知母 6g　瓜壳 9g　生石膏 31g　鲜芦根 2 两　柴胡 6g　千里光 31g　黄芩 6g　钩藤 31g　蝉衣 6g　僵蚕 6g

5 月 8 日三诊：患儿服前方 1 剂，加用柴胡注射液 3 支及西药青链霉素 40 万单位肌注，今晨体温仍在 39.2℃。舌苔微黄而燥，指纹色紫已上气关，午后壮热尤甚（39.8℃），咳嗽夜间尤甚。口渴思饮水，小便黄少，大便又是一天一夜未解。此为暑热入里化热，而成阳明腑实之证。当急下之存阴以救津液，乃改为承气汤。

大黄 6g　枳实 3g　厚朴 6g　玄参 3g　甘草 3g

本方服 1 剂，当晚咳嗽大减，体温 37.2℃，半夜大便下燥屎 1 次，并能吃流汁，易入睡，高热易惊亦平。

5 月 9 日四诊：诸症消失，带药回家服，改用调理胃阴。

怀山药 9g　麦冬 9g　葛根 6g　谷芽 9g　麦芽 9g　甘草 3g

按：在治疗此例患儿的全过程中既有教训又有经验。因患儿起病初期见证候有似风热感冒之咳嗽、流清鼻涕、打喷嚏、发高烧等而忽视了时当夏令，是感受暑热之邪，壅遏肺胃，兼之小儿稚阳之体，阴未充长，暑热易于化热生风，不仅肺胃受病，而且三焦及肠中津液亦受影响，以及邪热充斥于肺、胃、三焦、肠等脏腑。当再诊时，只重视了肺胃之热尚在气分，未注意到大便结燥是热邪深入于肠，窃夺肠胃津液之兆。故一诊时虽用了不少中西药物，未考虑肺、胃、肠表里同治，疗效不明显，反而增加烦躁、高热，是热入胃肠之重证，故以承气汤加玄参、甘草清热救阴，收到了满意的疗效。

案例二、暑痉（流行性乙型脑炎）

张某，男，12 岁，住什邡县城关。1974 年 8 月 24 日入院。

其父母述：高烧 2 天，抽风 1 次。患儿从 22 日晨自述头昏不适，下午扪其额灼手高烧。送医院诊视，测体温 39.4℃，予百尔定未效。晚上持续高热，呕吐食物 1 次。23 日又呕吐 1 次，因病情加重，转该县某医院，仍诊断为“重症感冒”，仍予百尔定，同时兼服中药。该晚体温 39.6℃。今晨病情更重，项微强，中午又抽风 1 次。此后便昏迷不醒。大便多日未解，小便 3 次、量中等、色微黄。能进少许食物，头、胸、背、腹等处汗多，肘膝以下无汗。曾给予冬眠灵内服。

现症：高热（T39.5℃），昏睡，不时抽风，腕及踝关节以下逆冷，胸腹灼热，无汗，项微强，胸扇动，面色青黄，舌红，舌薄白，脉数。

西医诊断：流行性乙型脑炎（重型）。

中医辨证：暑湿内闭，热甚动风，属“暑痉”范畴。

治法：透营转气，清暑开窍，凉肝息风。

银花 3g　连翘 25g　竹茹 12g　生地黄 16g　玄参 16g　麦冬 16g　黄芩 12g　石膏 3g　花粉 12g　竹叶心 40 根　煎水频服

局方至宝丹，每次 5 分，每隔 3 小时服 1 次。

傍晚，病情仍未减轻，予安宫牛黄丸一粒化水口服，药刚下咽，抽风又作，持续半小时，急予西药镇静剂，停抽 10 分钟后，再次抽搐，二便同出。大便为黑色水样物，小便黄。8 时测体温 41℃，喉中痰声辘辘，即用麝香三厘冲服。10

时30分，又连续抽风2次，每次约10分钟。抽风时喉间痰涎壅阻，吸出痰涎稍好。11时，服至宝丹1粒。半小时后，头、胸、项及上臂有微汗出，频予鲜竹沥口服；11时55分测体温38.1℃。25日零时35分，再服麝香二厘；5时轻微抽风1次；8时患儿仍昏睡，高烧（T39℃），尿少色黄，舌红苔黄，脉滑数，病势虽有缓解，但仍危重。

生地黄16g　麦冬16g　银花25g　丹皮12g　莲心12g　磨犀角1.5g　玄参16g　石膏3g　连翘12g　赤芍12g　竹沥一杯　水煎服

局方至宝丹，每次1粒，每隔3小时1次，麝香三厘，日服2次。

26日8时查看：患儿神识清醒，低烧，索饮白糖开水，能呼熟人姓名和比较准确地回答问题，小便清长。前方加石菖蒲3g，郁金12g，板蓝根16g，再进1剂。至宝丹用法同前。

午后患儿感恶寒，体温上升39.2℃，西医给服小儿退烧片2片，半小时后，周身汗出，体温很快下降至36℃，急用红参煎汁频服。8时，体温回升至36. 8℃，患儿神倦，不欲言语，但感饥饿，舌红，苔黄，脉缓。此为邪气渐衰，气阴两伤。前方药暂停，改用生脉散，煎汁频服。

27日，病情较昨日好转，体温正常，神志清楚，呼吸平静，困倦思睡，但时有微烦，欲食酸味，小便少，左手活动欠灵活，面色微白，唇舌红，苔白，脉缓。为余邪未尽，气阴两伤。

竹叶6g　石膏12g　麦冬12g　白芍12g　扁豆16g　粳米16g　嫩桑枝16g　党参25g　法夏6g　谷芽12g　板蓝根12g　甘草3g

至此后，守法调理，患儿精神、饮食、二便逐渐正常，除配合西药葡萄糖液和氢化可的松静脉注射外，未再用其他西药。

患儿于1974年9月5日出院，未见任何后遗症。总计住院12天而痊愈。

案例三、暑湿合邪，弥漫三焦

袁某，男，14岁，住什邡县。1974年9月10日10时入院。

母述：高烧14小时，抽风1次。患儿于9日下午8时许开始发热，10时即见高烧、烦躁、面赤。12时前往某医院就诊，口服小儿四环素、小儿退烧片等，症状无明显改善。今晨高烧更甚，昏睡不食，9时又抽风1次。

现症：高烧（41.2℃），昏睡，手足不时抽动，足冷，胸腹灼热，微咳，腹柔软，颈项微强，小便黄少，舌红，苔白略厚，脉数。

西医诊断：流行性乙型脑炎。

中医辨证：暑痉。暑湿合邪，弥漫三焦。

治法：清暑除湿，开窍息风。

银花 25g　连翘 12g　大力子 12g　菊花 12g　杏仁 12g　丹皮 6g　石膏 3g　黄连 3g　鲜芦根 3g　竹叶心 30 根　桑叶 12g　马勃 12g

水煎服，一日四五次。

至宝丹每次半粒，每 3 小时服 1 次。

11 日二诊：服上方后未再抽风，体温略有下降，唯昏睡，大便稀黑黄色，有泡沫。

茯苓 12g　苡仁 16g　茅根 3g　连翘 12g　粉葛 12g　黄连 5g　石膏 19g　淡竹叶 12g　水煎服

紫雪丹，每次服 1/3 支，每隔 5 小时服 1 次。

12 日三诊：昨日解黑黄色稀大便 8 次，今日未再大便，体温基本正常，咳嗽，清涕，喉中痰鸣，苔白略厚，脉浮。暑痉已除，复感外邪，脾肺气郁，痰湿阻滞所致。

杏仁 12g　白豆蔻 3g　苡仁 16g　银花 16g　连翘 12g　半夏 6g　通草 3g　藿香 6g　云茯苓 12g　谷芽 25g　淡竹叶 12g

用上方加减变化共服 6 剂，各症消失，于 1974 年 9 月 17 日痊愈出院，无后遗症，共计住院 7 天。

按： 流行性乙型脑炎属中医暑痉范围，临床上要注意分辨热偏盛和湿偏盛证候。本病发病急，转变快，常逆传心包，易动肝风，需注意处理下面几个问题：

①高烧：是邪正交争，机体抗邪的表现。但过高的发烧易致昏迷烦躁、抽搐、心胸扇动、呼吸衰竭。在处理高烧时，应清热退热，但一般也不宜使用体温骤降过低的方法，否则会妨碍正气抗邪。

②昏迷：嗜睡是昏迷的先兆，由嗜睡发展到昏迷，要及时应用开窍醒脑的治法。

③抽搐：应与后期虚风内动区别。这里主要是指高烧阶段的抽搐。在高烧持续不退的情况下，如见唇舌颤动、阵阵惊跳，尤其是儿童如见其睡眠中惊跳阵阵

发作，就须注意抽搐发生，及时给予息风镇痉药物。

④呼吸衰竭：重型患者常于高烧、抽搐、昏迷时，突然出现呼吸衰竭而死亡的危险。其表现是：呼吸突然变得表浅或不规则，或脉见结代，或突然呼吸心跳停止，乃系热毒内闭清窍和痰浊壅滞肺道所致。急宜开窍豁痰，防其内闭外脱。

（二）妇儿科案

1. 阴痒 1 例

王某，女，43 岁，住彭县。1976 年 6 月 2 日初诊。

患者阴道生疮，发痒，已病 2 年余。曾用中西药治疗无效，检查阴道未发现滴虫。近来病情逐渐加重，阴道痒甚时需用热水烫洗后暂时缓解。小便灼热，阴道掣痛难忍。白带多，清稀而臭；时有呕吐黑色痰涎而腥臭；口干喜热饮，心累气短，甚至突然昏仆，咽痛，全身痛；形体消瘦，面色晦暗，舌质淡红，舌苔白中带黄较厚，脉沉细，两尺部较弱。

综合以上脉症，考虑为下焦湿热，流注肝经。治当清热燥湿。

苍术 9g　黄柏 9g　土茯苓 31g　蛇床子 12g　乌梅 12g　花椒 3g　苦参 9g　苡仁 12g　半夏 12g　甘草 12g

6 月 6 日复诊：服上方 2 剂，丝毫未效，疼痛如故，其他脉症同前。仔细分析，患者阴道生疮，阴痒已 2 年，虽起于感受湿热毒气，流注下焦，蕴结于肝经，但经两年来的治疗，必然已服了不少的清热解毒之药。而疮与痒不愈，可能是湿热内陷血分，伤及肝经冲任之脉，致使经血大伤；秽浊下注，累及带脉，故白带多而清稀秽臭。湿热随经上逆，熏蒸津液为痰，痰热互结，侵及胆胃，故呕吐黑色痰涎而腥臭。湿伤气热伤阴，湿热郁久，气阴两伤，故心累气短，甚至气血不能供于头而突然昏厥、形体消瘦。血虚则全身疼痛。太阳之脉络于嗌，厥阴之脉循喉，今阴伤热炽，则口干咽痛、面色晦暗、舌质淡红、脉沉细、尺弱，均为肝脾气阴两虚，兼湿热内陷血分。首诊之方，只顾清热除湿，而忽视了补虚，故无效。为今之计，当以益气养阴为主，佐以清热除湿。

明沙参 16g　乌梅 12g　黄芪 31g　当归 9g　川椒 3g　大枣 16g　甘草 3g　柴胡 9g　白芍 9g　山药 12g　升麻 9g　红饭豆 16g　黄柏 9g　2～4 剂

6 月 14 日三诊：服上方 4 剂，阴痒已止，阴疮渐愈，身痛、咽痛消失；吐痰、白带、心累气短等症亦有所减轻。此病势大减，仍守前法，侧重于补。

党参 16g　白术 9g　当归 9g　黄芪 25g　升麻 6g　柴胡 9g　乌梅 12g　黄柏 9g　白芍 9g　花椒 3g　甘草 3g

6 月 21 日四诊：上方服 4 剂后，诸症消失，精神转佳。拟以补中益气汤加白芍 9g，花椒 3g，服 4 剂，调理善后。

按：本例患者以阴痒为主，兼有阴疮、身痛咽痛、呕吐痰涎、心累气短，甚至突然昏厥等症。是因病久肝脾气阴两虚，湿热内陷血分所致。虽屡经治疗无效，恐多从湿热秽毒诊治。首诊时仍以清热除湿解毒之法，是重蹈覆辙，故服 2 剂无效。二诊以后改用益气养阴、调理肝脾，佐以红饭豆、黄柏清热除湿。连进 8 剂，诸症悉除。很显然，治疗此病应以补虚为主，收效满意。可见阴痒、阴疮之症虽多为湿热秽毒较多，但病久气阴两虚之证也是可能的。

2. 缩阴 2 例

案一、寒痰阻滞肝经

何明全，男，18 岁，彭县升平人。1976 年 7 月诊。

患者缩阴 3 天，睾丸阵发性胀痛，四肢麻木，目眩，少腹痛，得热敷则痛减；嘴角及舌尖歪斜。病前曾呕吐，口苦，舌质淡苔白，脉沉而滑。综上脉症，为感受寒湿，郁久为痰，流注于下焦、肝之经脉所致。厥阴肝经络于阴器而入少腹，阴器为宗筋之会，又由肝主；寒性收引，今寒痰阻滞肝经，故见阴缩、睾丸阵发性胀痛，而得热敷则减；寒痰内阻，阳气不能通达四肢，故四肢麻木；肝开窍于目，今寒痰阻凝，肝血不得营于目，故目眩；痰湿郁久化热而注于下，假热浮于上，微动肝风，故见口角及舌尖歪斜。痰湿由厥阴牵及于少阳而化为痰热，使胆气动，胃气不和，胆胃气逆，故呕吐、口苦；脉沉而滑，为寒痰阻滞肝经，此为其病之本，而痰热阻遏、胆胃气逆为其病之标。本着“急则治标”的原则，以导痰汤加味，除湿化痰，和降胆胃。

陈皮 9g　半夏 12g　枳实 12g　竹茹 12g　甘草 9g　白附子 9g　胆南星 9g　大腹皮 12g　番泻叶 9g　厚朴 6g　茯苓 12g

8 月 1 日复诊：患者服上方后，呕吐消失，腹胀痛减轻。现主要感觉睾丸胀痛，阴缩，舌淡苔白，脉紧。此为在上之痰热已去，胆胃和降，故呕吐消失、腹胀痛减轻，但下焦之寒湿尤甚，肝经气滞。治疗当温经散寒，行气化滞。拟以当归四逆汤化裁。

当归 9g　白芍 12g　桂枝 6g　细辛 6g　甘草 6g　吴萸 3g　小茴香 6g　乳香 9g　没药 9g　台乌药 6g　通草 6g

8 月 6 日顺访，患者服上方 2 剂，诸症痊愈。

按：本病下焦寒湿阻滞肝经虽甚，但胆胃痰热之假象尤急，故首剂以导痰汤加味除湿化痰、和降胆胃，使在上之痰热得出，胆胃和调。然后以当归四逆汤化裁，温经散寒，行气化滞。两方各不相同，前者治其标，后者治其本，正体现了辨证施治。

案二、阳虚阴胜，阴寒内盛

税某，男，45 岁，住彭县。1976 年 7 月 2 日初诊。

自述：阴缩 6 天，曾服中药数剂未效。现囊蜷阴缩，少腹冷痛，得温稍减，不饥不食，食则脘腹胀满，口干不欲饮，倦怠乏力，语声不扬，精神淡漠，大便稀溏，小便清长，舌质淡苔白，脉弦紧。

分析：综合以上症脉，得出以下认识：由于厥阴肝经之经脉络于阴器而入少腹，寒主收引，今肝经受寒，故阴器蜷缩；阴寒内盛，气血凝滞，经络不通，故少腹拘急疼痛。脾主运化，为气血生化之源；胃主受纳，腐熟水谷。脾胃为阴寒所遏，则运化腐蚀之功减退，故不饥不食、食则脘腹胀满；脾气消乏，故倦怠乏力、语声不扬、精神淡漠；大便溏稀、小便清长、舌质淡苔白、脉弦紧为阳虚阴胜，阴寒内盛的表现。综上所述，本病为肝经虚寒，气血凝滞，影响脾胃，诊断为阴缩症。根据“寒则温之”的治疗原则，先温经散寒、行气止痛。拟当归四逆汤治疗。

当归 12g　白芍 16g　桂枝 9g　细辛 3g　通草 3g　枸杞子 16g　乌药 9g　小茴香 12g　炮姜 12g　苏子 12g　苏梗 12g　吴萸 6g　木瓜 16g　甘草 3g

7 月 4 日二诊：服前方 2 剂后，阴器已不内缩，脘腹不胀闷，食欲增进，精神好转，但仍觉少腹痛，舌质淡苔白，脉弦紧。前方加附片 16g，将桂枝易为肉桂。

7 月 6 日三诊：服上方 2 剂，少腹冷痛已解，微觉性欲低下，有时阳痿，舌质淡，苔白，脉弦紧。此为肝经虚寒大减，但肾气亏损。治当温经散寒，辅以温补肾气。

当归 12g　白芍 16g　肉桂 9g　细辛 3g　乌药 9g　枸杞子 16g　吴萸 6g　附片 16g　淫羊藿 9g　巴戟 9g　鹿角片 9g

上方服 3 剂后，诸症基本消失。

按：本例阴缩症为寒凝厥阴所致，治疗分三个阶段。先用当归四逆汤加味温经散寒，化滞止痛，药后已不缩阴。本病因寒凝厥阴而累及脾胃，今未治脾胃而不饥不食、食则脘腹胀满、倦怠乏力、语声不扬等亦得以消失，是因为厥阴之病为本，太阴之病为标，故治厥阴而太阴自和。二诊时仍觉少腹冷痛，故用辛热之附子补益阳气，祛寒止痛，使厥阴之寒得以温散，故少腹冷痛减轻。肝藏血，肾藏精，精血互相化生。肝经虚寒，累及肾之命门火衰，故性欲低下、阳痿。因此，方中加入温补肾阳的淫羊藿、巴戟、鹿角片，使诸症消失。

3. 漏下 2 例

案一、胞脉损伤，瘀血阻滞

高某，女，32 岁，彭县集贤人。1976 年 7 月初诊。

主述：一月前刮宫后流血不止，血色淡红；腰痛，小腹胀痛；头晕，心悸，食欲不振。经中西药治疗未效。舌质淡，苔白，脉沉细弱。

证候分析：患者因刮宫损伤胞脉，血随外溢，则离经之血不能归经循行，凝成瘀血，积结胞中，使气血不能循其正常路径运行，迫血妄行外溢，故出血不止。由于出血过多，气随血耗，成为气血俱虚之证，所以血色淡红。至于头昏、心悸、脉沉细弱、舌质淡等均为血虚无以营贯经脉，上奉于心，以供头脑。兼之胞中瘀血不去，则新血不生，以致奇经八脉之冲、任、督、带血亏不养，累及肝肾亦病。肝血虚，无藏血以养八脉，成为循环恶果。腹中胀痛皆阳虚不能生少火以温暖脾胃，不仅腰痛而且食欲不振。此皆胞脉伤而瘀血阻滞之漏下，成为气血俱虚之证。治宜活血祛瘀，益气养血。

黄芪 31g　党参 31g　当归 6g　五灵脂 12g　川牛膝 12g　桃仁 12g　红花 9g　金铃子 12g　台乌药 12g　神曲 9g

7 月 29 日复诊：服上药 1 剂后，腰痛、小腹胀痛减轻，阴道流血反而增多，色变鲜红有块。仍头晕心悸，舌淡红，苔薄白，脉沉细弱。可见，服上方后瘀血开始消散，气血逐渐畅通，故腰痛、小腹胀痛减轻。流血反而增多、色变鲜红有块是瘀血下行之征。今瘀血已去大半，而气血仍两虚，故头晕心悸、舌淡红、苔薄白、脉沉细弱等症仍在。治当补气养血，温经止痛。

黄芪 31g 党参 31g 当归 9g 炒蒲黄 9g 茜草 9g 炮姜炭 9g 白术 16g 炒荆芥 9g

8 月 1 日三诊：服上方 1 剂后，小腹胀痛、腰痛、阴道流血等症消失，食欲增加；仍头晕心悸，久立则腰部微有疼痛，舌胖，质淡，苔白，脉沉细弱。此为瘀血已尽，气血畅通，故小腹胀痛、腰痛、阴道流血等症消失。脾胃运化恢复，食欲增加，但气血尚未完全恢复。治疗当以大补气血，调理善后。

黄芪 32g 党参 31g 当归 12g 白术 16g 女贞子 16g

连服 4 剂后头昏、心悸等症全部消失。

按：本例漏下之症，由术后胞脉受损，瘀血阻滞，气血不能循其常道运行所致，日久气血两虚。故首剂用黄芪、党参、当归补养气血；根据“通因通用”的原则，用五灵脂、牛膝、桃仁、红花活血祛瘀；更以金铃子、台乌药、神曲止血理气运脾，共奏标本兼治之效，故药后病势减轻。二诊以大量补养气血之品，少佐蒲黄、茜草、炒荆芥活血止血，故药后诸症消失。唯气血尚未完全恢复，头昏、心悸仍在，故以补养气血调冲任以善其后。这一病例使我们认识到，临床辨证须分清虚多实少或实多虚少而立法遣方用药，方能收到满意的效果。

案二、湿热入血室

张某，女，28 岁，已婚。1976 年 6 月 5 日初诊。

自述：经血不止伴有头晕，目眩，口苦，纳差，喜食酸辣，失眠，大便干燥，舌质红，苔黄较厚腻；两颧发红，手足心热，脉右弱左弦。当时诊断为湿热深入脾胃二经之里，影响厥阴风木。治以清肝和胃，兼以除湿止血法。

明沙参 16g 谷芽 31g 乌梅 12g 黄连 9g 麦芽 31g 阿胶 9g 生地黄 12g 山楂 16g 山药 16g

6 月 8 日二诊：服前方 2 剂后，诸症未解。当询其病史时，乃云上次看病未说明流血起因，是半月前人工流产后出血不止。经清宫和注射止血剂，口服中药四物汤及仙鹤草、藕节等数剂，流血仍不止。脉症与初诊相同。据此，认为是人工流产，胞中脉络伤损，瘀血阻滞，血液不得畅通运行，迫血妄出，故流血半月不止。前方虽有清肝和胃止血，但不能祛瘀，故服之无效。瘀血不祛，郁而化热，肝失条达，则胆热气逆，故口苦。瘀血不祛，新血不生，血不营于头目，加之失血过多，肝血损伤，肝失濡养，故头昏目眩。阴虚血热，故两颧发红、手足心发热。肝热势必克脾胃，胃中积热以至肝胃不利，故纳差、喜食酸辣、欲呕。热扰心神，故不能寐。舌红苔黄亦为血热之征。综上所述，应从崩漏考虑，乃瘀热结于手厥阴所致。治宜活血祛瘀，清热止血。拟以地黄苦酒煎合独圣散。

炒地榆 31g　苦酒 25g　山楂 31g　白糖 31g　童便 31g

6 月 13 日三诊：服上方 2 剂后，出血已止，喜食酸辣、头昏目眩等症消失，食欲增加，大小便正常。唯小腹触之仍痛，口干，口苦，纳差，恶油，脉沉细。此瘀热祛其大半，故血止，诸症缓解，但余邪未尽。治宜扶正祛邪，在补气养血药中佐以酸甘化阴药。

党参 16g　云茯苓 12g　山药 25g　苡仁 16g　山楂 12g　乌梅 12g　白芍 12g　麦冬 12g　谷芽 31g　甘草 3g

服上方 2 剂，诸症俱平，唯口苦，为胆胃余热未尽，故用黄连温胆汤清降胆胃。

黄连 5g　陈皮 9g　茯苓 12g　半夏 12g　甘草 3g　枳实 9g　竹茹 9g　2 剂

1 个月后随访。上方服 2 剂后，口苦消失，病已痊愈。未再服药，至今未复发。

按：阴虚血热，迫血妄行，或瘀热流注胞宫而引起崩漏。本证为瘀血郁久化热，注于胞官，故血漏下不解。叶天士说："留得一分自家血，即减一分上升之火。"故二诊时用地榆苦酒煎合独圣散。方中炒地榆清热凉血止血；苦酒酸敛调肝；山楂活血祛瘀和胃气；白糖清热凉血止血；童便能引药入胞中，祛胞中瘀血。这种治法实为清源塞流，清热凉血，活血祛瘀。三诊时，根据病情予以扶正除邪，清降胆胃，使药达病所，诸症遂愈。

4. 痛经 1 例

朱某，女，26 岁，132 厂工人。1978 年 8 月就诊

因下乡伤生冷，渐感胸部及乳房胀痛，月经衍期，约 2 个月一至，少腹冷痛，每逢经期诸症加重。近 2 年来，双侧乳房硬结胀痛，经期则小腹绞痛难忍，不能坚持工作。曾在我院诊为"乳房小叶增生"和"痛经"，经治半年多，疗效不显著。此时尚有头昏，头角胀痛，畏寒身冷，重被不温，脘腹痞闷，食少便溏。察其形体瘦弱，面色青黄，虽值夏月，双手仍冷，舌淡，苔薄白，脉沉细

弦缓。

综上病情，为脾虚肝郁，气滞血寒，与桂枝柴胡各半汤加减：

柴胡 10g 泡参 15g 法夏 12g 桂枝 10g 白芍 12g 吴茱萸 3g 木香 10g 炒川楝子 10g 小茴香 10g 生姜 10g 甘草 3g

服药 4 剂，食欲增加，余症减轻。去苦寒之川楝、苦辛耗气之木香，继服 6 剂。次月月经应时而至，余症亦显著好转。再以上方去泡参，加党参 15g，艾叶 3g，当归 10g，以增强益气温经之功。连服 10 余剂，诸症消失。1979 年底育一女孩，母女健康。

按：乳房包块和痛经，一般多从肝胃湿热论治，而此证则是按照肝脾寒湿郁滞治疗取效。盖足厥阴肝脉循阴股入毛际，过阴器，抵少腹，布胸胁。以上诸症皆为肝经循行之处为患。肝为藏血之脏，脾为气血生化之源，冲为血海，任主胞胎，二脉流通，则经血应时而下。本患者由于生冷所伤，寒湿之邪留滞肝脾二经，致使阳和之气伤损，所以出现面黄肌瘦、脘痞便溏等中阳虚衰，以及身寒不温、胸乳疼痛、腹冷且痛等肝经气滞血寒之证。《金鉴》指出乳中结节“由肝脾二经气郁结滞而成”，此说与本证吻合。针对肝脾二经气滞血寒，予以调和营卫、温经散寒、宣通气血之桂枝柴胡各半汤。吴鞠通于本方加吴茱萸、川楝子、茴香、木香，取其苦温通降，芳香定痛，用以治“头痛，身寒热，胸胁痛，甚则瘕瘕痛”等症。再加当归以和血行滞，寓调经于和营卫之中，不专调经而经自调，是从病机论治而收效的。

5. 阴吹 4 例

“阴吹”之名，始见于《金匮要略·妇人杂病脉证并治》，如云：“胃气下泄，阴吹而正喧，此谷气之实也，膏发煎导之。”所谓“阴吹”，是指妇女阴道排气，喧然有声，连续不已，故曰“阴吹正喧”。以其气不臭，与肛门之矢气偶尔一二次且臭不同。“阴吹”是以症状命名，患者多视之为“怪病”。常在其他病证中出现，偶亦有单独出现者。本证有轻重不同：其轻者，患者虽有感觉，但别无所苦，不急于医治，加之证属隐患，更不愿明言相告，因而不易了解，多被忽视。必待阴吹正喧，有失大雅，又为他证所苦时，乃求医治，但讲述病情亦多托词为“矢气”。可见询问病情时必须针对各种情况仔细了解，方可免于漏诊和误诊。据有关文献记载，本证主要有以下五种类型：《金匮》所论者为津亏血虚，大便不行；

或中阳不足，气虚下陷；吴鞠通认为证属脾虚寒饮停滞；王孟英指出温热耗血，瘀血阻滞亦可引起；朱武曹补述了外风引动蓄湿为患者。据我多年临床观察，认为前面三种类型较为常见。兹就典型病例略举3例，并将其病因病理附于案后讨论。

案一、血虚津亏

林某，女，40岁，营业员。

自述有肺结核病史。近1年来，经常喘咳，大便秘结及阴道排气，每因感冒诸症加剧。服中药1年，喘咳鲜有发作，但阴吹不减，反有加重，多随大便秘结程度而起伏，甚则频发不已，旁人亦可闻及。自认为"怪病"，不愿就医，常用大黄一类泻下药物，偶尔大便得通，"阴吹"缓解，一旦停药，症复如故，以致行走坐卧阴吹不已，方来就诊。所述除便秘及阴吹之外，余无所苦。察其舌质、舌苔均属正常，脉细而数。宗仲景阴吹论治，予以膏发煎：生猪板油250g，净人发15g。制法：将人发用肥皂水洗去油污，再以清水漂洗待净，干后备用。生猪板油切碎，如日常炼油之法，待出油后捞去油渣，纳入人发，浸没油中，微火慢炼，至发溶解为度。若火候掌握不恰当，或发未完全浸没油中，不能尽溶而油已见黄时，即终止再炼。将残发捞出，冷后杵细，再拌入油中，即可服用。

服法：1日3次，每次约20mL，服后可用开水净口。该患者如法服3日，便秘缓解，阴吹次数减少。服至1周，大便畅快，阴吹停止。随访3年，病未复发。

案二、血虚津亏

卢某，女，45岁，商人。

自述已产8胎，年轻时怀孕并无所苦，随着年纪增长，怀孕后期常有大便秘结及阴吹发生，且逐胎加重。此为第9胎，已孕6月。因便秘日甚，便时肛裂下血，同时阴吹不绝来诊。察舌少津，脉弦滑，仍以膏发煎治之。因证较前者为重，加大剂量：猪脂500g，人发30g，制如前法。1日3次，每次约服30mL。连服2日，便畅利，阴吹止。恐停药复发，自动改为1日服2次，至1剂尽，其后如法再做一料，备产后服用。既往产后，容易便难，需月余方缓解，而此次服膏发煎，便秘未作。

案三、寒饮阻滞

刘某，女，35 岁，本院职工。

自述：近年来易患感冒咳嗽，咳即遗尿和阴吹，冬季发病尤频。现病已 1 个月，迭经抗生素和清热润肺中药治疗半月，前症反甚，咳吐大量白色涎沫，咳时尿失禁，阴吹不已，白带清稀而量多，大便如常，尿清长。苔白多津，舌边有齿印，脉弦迟。据证分析为“饮家阴吹”，按《温病条辨·下焦篇》“饮家阴吹，脉弦而迟，不得固执《金匮》法，当反用之，橘半桂苓枳姜汤主之”论治。

陈皮 10g　桂枝 10g　茯苓 15g　法半夏 12g　枳壳 10g　生姜 12g

服药 2 剂，咳嗽及阴吹减轻。继 2 剂，其症消失。后以六君子汤扶脾，以杜生痰之源。

案四、中气下陷

袁某，女，48 岁，本院家属。

自述：产育较多。近年来常感心悸短气，二便坠胀，肛门隐痛，畏寒怯热，起居稍有不慎即患感冒。平日白带多，偶尔便溏，1 日 2～3 次，尿清长。近 3 月来，咳嗽不已，咳时遗尿，阴吹，行动及劳累时阴吹愈喧，坐、卧则诸症缓解。察其面色淡白，舌质淡嫩，苔薄白，脉虚细。证属脾肾气虚，中气下陷之阴吹。本《赤水玄珠·新都治验》以补中益气汤加味治疗：

党参 15g　白术 10g　当归 10g　陈皮 10g　黄芪 30g　升麻 6g　柴胡 10g　山药 15g　黑故子 12g　菟丝子 12g　甘草 3g　大枣 15g　生姜 12g

服药 2 剂，诸症缓解，阴吹消失。以后复发 2 次，均以此方治疗而愈。至今已 10 余年，病未复发。

按：据有关文献论述，阴吹的五种类型已如前述，既是证型分类，也是病因汇集。关于形成阴吹的病理，历代医家则阐述较少，或欠系统、明确，不好理解。例如，张仲景认为证属谷气实，胃气下泄所致。一些《金匮》注家仅解释为胃气实，耗伤津血造成便秘，致使气不得从后行，逼走前阴所致，相沿其说者较多。至于气如何逼走前阴，未予深究。陆渊雷在《金匮要略今释·卷七》中指出：“阴吹之症，据西医书所载，不外两种病。其一为阴道与直肠间生瘘孔……其二因会阴破裂而不愈合……然此二者，皆有疮伤裂口……苟无疮伤裂口，居然而阴吹，必因阴道或子宫内壁有变性，腐化发酵而产生气体之故……然此等病，又当有带下疼痛、月经异常等症，不仅阴吹正喧而已。”

关于阴道或子宫内壁为什么会变性？中医学理论又当作何解释？陆氏未谈，但提出阴吹与经络及子宫有关。证诸临床实践，确属事实。由此认为，阴吹的产生与脾、胃、肝、肾及奇经八脉均有关系，其中以冲、任二脉关系尤为密切。因冲、任、带三脉皆起子胞中，均属阳明主司，八脉隶于肝肾之故。若因津亏血虚，气虚下陷，痰饮停积，瘀血阻滞及水湿内蓄等因，致使中气虚乏，当升者不能升，当降者不得降，水谷精微敷布失职，气血虚衰，后天不足以资养先天，下元亦虚，中气随经下陷，累及肝肾。肝主疏泄，肾为胃关，肾气不足，肝失疏泄，便秘、遗尿随即出现。肾气虚，冲任不固，其气下泄；胞为空腔，气得以汇聚，随胞门从阴道而出，故连续不已。气体通过狭窄道路，发出声音，成为阴吹正喧之症。与肠腔内秽浊之稀粪便互结，偶尔矢气一二声，且臭秽有别。总的说来，阴吹的形成，必须由各种原因造成中焦运化失职，中气下陷，波及肾、肝，其气逼走胞中而成，故曰“胃气下泄”。

阴吹的形成，虽然多种，但究其病变的核心，责在中焦，但有中气实与中气虚之别。若中气实，则病在阳明。阳明为燥热之经，邪气实必损耗津血，津血耗损，燥气愈甚，故治宜膏发煎。以发乃血之余，取其养血润燥而不伤正。溶于猪膏中，更增强生津润燥之力。故此方既可治胃肠血虚津亏之阴吹，亦可用于新产亡血多汗之大便难。若患者中气虚，脾不能为胃行其津液，使津液积滞为饮为痰，停滞胃肠，胃气下泄导致阴吹者，治当橘半桂苓枳姜汤，取其温阳行气涤饮，使饮去正复，病自向愈。若中气虚而气下陷者，治宜补中益气，以升阳举陷，使中气复其本职，不致下泄为患，阴吹亦止。病由中焦失职而起，必随其因而施治，从而达到祛邪扶中的目的。此即谓“治病必求于本”之法，亦是“同病异治”的根据所在。

6. 小儿遗尿 1 例

杨某，男，11 岁，学生，住彭县。1976 年 6 月 9 日初诊。

其母代述：该小孩遗尿 6 年，不分季节，每夜遗尿，曾屡经中西药治疗无效。现除遗尿外，伴有咳嗽，痰少不易咯出。食欲、睡眠、二便及舌质均正常。苔薄白，右脉弦数，左脉无力。追溯其遗尿的起因，该母补述：患儿遗尿前 1 个月曾有高烧、咳嗽、喘气等症，经西医诊断为小儿肺炎，用西药治疗。除微咳外，其他症状基本痊愈，病后1个月即出现遗尿之症。

患儿遗尿起因于感受外邪而发生咳喘、高烧等症，虽经治疗，烧退喘止，但仍微咳，可见余邪未尽。小儿系稚阴稚阳之体，虽余邪甚微，但日久亦能损伤肺气。肺失清肃，故咳嗽有少量痰而不易咳出。肺为华盖，为水之上源，具有通调三焦水道之功。加之遗尿甚久，肾气必虚，膀胱气化紊乱，故遗尿。苔薄白，右脉弦数，左脉无力，亦为肺气不宣之象。治当清宣肺气，佐温肾以缩泉源，故拟麻杏石甘汤合缩泉丸。

麻黄 6g　杏仁 9g　石膏 16g　山药 16g　益智仁 9g　乌药 9g　甘草 3g

6月15日复诊：服上方2剂后，遗尿消失，唯时有咳嗽。是余邪未尽，肺之清肃尚未完全恢复，继以宣发肺气为治。

麻黄 6g　杏仁 9g　甘草 3g　矮茶风 16g　枇杷叶 31g

嘱服2～4剂，从此以后患者未来复诊。半月后随访，其母代答，患儿上方4剂服尽，诸症悉除，至今未发。

按：小儿遗尿一症，多因肾气不足，中气虚弱或膀胱气化不利所致。治疗多从温补肾气，或从补中益气健脾着手，此治小儿遗尿之常法也。

本例小儿遗尿，虽有肾气受伤的一面，但更主要的是肺气不宣，不能通调三焦水道直达膀胱所致。首诊用麻杏石甘汤合缩泉丸以清宣肺气，提壶揭盖为主，佐以补肾缩泉。服2剂后遗尿即止，唯咳嗽未解，故用前方化裁，宣发肺气。服4剂后诸症消除。可见药症合拍，疗效甚佳。

（三）奇案解惑

1. 筋疝 1 例

徐某，男，37岁，已婚，四川中江人。1978年8月15日来诊。

主诉：阴茎颈硬结2年多。自述从事解木工作已多年，近年来改用“园盘锯”，需浇水解木，车间冬日湿冷，夏月闷热，渐觉肢体沉困，未予治疗。2年前遂感全身畏寒，虽重衣厚被，仍身凉不温，举动笨拙，终日神昏体倦，思睡，但难以入眠，口淡无味，不思饮食。虽经医治，病势仍不断发展。有时彻夜不眠，无论冬夏，阴部均寒冷不温，不久阴茎颈处长一硬结，初如米粒大，无红、痒、疼痛之感，硬结远端阳痿。经某医院泌尿科诊为“阴茎海绵体硬结”，服中西药不效。就诊时硬结大如黄豆，阴部、小腹及大腿内侧冷若冰霜，四肢厥冷，神倦懒言，脘腹痞闷，不饥少食。投以大剂姜、桂、附一类温补之剂，身寒不减。并诉自生病以来，视力锐减，视物昏花，尿黄赤短少，余沥不尽，愈冷愈甚。察其面色萎黄晦暗，唇舌淡白，苔薄白，六脉弦缓而涩。综上所述，系寒湿郁滞肝经，证属“筋疝”范畴。治以温经散寒，通阳活络。与桂枝柴胡各半汤加减。

柴胡 10g　白芍 12g　桂枝 10g　法半夏 12g　太子参 15g　小茴香 10g　吴茱萸 10g　川楝子 10g　当归 10g　甘草 3g

服药 2 剂，睡眠增加，精神、食欲有所好转，尿转清长。

上方减吴茱萸为 3g，恐苦燥过剂，耗损肝阴；改白芍 15g，增强调肝养血，收纳散漫之阳气以归根；加槟榔 12g，花椒 3g，助长温经散寒之力。又服 3 剂，腰胯开始出冷汗，系经络通畅，气血和调之兆。上方带回，继服 20 剂后来诊，各症基本好转，唯硬结未散。于二诊方去川楝子、太子参，加党参 15g，木香 3g，大枣 10g，生姜 10g。服 60 余剂，诸症消失，体力恢复正常，仅结节未尽散。上方去吴茱萸，加川芎、牛膝调服善后。

按：阴茎硬结之症临床比较少见，但证属前阴疾患，《儒门事亲》按筋疝论治。张子和云“筋疝，其状阴茎肿胀……或痛而里急筋缩……或挺纵不收……”此说与本证相仿。病变表现在阴茎，由于里急筋缩，形成硬结，所以结节远端阳痿。但疝证多疼痛，此则不痛，是否属疝？《格致余论》云：“疝气之甚者，睾丸连小腹急痛也……又有夹虚而发者……其痛亦轻……”说明疝证也有属虚，其痛较轻，或者不痛，为正虚不能与邪气相争之故，即“邪正不争不痛”之理。肝之经脉，循阴股，抵少腹，络阴器。张子和认为：“诸疝皆归肝经。”指出了病变重心之所在，使后世治疝有所准绳。肾为作强之官，肝为罴极之本。本患者久处潮湿之地劳作，寒湿之邪，乘虚侵入下焦，着而不去，郁滞肝经，阻遏营卫，不能行使温煦营贯之职，故怯寒身冷，甚若冰霜，六脉弦缓而涩；肝失疏泄升降失常，水谷运化失职，气血不能营贯，故见神昏眼花、倦怠懒言、脘腹痞闷、口淡无味、二便不调、唇舌淡白等症，此皆寒湿郁阻肝脾之象。

但是此证既属寒湿，用姜、桂、附治疗无效。盖姜、桂、附虽能益火之源，但不能解郁结之滞；郁滞不解，相火不得升发敷布，故病仍不解。改用桂枝柴胡各半汤，解肌和营卫，以条达少阳生生之气；气调阴阳，以和营益气而养血；加芳香苦温通降之吴茱萸、川楝子、茴香、木香，以温经散寒，使寒湿之邪解散，经络气血畅通，营卫和调，诸症自愈。但药宜缓达病所，取“病邪深入者，妙在缓攻”之意。肝经寒郁气滞之病，治当着眼于“开郁”，不宜大温峻补，前人已有不少忠告。例如《伤寒论浅注》于当归四逆汤条下引陈平伯云：“厥阴肝脏，藏营血而应肝木，胆府内寄，风火同源，苟非寒邪内犯，一阳生气欲寂者，不得用大辛大热之品，以扰动风火，不比少阴为寒水之脏，其在经之邪，可麻辛与附子合用也。是以虽有久寒，不现阴寒内犯之候者，加生姜以宣泄，不取干姜之温中，加吴茱萸以苦降，不取附子之助火，分经投治，法律精严。”陈氏之言，值得我辈重视。

2. 落眉1例

唐某，男，学生。1973年8月诊。

自述：在成都中医学院医疗系学习期间，突发双侧眉毛脱落，7日内脱尽。自疑为麻风，不胜恐惧。多次前往省人民医院求治，医生未言病因，所用药物乃胱胺酸、谷维素、维生素B_1等，服药一月余无效，转治于彭师处。刻诊：双眉尽脱，心烦易怒，少寐多梦，形瘦体乏，舌红苔少，脉细略数。彭师诊毕，处以女贞子30g，旱莲草30g，嘱用开水浸泡，代茶饮用，坚持每日1剂，饮用2个月。服药至1个月，眉毛渐出，睡眠转佳；服至2个月，眉毛全生，较前更浓，他症亦完全消失。

按： 眉毛脱落，先贤记载不多，亦无明显五脏所属，何故运用二至丸有效？思之：乃因肝肾阴虚，津液枯少，血燥气滞，毛发失养之故。津血同源，津少则血少而浓，血浓则气滞，气滞则血行不利，终致毛发失润而枯萎脱落。女贞子性甘平，《本草蒙筌》：“黑发黑须，强筋强力，多服补血祛风。”《本草纲目》载：“强阴，健腰膝，变白发，明目。”旱莲草性微寒，《本草纲目》云：“乌须发，益肾阴。”二药合用，名二至丸。主治肝肾不足而致头目昏花、须发早白、腰背酸痛、下肢痿软等症。虽未明言可治眉毛脱落，但寓意已在其中矣。此二味，性平和而无寒热之虞，功滋补而无腻滞之忧，实为补虚抗衰良药。原方用法，女贞为末，旱莲熬膏，制成蜜膏丸，临卧酒服。彭师为服用方便，改为泡饮，同具奇效。

3. 血虚嗜盐 1 例

王某，女，26 岁，剑阁化肥厂工人。1978 年 8 月 2 日诊。

患者自述：8 个月前出现嗜盐，至今愈吃愈多。此证起于 1977 年 5 月，正当怀孕 7 个月时，因烈日下步行 20 余里，汗大出，口渴心烦，饮冷水后，总想吃咸味，尤其对吃盐特别感兴趣。每于解大便时，头晕目眩，皮肤粟起，吃盐后头晕目眩缓解，粟状随之消失。当年 8 月，生产小孩后，吃盐量比以前增多，次数也有增加，每日至少吃七八次，多至吃十余次。初则见盐想吃，每次吃蚕豆大一块，细嚼慢咽，不觉其咸，反觉其香；后来每谈及盐，则唾涎欲滴。如不得盐吃，则口涎多而腹痛；得盐吃，则精神爽快，腹痛消失。但不喜吃青盐，食入即吐。因面色淡黄，形体略瘦，唇无血色，精神萎靡，当地医院怀疑为钩虫病引起贫血，曾服祛钩虫药 3 次，病情如故，且吃盐量增到一次吃鸽卵大一块。特来成都某医院检查治疗，仍怀疑是钩虫病，查大便未发现钩虫卵，转到神经科检查，亦无异常。当时查血常规，白细胞总数属正常范围，仅血红蛋白为 56g/L，认为是贫血，给以硫酸亚铁丸，服后即吐。因诊断不明而转中医科治疗。中医认为是肾阴虚，给以六味地黄丸加菟丝子、杜仲、白芍、枸杞子等味，服后症状未缓解，故来我院门诊。当时除以上症状外，自觉惊悸不安，饥不欲食，食后腹胀，头发脱落，两额发赤，舌淡白，脉虚两关尤甚。认为是肝脾气血亏虚。治以调肝运脾，益气生血之法。仿郑钦安当归补血汤。

党参 15g　黄芪 24g　当归 9g　炮姜 6g　麦芽 30g　甘草 3g

二诊：服上方 4 剂后，饮食增加，有时虽想吃盐，但觉盐味太咸，腹中仍有隐痛，舌脉同前。为肝脾血虚有好转趋势，上方去炮姜、麦芽，加白芍 12g，大枣 18g。

三诊：前方已服 6 剂，两颧赤色消失，已不吃盐，偶思盐水漱口而已。唯时有往来寒热，腹中饥，不欲食，头略眩，舌淡，苔细白，脉沉滑。为肝脾气阴未复，仍本调肝理脾之法。于上方去当归、大枣，加山药 15g，乌梅 9g。

四诊：服上方 4 剂后，诸症消失。但喜欠伸、舌淡、脉沉缓为中气未复，肝失血养，乃以黑归脾汤调理善后收功。

按：关于本患者吃盐问题，须从两方面原因谈起。其内因是妊娠七月，母体以血养胎，外因烈日行走过久，汗大出，津血耗伤。而津血源于水谷，成于脾胃之运化。此证脾胃津血俱伤，故求助于五味子而嗜盐。《素问·宣明五气论》云："咸走血。"《灵枢·五味子》云："脾色黄，宜食咸。"王冰注云："究斯宜食，乃调利机关之义也。肾为胃关，脾与胃合，故假咸柔软以利其关，关利而胃气乃行。"正此病嗜盐之理。至于产后吃盐更多，以产妇血虚多汗，津血更伤，借助吃盐以滋津血之故，但吃盐过多，又伤津血。诚如《素问·宣明五气论》："血病无多吃盐。"吃盐愈多，精血愈伤，愈嗜盐，形成恶性循环，故病情日益加重。《内经》虽有"咸入肾"之说，前医已用六味地黄丸加味，元阴元阳双补。若是肾虚，服上方应有效，结果不效，可见肾虚不是本病的主要根源，应考虑肝脾气血亏虚。《素问·阴阳应象大论》认为："咸生肾，肾生骨髓，髓生肝。"又说："咸伤血。"因患者除嗜盐外，还有头发脱落、惊悸不安、两颧发赤、饥不欲食、食后腹胀、舌淡白、脉虚等症，是肝脾气血亏虚之象。以脾为津血资生之源，肝为藏血之脏。脾虚营血资生不足，心失血养，故两颧发赤、惊悸不安。脾主运化，又主四肢，开窍于口唇，脾虚则运化失常，食后腹胀，四肢倦怠，唇无血色。肝藏血，发为血之余，肝失血养，则头发脱落；脾虚不能养肝，肝侮脾土，故饥不欲食。舌淡、脉虚亦为气血虚之象，所以从肝脾气血虚考虑。

因血生于气，故重用黄芪以补气，而以当归养血和营，使气旺血生。再以党参、甘草补中益气，滋养生血之源。其妙在取炮姜温煦脾阳，麦芽调肝，使肝脾调和，气血资生，嗜盐自解。用黑归脾汤善其后，为滋助肝脾气血，兼顾肾阴，别无深意。

4. 痰阻自汗1例

冯某，女，42岁，旺苍县工交局职员。1978年5月来我院门诊。

自述：夜间醒后出汗16年，近4年来又增盗汗，经当地中西医治疗无效。从1962年开始，夜间醒后出汗，当时身体较好，无其他痛苦，故未治疗。1974年因月经将来性交，后即全身大汗。从此每夜自汗、盗汗，但出得不多。1977年9月以来，病情加重，自汗、盗汗增多，尤以胸背出汗为甚，头面、四肢较少，或无汗。一夜之间，须更去湿衣二三次，早上起床时仍一身大汗。当时查血常规示血红蛋白仅50%，西医诊断为"贫血"，曾多次服西药。由于心烦呕吐，改服中药玉屏风散、牡蛎散、当归六黄汤、八珍、归脾之类，补虚止汗，有时可以暂缓，不久又汗出如故。近来不仅汗出未解，且头晕心悸、常畏风寒，即在天气暖和的季节，夜间必穿绒衣，盖棉被，尤觉头脑颠顶冷痛、腰膝冷、关节痛、腹中饥饿时，则头目眩晕、不能自立而呕吐。月经紊乱，多系半月1次，淋漓不断，拖延七八日，血色黯黑；白带量多而清稀，少腹坠胀，大便不爽，小便短少，尿色浑黄。观其形体消瘦，面色淡黄，两额发赤，双目无故流泪，舌上白苔满布，脉弦滑。考虑脾虚痰涎留滞，阻碍卫气内敛之汗，治以扶脾益气祛痰，方用六君子汤去白术，加山药、刺蒺藜、胆南星。嘱服4剂。

二诊：上方只服完1剂，两夜间自汗、盗汗减少，头晕、心悸略有减轻，大便解出爽快。但微有咳嗽，鼻塞身重，两额角胀痛，舌苔薄白，脉浮弦，为兼有外感之象。治以利气调中祛痰，方用二陈汤加杏仁、蒺藜子。

三诊：服上方2剂后，自汗、盗汗大减，精神好转，外感已解除。仍本六君子汤加减，继续与服。

四诊：服上方4剂，近两夜出汗消失，但值月经来潮，量少色紫，淋漓不断，舌淡苔白，脉细弱。此乃痰涎渐除，气血俱虚，以六君子汤加黄芪、当归。服完3剂，诸症消失，因忙于工作，要求给处方带回以巩固疗效。2个月后，患者来信云：此病未复发。

此病近期疗效显著，但有以下问题不好理解：一般认为自汗属阳虚，盗汗属阴虚。此病二症俱存，为什么不采用阴阳双补，调和营卫方法，而以理脾祛痰获效，值得思考！

按：自汗多阳虚，盗汗多阴虚，是一般的认识。对此虽有人提出异议，属虚则是一致的。究其何以致虚？虚在何脏何腑？或经络？或气血？应辨别清楚，才能用药切当。此病虽经久治，病不好转，其原因是未查明出汗的病机。绝非一般表虚、里虚、阳虚、阴虚，故曾服不少补虚、益气、实卫、和营方药无效。察该患者自幼先后天禀赋薄弱、形体俱有不足，加之攻书辛苦，故与劳伤心脾有关。因脾为营之源，胃为卫之本，营卫二气化于中焦，得心肺之阳气蒸腾，乃能化气生血，故有心营肺卫之说。据此，自汗之起，在于劳伤心脾，以致营卫失其固摄，而津液走泄。盗汗虽与房劳损肾有关，主要根源则在于心脾久虚失治，津血损伤，成为阳虚阴不摄纳所致，因此病情日渐加重，不仅自汗、盗汗增多，且脾虚清阳不升则畏寒、头目眩晕、颠顶冷痛；脾虚阳气不能达于四末，故腰膝冷、关节痛。腹中饥时，头眩晕、呕吐等症相继出现，是劳伤心脾、中气虚弱的表现。中气不足，水津停滞则易成痰涎。痰涎阻遏阳气，郁结胸中，故汗出以胸背为多。头脑、四肢畏寒而且冷痛无汗，舌苔白、脉弦滑亦为脾阳虚、痰涎留滞之象。故不从阴阳双补、调和营卫遣方用药，而从脾虚痰涎阻遏，卫气不得内敛考虑，即为此故。

5. 阴狐疝 1 例

彭某，男，8 岁，遂宁县安居区同盟公社人。1955 年上半年就诊。

主诉：患阴狐疝已有 6 年。阴囊肿大如小鸡蛋，其色不红，肿物时而偏左，时而偏右，患儿夜卧时肿物入于少腹，至白昼活动时肿物坠入阴囊，而且肿物时有疼痛感觉。几年来，曾服一般疏肝解郁、利气止痛等治疝气之药，但肿物依然出没无定，未见效果。患儿平素健康，饮食、二便如常，余无所苦，舌苔不黄，舌质不红，脉象弦缓。

诊断：寒气凝结肝经之阴狐疝。

治法：辛温通利，破结止痛。

方药：《金匮要略》蜘蛛散原方。

大黑蜘蛛（宜选用屋檐上牵大蛛网之大黑蜘蛛，每枚约为大拇指头大小，去其头足，若误用花蜘蛛则恐中毒，置磁瓦上焙黄干燥为末）6 枚，桂枝 9g。上两味共为散，每天用水酒一小杯，一次冲服 3g，连服 7 天。

效果：服药 3 天后疼痛缓解，7 天后阴囊肿大及疼痛消失，阴狐疝痊愈，观察 1 年未见复发，患者至今仍健在。

按：《金匮要略·趺蹶手指臂肿转筋阴狐疝蛔虫病脉证治第十九》中有云："阴狐疝气者，偏有小大，时时上下，蜘蛛散主之。"《千金翼方》亦有蜘蛛散疗"小儿大腹疝"之记载。《幼儿新书》以蜘蛛一个，烧灰作末，饮服治"少小偏癞"。但后世医家畏蜘蛛有毒，恐误服致死，故历代方书少有蜘蛛散原方治阴狐疝验案的记载。曹颖甫氏曾用蜘蛛散治愈阴狐疝二人，乃改原方散剂为煎剂。彭师用蜘蛛散原方治愈阴狐疝虽仅此 1 例，但确能说明此理。蜘蛛有通利下焦结气、破瘀消肿之功，再佐以辛温的桂枝温散足厥阴肝经寒气，二药配合，治阴狐疝的疗效似胜过一般疏肝理气药。笔者鉴于《金匮要略》教学的需要，又曾闻及民间医生以此方治阴狐疝疗效甚佳，故录之以供医界同道研究参考。

6. 唇风 1 例

彭某，男，15 岁，学生。1979 年 6 月 28 日来门诊。

主诉：口唇反复肿、痒一月多。一月前课间休息时，与同学嬉戏时咬别人一口，咬后口唇麻且痒，迅速肿大，渐渐肿至鼻唇沟及下颏，皮下扪及硬结，同时心慌不安，2 天后不药而愈。以后常常嘴唇发肿，每次发肿前约半小时觉鼻唇沟或唇周作痒，随即该处皮下起硬结，嘴唇渐渐肿大，持续数小时到 1 天不等，不药而愈，或服“抗过敏”药物好转，如此发作已六七次。近半月来，不但前症常作，而且全身亦发痒块。诊其面色萎黄，面部浮肿，唇色淡红，舌质淡，苔薄白，脉缓无力。综上病情，证属脾虚生风之象，予归芍六君子汤加味，以健脾调肝祛风。

党参 15g　白术 10g　茯苓 12g　陈皮 10g　法半夏 10g　当归 10g　白芍 10g　生姜 10g　大枣 15g　地肤子 18g　蝉蜕 6g　姜黄 10g　甘草 3g

二诊：服上方 6 剂后，口唇肿痒已一月未发，面部略显浮肿，昨日自解两条蛔虫，要求驱虫治疗，即以乌梅丸加减调治而瘥。

7. 舌瘤 1 例

曾某，女，62 岁，住彭县人。1976 年 5 月 18 日初诊。

自述：1976 年 4 月 3 日，因家庭纷争，当夜即感心跳、睡眠不好、左胸部痞闷不舒。自觉有股热气上冲而咽干舌燥。5 月 1 日即往县医院诊治。经西医检查认为此系一般炎症，给予润喉片、消炎片等药治疗。服药后，病势无好转，反见舌之左侧不断肿大，迫使舌向口腔右侧歪斜。在舌之左侧边出现蚕豆大的肿块，突出舌面，按之坚硬，咽喉舌根处痛如撕裂，牵引及耳心和头前额亦紧痛不舒，心烦易怒则疼痛加剧。整个舌体强直伸缩不利，口噤不能语，眼干涩痛，五天不欲食，亦不能食，也不大便，小便短少，胸腹灼热。自感痛得难忍，再次前往医院就诊。当时经西医再次检查后，认为此病是舌上溃疡，应该外科治疗，而外科又认为此为口腔疾患，应该五官科处理，并劝患者做手术切除。后经五官科检查，怀疑为舌癌，不宜手术切除，故劝其找中医治疗。当时除上述诸症仍在外，尚可见面色淡黄、身倦乏力、语声低微、精神紧张、悲观。自谓此病难免于死。舌质红，苔黄而厚腻，脉弦滑。

综上症状、舌脉，结合起因，得出以下几点印象。

①因郁致病。丹溪云："气血充和，万病不生。一有怫郁，诸病生焉。"人以气为本，气和则上下不失其度，运行不停其机而不病。今起病之因为纷争之后情志不遂，肝气郁结，使气机失常则病从此生。

②气逆伤肝。"肝主疏泄，性喜条达，最易郁结"，故有"怒则伤肝气上，气不可忍，热上抢心，短气欲死，不得气息也"之说。患者纷争不遂，引起肝气不舒，气机阻滞。疏泄失常，气郁则化火，上犯心神，则出现心跳、入夜不得眠、胸部痞闷不舒而烧痛；火邪上冲，灼津夺液，则出现口舌咽干之症。

③悲哭伤心。"心生舌，病甚则舌本强而言不快"，以舌乃心之苗，心脉络于舌根，肝脉络于舌本。今情志不遂，气血壅滞，郁而化火，循心肝经脉上窜，故见咽喉痛、舌痛、舌强口噤不得语、眼干涩痛等症。

④肝郁传脾。"足太阴之脉，上膈夹咽，连舌本，散舌下"，故有"脾脉系于舌旁"之说。肝病及脾，则脾亦病。脾司运化，喜燥恶湿。今肝脾俱郁，脾不能胜湿，则湿郁化痰，不能运化水谷，而食、痰、火、气、血五者皆郁滞，酿成湿热阻于中焦，蕴积化火成毒，循经上窜舌旁而成肿块。脾与胃为表里，脾病则胃不能独治，故不饥不食、不大便而胸腹灼热。面色淡黄、身倦乏力、语声低微、舌苔黄而厚腻、脉弦滑诸症总由肝脾郁结，湿热蕴积，并累及于心所致。治疗首应行气解郁、疏肝理脾，待气机疏达，郁火内降，用越鞠丸加减处方：

香附 12g　川芎 6g　山栀仁 12g　神曲 16g　苡仁 12g　淡竹叶 12g　麦芽 25g　半夏 12g　黄连 6g　乌梅 12g　麦冬 12g　藿香 12g　4 剂

5 月 23 日复诊：自述服上方 4 剂后，原胸痞闷、咽喉痛、舌根痛、头额痛、口干、口噤诸症减轻。舌左侧肿块亦略缩小，舌质仍红，苔黄腻，脉弦滑尚未变。此为病情已有缓解之势，治疗仍按原法原方续进。患者连服上方 11 剂之后，诸症消失，舌上肿物缩小一半。但因夏月起居不慎，感受外湿，又出现舌根痛、咽喉痛、头胀痛、胸闷不饥、身重疼痛、舌尖红、苔白腻、脉弦细而濡之症。此为余邪未尽，又感湿热留于气分，卒病引动痼疾，应辛开芳化，渗湿清热。以三仁汤加减处方。

苡仁 12g　杏仁 12g　蔻仁 12g　厚朴 12g　通草 12g　半夏 12g　淡竹叶 12g　谷芽 25g　2 ~ 3 剂

患者连服上方 3 剂后，食欲增进，诸症俱除，趋向痊愈。于 7 月 28 日复诊时，精神焕发，喜形于面。但由于年纪老迈，再则痼疾久缠，虽经治疗，气血已亏，恐稍有不慎，旧疾复发，故以补益气血为主，佐以健脾除湿之品，以善其后。

党参 12g　黄芪 25g　当归 6g　枸杞子 12g　白芍 12g　蒺藜子 12g　小茴香 12g　大枣 16g　苡仁 12g　茯苓 12g　4～6 剂

8 月 19 日，因手腕处生一小包，虽则绵软不痛，但为防其成疮，再来诊治。细问前病，完全消失，舌左侧肿块亦不见痕迹。精神、体力、饮食均已康复。

体会：从本病起因和整个治疗过程来看，由于肝气郁而致病，累及心脾则诸症丛生。虽症见舌左侧出现肿块，当时未被表面观象所惑，故不采用软坚散结、活血祛瘀之法，而本着“见肝之病，知肝传脾，当先实脾”的原则，用行气解郁、疏肝理脾之越鞠丸主治。再于方中加入麦芽以助健脾调肝之力；更以藿香醒脾除湿，佐以半夏和胃燥湿，使脾阳健运，清阳上升，浊湿下降则食、痰、湿、气、血、火诸郁可望缓解。尤恐肝胃阴津耗损，故加入麦冬、乌梅，取“酸甘化阴”之义。连服 13 剂后，症状基本消失，又感受湿热，故改用三仁汤，既能清利湿热，又可解除未尽之邪，有一方而二者兼顾之妙，后又调补肝脾之法善后。从这一病例中，体会到治肝郁之病，既要运脾开郁，又须适当调肝和胃。如痼疾未愈，新感又生，又当去新感，而不碍痼疾，庶能收全功。

后学点按：从以上各科病案可以看出，彭师无论治常见病、疑难杂证或少见的奇特病种，经验丰富，范围极广，且内、外、妇、儿各科皆备。因其辨证准确，用方独特，化裁精炼，均收良效。他既善用经方，又活用时方。其特点有：

①辨证：彭师对每一个病证均能做到辨证精准，病机分析透彻、详尽。如湿热脱疽案，按常规而又无经验者，应诊为阳虚寒凝，宜温阳散寒之阳和汤；或血虚寒厥，用温经养血之当归四逆汤治之。然彭师仔细辨证，诊断为湿热瘀滞。用方以四妙勇安汤合桃红四物汤而愈。又如雷头风病，其人脑响、耳鸣、失眠，彭师认为乃湿热郁久成痰，痰热生风，夹胆胃之气上扰清阳所致。用清震汤合二陈汤化裁，达芳化祛痰之效而愈。又治一妇人，因全身畏寒、胸腹却灼热如火燎达 6 年，彭师以“怪病多痰”立论，认为此因“寒饮留伏经隧，阻遏阳气外达，成为外寒内热之伏饮，故以阳和汤祛寒痰而通阳，守方 6 剂而安。尤其治痰饮病案达 21 例之多，对少见的奇案更是有异于常人的思维。如脱眉案，经中西医久无

效，彭师认为是“肝肾阴虚，津液枯少，血燥气滞”，用性味平和的二至丸加蜜、酒以补肝肾、滋血燥、行药力而取效，可谓有四两拨千斤之妙。又如血虚嗜盐案，源于妊娠聚血以养胎，故诊为“肝脾（胃）气血亏虚，津血俱伤”，用郑钦安当归补血汤，调肝运脾，益气生血而治愈。可见，彭师治病，能敏锐观察。他常强调“诊病之要，识证审机”，故能辨析准确。

②选方用药：彭师主张“选方要对证，用药要精准”。如治慢性泄泻，先不治脾而治肝。因木最易克土，导致脾胃升降失常而致泄泻，故用椒梅汤化裁治疗，后以参苓白术散加肉豆蔻善后。对于风痰头痛之治，先以玉真散祛风豁痰，解痉止痛，后用星附六君子汤健脾益气，继除风痰而病除。曾治一农民，因咳喘、水肿，用小青龙汤等久治不愈，彭师诊为肺胀，用《金匮》泽漆汤行水消肿，4剂而愈。又如用《金匮》蜘蛛散治阴狐疝，药仅两味，治如此重症；治寒痰头痛，以散寒祛痰之青州白丸子取效。泽漆、蜘蛛、川乌与半夏（十八反药）均有大毒，若非熟谙仲景之学，且学验俱丰者，断不敢为之也。这些宝贵经验，值得后学者学习、借鉴。

同时，彭师还擅用对药以增疗效。如乌梅、地榆收敛止血；蚕砂、防己疏筋利湿；南星、白附子祛痰解痉；川乌与草乌散寒止痛；干姜、黄连辛温苦降；女贞子、旱莲草滋补肝肾等。说明彭师治病，选方之独特，用药之精当，颇具卓识。

③治疗效验：由于彭师有深厚的理论功底和长期的实践经验积累，诊治各种病证均能得心应手，疗效卓著。如脏毒下血案，一般治法：湿热者，地榆散加减；虚寒者，黄土汤化裁。而彭师习用地榆苦酒汤加味，共达清泻湿热、收敛止血之功。又治慢性喉痹案，彭师认定是“始热终寒”，不要以为“炎威虽退，余焰尤存”。证乃少阴寒湿，故不按常规清热消炎，而用麻辛附子汤温养并施，导虚热下行治之，取得满意疗效。又如治少见病种的阴吹三案，有津血虚、中气虚、水饮之不同，而分别用方辨治皆获捷效。尤对温毒重证之暑痉（流行性乙型脑炎），既清解气营之热毒，又用中药之“三宝”，清热解毒、开窍化痰、息风镇痉，多管齐下，挽救危急于顷刻。又治胆结石术后发热案，西医反复用西药消炎抗菌无效。彭师诊为胆胃湿热阻滞。治用清胆利湿，和胃化滞。方用清化汤化裁而热退。由此说明，彭师不仅善用古方，能灵活运用，而且对时方也极为娴熟。不论治何种病证，特别强调辨证要准，用药要精，方可收到奇特疗效。

四、医话阐微

本章医话由彭师亲自撰述，既论咳嗽的辨证治疗，又详尽阐述脾胃病的发病机理及论治，更亲撰“漫谈《伤寒论》的学用体会”及读各家书的感悟等。强调“书要读活，切忌拘泥呆板”，主张要“汇通各家之长”，以为己用，必须学用结合，方能增长智慧，实乃师之良言也。

（一）关于咳嗽病治疗经验

二陈汤加减法。

1. 风寒外感咳嗽

一般用杏苏散、二陈汤。除燥咳外，均可用麻杏二陈汤。病重的，可加桂枝、细辛，这样就基本上成了小青龙汤；病轻的就用二陈汤，不用甘草更好。偏湿盛加二术；头重身痛加羌活、独活；风湿（不是痹证）偏重的，除加羌活、独活外，还可再加威灵仙等。

2. 风热咳嗽

如果要用二陈汤，剂量要轻，不宜重，因为疏风散热是主要的。风热咳嗽较轻用桑菊饮，较重的用银翘散，重的用麻杏石甘汤。

3. 无外感咳嗽

无外感，只是咳嗽，用半夏、生姜二味，名小半夏汤，这是治中、下脘之上逆咳嗽。只是干呕不止的，用半夏一味煎汁，加入生姜汁 1 ~ 2 滴同服，这叫生姜半夏汤，专治上脘呕吐。如要行气，用橘皮半夏汤；如痰涎多，用陈半加茯苓汤，让痰湿下行；如剧吐就把生姜改为干姜，或再加丁香（干姜的特点是守而不走）。

4. 体虚咳嗽

如遇体虚患者咳嗽，可用二陈汤加参、术，成为六君子汤。二陈汤中加乌梅 1 个就成了局方二陈汤，专治肝气犯胃引起的咳嗽上逆呕吐。咳嗽剧烈，以致小腹疼痛的加吴萸，或吴萸二陈汤；咳引两胁痛的加白芥子，名白芥二陈汤，用此方一定不能是热证。如有热服此方，会引起口角糜烂。莱菔子古人说有“冲墙倒壁”之功，但终无白芥子凶猛。

5. 剧烈咳嗽

有的咳嗽剧烈，甚至咳出尿来，可用二陈汤加桂枝以温肾阳，亦可用苓桂术甘汤。阴吹可加枳壳。

6. 肾虚咳嗽

肾虚咳嗽用二陈汤时，加附片、桂枝。

7. 胆热咳嗽

口苦有胆热的，可用温胆汤加黄连，名黄连温胆汤。只呕痰涎的加瓜蒌，名瓜蒌二陈汤。如若胸闷，加桔梗，名桔梗二陈汤；若苔厚，咳引胸痛的加香附、旋覆花，就成了香附旋覆花汤。

8. 久咳体虚

久咳体虚的，可用二陈汤加当归。

9. 小儿百日咳

小儿百日咳多伤及血分，用二陈汤加当归，效果也好，如苏子降气汤中用当归亦是此意。逍遥散也可治百日咳。

10. 阳明热咳

凡是热咳忌用二陈。热轻用桑菊饮，热重用麻杏石甘汤，热盛的用凉膈散去硝黄。大叶性肺炎，大烧大热的用凉膈散，1 天 1 ~ 2 剂。

11. 热咳忌用二陈

又咳又喘的热咳，可用白虎汤加山药，以代粳米。总之，热咳好治，但要注意区分是肺胃之热，还是胆热。有的热咳久不愈，可用生脉散加止咳药；热咳久则易伤阴，可用清燥救肺汤治之。

12. 高士宗论咳嗽

高士宗云：诸病易治咳嗽难医。夫所以难医者，缘咳嗽根由甚多，不止于肺，今世遇有咳嗽，即曰肺病，随用发散清凉润肺之药。药日投而咳日甚，有病之经脉未蒙其治，无病之经脉徒受其殃，至一月不愈则弱证将成；二月不愈则弱证已成，延至百日生命虽未告，而此人已归不治之症矣。余因推广而约言之。《素问·咳论》云：“五脏六腑皆令人咳，非独肺也。是以咳病初起，有起于肾者，有起于肝者，有起于脾者，有起于心包者，有起于胃者，有起于中上二焦者，有起于肺者。”治当察其原，察原之法在乎审证：若喉痒而咳是火热之气上冲也，火欲发而炎先起，炎气冲喉故痒而咳。又有伤风初起，喉中一点作痒，啖热饮则少舒，此寒凝上焦，咽喉不利而咳也，或寒或热，治当和其上焦；其有胸中作痒，痒则为咳，此中焦精血内虚，或寒或热，法当和其中焦，此喉痒之咳而属于上中二焦也。若气上冲而咳，是肝肾虚也。夫心肺居上，肝肾居下，肾为水脏，合膀胱水府，随太阳之气出皮毛以合肺，肺者天也，水天一气，运行不息，今肾脏内虚不能合水府而行皮毛，则肾气从中土以上冲，冲上则咳，此上冲之咳而属于肾也；又肝藏血，而冲任血海之血肝所主也，其血则热，内充肌肤，淡渗皮毛，卧则内归于肝，今肝脏内虚，不合冲任之血出于肤腠，则肝气从心包以上冲，上冲则咳，此上冲之咳而属于肝也。又有先吐血后咳嗽者，吐血则足厥阴肝脏内伤，而手厥阴心包亦虚，致心包之火上克肺金，心包主血脉，血脉虚，夜则发热，日则咳嗽，甚则日夜皆热皆咳，此为虚劳咳嗽。先伤其血，后伤其气，阴阳并竭，血气皆亏。服滋阴之药则相宜，服温补之药则不宜，如是之咳，百无一生，此咳之属于心包也。又手太阴属肺金天也，足太阴属脾土地也，在运气则土生金，在脏腑则天地交，今脾土内虚，土不胜水，致痰涎上涌，先脾病而地气不升，因而肺病，为天气不降，咳必兼喘，此咳之属于脾与肺也。又胃为水谷之海，气属阳明，足阳明主胃，手阳明主大肠，阳明之上燥气治之，其气下行，今阳明之气不从下行，或过于燥而火炎，或失其燥而停饮，咳出黄痰，胃燥热也，痰饮内积，胃虚寒也，此为肠胃之咳，咳虽不愈，亦不殒躯，治宜消痰散饮，此咳之属于胃也。夫痰聚于胃，必从咳出，故《咳论》云“聚胃关肺”，使不知咳嗽之原，而但以清肺化痰，疏风利气为治，适害已也。外有伤风咳嗽，初起便服清散药不能取效者，此为虚伤风，最忌寒凉发散，投剂得宜可以渐愈；又有冬时肾气不足，水不生木，致肝气内虚，洞涕不收，鼻窍不利，亦为虚伤风，亦忌发散，投剂得宜，至春天和冻解，洞涕始收，鼻窍始利。咳嗽大略，其义如是。得其意而引申之，其庶几乎！

又云：咳嗽俗名呛，连咳不已，谓之顿呛。顿呛者，一气连呛二三十声，少则十数声，呛则头倾胸屈，甚则手足拘挛，痰从口出，涕泣相随，从膺胸而下，应于少腹，大人患此，如同哮喘；小儿患此，谓之时行顿呛，不服药至一月亦愈。所以然者，周身八万四千毛窍，太阳膀胱之气应之，以合于肺，毛窍之内，即有络脉之血、胞中血海之血应之，以合于肝，若毛窍受，致胞血凝涩，其血不能淡渗于皮毛络脉之间，气不煦而血不濡，则患顿呛。至二月，则胞中之血一周环复，故一月可愈。若一月不愈，必至两月，不与之药亦不丧身。若人过爱其子，频频服药，医者但治其气，不治其血，但理其肺，不理其肝，顿呛未已，又增他痛，或寒凉过多而呕吐不食，或攻下过多而腹满泄泻，或表散过多而浮肿喘急，不应死而死者，不可胜计矣。

张隐庵云：咳者肺病也。有邪在皮毛而为肺咳者，有五脏受邪，各传之于肺而为咳者，此外因之咳也；有寒饮入胃，从胃脉上至于肺，则肺寒而咳者，有脏腑之郁热上蒸于肺而为咳者，此内因之咳也。盖肺者五脏之长也，轻清而华盖于上，是以脏腑之病皆能相传于肺而为咳，然其末见于肺，而其本在于脏腑之间，故当以本末之法兼而行之，治无不应矣。《咳论》曰："肺咳之状，咳而喘息有音，甚则咯血；心咳之状，咳则心痛，喉中介介如梗状，甚则咽肿喉痹；肝咳之状，咳则两胁下痛，不可转侧，两胠下满；脾咳之状，咳则右胁下痛，阴阴引肩背，甚则不可以动，动则咳剧；肾咳之状，咳则肩背相引而痛，甚则咳涎；胃咳之状，咳而呕，呕甚则长虫出；胆咳之状，咳呕苦汁；大肠咳状，咳而遗矢；小肠咳状，咳而失气，气与咳俱失；膀胱咳状，咳而遗溺；三焦咳状，咳而腹满，不欲饮食。"

（二）关于脾胃病的治疗经验

古谓"胃阳弱而百病生，脾阳足而万邪息"，笔者从本脏致病谈起。

1. 脾胃表证

因脾主肌肉，主经络。当患者感受了暑湿（不作热理解）杂感，影响到胃和肠，就出现发热恶寒、头痛身痛、腹泻，甚至又吐又泻、不进饮食；也可能出现里急后重、水谷不纳、脉缓或浮缓、苔白这种情况，是先治表？还是治里证？这时应该表里两解，用喻嘉言推崇的"人参败毒散"治之。这种治法，叫做"逆流挽舟法"。但要注意：这是在没有热的情况下，必须是感受寒湿方可用。如外感有热的、热不重的，可以先用王孟英的桔梗汤 1 剂，斩其爪牙，后再用"人参败毒散"。逆流挽舟法是喻嘉言治疗痢疾的，陈修园叫托邪扶正法。

如果外感风寒，发热恶寒，一身疼痛，里有腹胀，小便黄，这是外感引动内湿，或内外合湿，苔白厚，腹胀满不欲食。这种风、寒、湿内外合邪，常用藿香正气散治之。此方是治疗四时风寒杂感的代表方，既能除湿，又能调理脾胃的方法。如表证重的，用局方藿香正气散；表证轻的，用加减藿香正气散。

如表热引动内热，外表发热、口渴、头痛身痛，内里二便不通，或腹胀腹泻，是表里俱热。轻证用葛根黄芩黄连汤；重证表里大热，可用刘河间的防风通圣散治之。如表热轻而里热盛，热邪上炎心肺，出现心胸烦热如焚，可用刘河间的凉膈散。

如外热入侵中焦脾胃，太阴、阳明同病，表现为不恶寒、尿黄，可用吴鞠通的茯苓皮汤治之，达到辛凉散风、甘淡利湿、内外两解的目的。如表热重的，可加适量解表药。遂宁杨老师，一年四季就用一个人参败毒散和藿香正气散治疗众多时令病；成都的谢老师和杨老师对小儿病经常就用凉膈散加防风通圣散，这是因为小儿多由伤饮食而易生热的缘故。

2. 脾胃里证

古人说“胃阳不伤不吐，脾阳不伤不泻”，如只表现心下寒冷、发干呕，这是单纯胃寒轻证，用生姜半夏汤主之；如呕吐痰涎多，是胃寒有痰饮，用小半夏汤加茯苓；如又呕又痛的，可用小半夏汤加丁香；若呕吐不止的，就用干姜半夏散。如呕吐泻利，四肢不温者，这是脾胃俱寒，应用理中汤温中散寒，同时可在理中汤的基础上加减，治疗脾胃不同疾病。如呕吐剧而泻轻不甚者，加胡椒、丁香以温胃；如泻剧而呕不甚者，加荜茇、砂仁以温脾；呕甚，不宜多用香窜升散药；如寒不甚，欲吐不出，欲泻不能，腹满气胀者，加草果、厚朴；如胸膈胀满，理中汤加枳实；如里寒泻甚而口渴者，加少许黄连，名连理汤；呕吐苦水者，加乌梅，名连梅理中汤。

3. 脾胃阴寒结聚实证

腹胀腹痛或泻或大便不通，四肢逆冷，可用温脾汤、大黄附子细辛汤，甚者可用半硫丸、秘方化滞丸等以温下之。有的明明是胃寒证，但温中药又不受者，多系寒热夹杂证候，可用干姜黄连黄芩生姜人参汤。有的胃热脾寒，实为脾虚寒证，但夹杂一点胃热的，可用理中汤中加石膏法治之。

脾胃里湿证的表现：纳呆，苔厚，周身乏力，腹胀，甚则呕逆；有的嗳腐吞酸，恶心打呃，多为食积伤胃。治法都可通用平胃散，燥湿宽胸，消积化滞。如胀满甚的，可加枳实；痰多者，加茯苓、半夏；肉食停滞，胀满甚者，加谷芽、神曲、砂仁、山楂；面食积的加莱菔子；积滞化热的加黄芩、黄连（或用保和丸加黄连）；腹胀大便不通的加大黄；痰热结聚肠胃的加芒硝（也可用于下死胎）。

4. 脾胃里热证

胃有实热，食入即吐，大黄甘草汤主之。若不是“食入即吐”，而是“食已即吐”，即食后不立即吐，过一会儿方吐，这是胃寒呕吐的小半夏汤证。寒吐和热吐的区别就在“入”和“已”字上。

丁香柿蒂汤、竹茹柿蒂汤、陈皮柿蒂汤都是治气逆呕吐的，寒热均可用。

若是胃肠俱有实热，少阳、阳明同病，上吐下水泄者，这叫“热结旁流”，必须用大承气汤以急泻其实热。如更稳妥，可先试用小承气汤，服后“腹中转矢气”者（即打屁），证明肠胃有实热，就可用大承气汤攻下之。

柯韵伯说大、小承气汤是针对小肠实热结聚证，应痞、满、燥、实、坚俱备；如以痞满为主，实热在胃者，应是调胃承气汤证。

5. 脾胃阴虚热证

实热不甚，但热邪已伤耗肠胃津液的，不能用攻下法，可用麻仁丸润下。

如因产后失血，大便不下的，也不能攻下，麻仁丸都嫌重了，可选用养阴润燥之更衣丸、润肠丸等方。孕妇体弱便秘也不能用下药，可用《金匮》猪膏发煎或蜜煎导法。

胃热烦渴盛的，可用白虎汤；胃热烦渴而体虚的，可用白虎加人参汤；里热盛而大热、大汗、大渴、脉大数，兼身痛骨节疼痛的，多属瘟疫热病，可用白虎加桂枝汤。若胃热腹胀，苔白厚，或周身生疮，是阳明有热、太阴有湿的象征，可用白虎加苍术汤，或白虎加厚朴汤。

湿热阳明、太阴同病，苔特厚而腐腻的，可用白虎加草果汤，这是长夏常见的胃热脾湿的湿热病。

大热之后，余热未尽，阴津受损，日晡潮热，可用白虎加地黄汤。胃热消谷善饥，可用白虎加山药去粳米，又可用于治上消。

薛生白的《湿热病篇》中对脾湿胃热、太阴阳明同病的治疗，要看湿与热的偏盛而增损清利，吴瑭的“三仁汤”就是治湿热病的代表方。

6. 脾胃气虚

脾胃病也要分虚、实、寒、热、阴虚、阳虚。

倦怠乏力、少气懒言、不寒不热，这是脾胃气虚证，常用四君子汤；脾胃气虚又有气滞，脘胀不舒，噫气打呃者，可在四君子汤中加陈皮，名异功散；又如气虚有痰，再加半夏，就是六君子汤；若有呕吐者，加藿香（或木香）、砂仁，就成了香砂六君子汤；腹泻口渴者，可在四君子汤中加藿香、木香、粉葛以升举脾阳，就成了七味白术散；脾胃久虚气弱，食少面黄，便溏腹胀，可用四君加莲子、砂仁、桔梗、苡仁、山药等，就成了参苓白术散；消化不良，停食腹胀者，可再加楂肉、谷芽；腹泻不胀者，再加肉豆蔻，就成了人参资生丸。

如气血俱虚，不胀不呕，可用归脾汤或八珍汤。脾胃阴虚比脾胃阳虚少，但在久病或热病后也能见到，或食少，或胀或不胀，苔少或无苔，舌质干少津，可用甘寒养阴之益胃汤；热病后脾胃阴虚显著者，可用护阳和阴汤。

（三）学无捷径，贵在有心——如何学习中医之我见

回顾此生，涉迹医林虽已 50 余年，却无多少成功经验可言。但在曲径多歧、碰壁受挫之余，也常得到启发，偶尔竟有一鳞半爪的心得体会。为了共同探讨如何学习中医的问题，不揣浅陋，聊当识途老马，谈谈个人的认识，谬误难免，敬请指正。

1. 五十春秋溯旧踪

我生长在一个世代中医家庭，祖父、叔父、舅父、岳父都是中医。在族亲的影响下，对济世活人的医学逐渐产生了爱好。但在我尚未开始学医时，祖父、叔父相继去世，两年之间，全家七口，相继病死者 5 人。在这严酷的现实面前，使我 20 岁时毅然放弃私塾教育工作，立志学医。所幸舅父徐立三是位学识渊博、经验丰富、名重乡邑的老中医，念我志诚心切，允以从学。但命我先读医 20 年，而不必急于临证，并开列了一大堆必读经典及应浏览的医籍书目。从此，我一面奔波于生活，一面拼命苦读硬背。开始一段，越读越糊涂，常被一些名词术语难住。由于当时参考书籍有限，很多内容只能囫囵吞下。5 年过去，熟读了《内经》《难经》《伤寒》《金匮》等经典原著，同时读了一些名家注释，如张志聪《灵素节要》、张世贤《图注难经》、尤怡《伤寒贯珠集》《金匮心典》、柯琴《伤寒来苏集》、陈修园《伤寒论浅注》《长沙方论》《金匮要略浅注》《金匮方论》等，其他如《濒湖脉学》《医门法律》《医方集解》《金匮翼》《温病条辨》《温热经纬》《张

氏医通》《医宗金鉴》《时方妙用》《时方歌括》等也都涉猎过。这样，逐渐掌握了较为系统的中医学基本知识，对许多初读未能理解的内容，也逐步加深了理解。老师同意我提前进入临证学习。开初接触患者，感到无从入手，实际病证，与书本难以对号，似是而非，不易抓住纲领，更难彼此鉴别。辨证立法，遣方用药，亦无定准，深感“书到用时方恨少”。老师知道的东西，自己有许多不知道，这就促使我进一步广泛阅读各家论著，涉猎各家医案医话，增加临床知识，提高理论认识和临床实践水平。经过三年随师临证学习，在理论和实践的结合上有了较大的收益，所读理论渐能融会贯通，举一反三，临床运用也能灵活自如，不再问津无路了。此时才深感以往熟读硬背的大量功夫，并非白费气力。后来马齿徒增，记忆力减退之年，读书虽然易于理解，但却难以牢记。相反，早年熟读的理法方药内容，不仅长期不忘，随着反复运用，认识更能不断加深。这种学习方法是先师所坚持主张的，名之曰“由深出浅法”。他非常反对学医伊始，就上临床，以图速成，或只读一点浅显实用的临床医书，不求深造。他认为这样学医，知其然，而不知其所以然，则不可能达到医理精深，临床更难融会贯通、运用自如，只能成为不懂医理、学识肤浅的庸医。先师常以自己的学医经历和所走弯路启发我们：他少年时代从学的第一位老师不主张多读医书，仅使学生随其应诊配药，理论知识很少讲授，听凭学生自己浏览选读，随证年余，收效甚微，书读不进去，体会不深，开卷了了，闭卷茫茫。第二位老师则主张认真读书，指定背诵，熟读大量古典医籍，花了几年时间，熟读了《内》《难》《伤寒》《金匮》等书。但是这位以研究儒学为主的老师，理论脱离实际，不善于临证医疗，所授理论仅从纸上谈兵，较少临床体会。最后从学的第三位老师，既肯定以往认真读书是正确的途径，又指出博览不够，缺乏对脉学、温病学、时病学等方面的学习。尤其缺乏临证运用的技巧训练。这样，继续再读一些有关书籍，并经老师在实践中指点启发，收获就大有长进。先师回忆说：“我学医虽有决心，读书也能刻苦，记忆力亦属较强，但若没有正确的学习方法，没有名师指点，也是不能成功的。”

因此，我在自办医学教育活动中，对几十名学生提出了三条原则性要求：一是要有较高的古文水平；二是先要专心熟读指定的经典和临床医籍，不许过早随师临证；三是临证学习，要求注重理法的活用，不得随意抄录一方一药。对于学生临床中提出的理法方药的不妥之处，总是一一纠正，并指明理论根据在某书某卷，令去自读，加深体会。这一套行之有效的教学方法，是从亲身体验中总结出来的。凡门下从学的学生，能照此施行者，都学得比较成功，确实培养了一批真正懂得中医的人才。再从历史上看，古代许多名医，大多通晓经典医著和系统的中医理论。很多有独创的医家，也正是在前人所积累知识的基础上，继承发展而来。固然，在当时的历史条件下，将理论与实践截然划分阶段，也有它的缺点，不利于快出人才。而在理论学习阶段，由于选择和鉴别能力较差，必然形成兼收并蓄，浪费一定的时间和精力。现在学习条件不同了，要求应当提高，理论和实践应恰当结合。尤其临床课的学习，要一面读书，一面临床，收获就更大，理解就更快。但坚实的基础知识是必不可少的，有些基础理论必须反复揣摩，加深体会，甚至死记熟读才行。因为读熟才能深刻体会，领会才能终身不忘。

2. 涉迹医林无捷径

凡一门学问，要想学懂它，精通它，必须下定决心、全力以赴，才能达到目的，何况中医学原是文辞古奥、理论精深、涉及面很广的自然科学。初学者若无坚定的意志，百折不挠的决心，虽有良师益友，也难真正入门，或见异思迁、半途而废，或仅获皮毛、技艺平庸。我曾见到，随先师门下从学者，先后不下三四十人，但学就功成而有作为的却为数不多。我国古代多数医家，他们之所以有成就，并非学习条件如何优越，或者偶逢捷径，一鸣惊人，或者得到什么秘方绝招，相反，他们大多数的条件都不大好。例如在温病学研究方面有显著成就的吴鞠通，是完全靠自己的刻苦钻研而成功的；东汉医家张仲景也并非天生的“医圣”，而是因为“感往昔之沦丧，伤横夭之莫救，乃勤求古训，博采众方”，写出了《伤寒杂病论》这一不朽名著；清代名医尤在泾自幼家境贫寒，但由于自己的刻苦钻研、勤奋攻读，终于在医学和文学上都达到了较高的造诣。现在，我们有了较好的学习环境和条件，但要真正登堂入室，我认为必须培养和树立四“心”：

（1）民族自尊心　中医学是我们中华民族独创的、与西医学完全不同的一整套医学体系，它的理论是建立在朴素的辨证唯物论基础之上，以阴阳五行学说为其指导思想，以人与自然统一的整体观为其出发点，以脏腑经络、气血津液学说为其理论核心，以医疗实践为据，以辨证论治为治疗原则，经过数千年的不断实践和总结提高，流传至今，仍具有强大的生命力。诚然，由于时代的局限，不可避免地在中医学特别是部分古代医药学书籍中掺杂了一些糟粕，但这和其他科学一样，不应当特别非议，不能吹毛求疵，更不能以此断定“中医不科学”。中华人民共和国成立前，由于反动官僚买办的统治和帝国主义文化侵略的需要，他们确实曾以此为借口妄图扼杀、取缔和消灭中医，在此情况下，我之所以能坚持学下去，并克服种种困难，进成都“四川国医学院”继续深造，正是由于民族自尊心所驱使。当前，保质保量地培养中医人才，建立一支名副其实的中医队伍，发掘整理宝贵的中医药学遗产，逐步实现中医现代化，对于我们中华民族的后裔，特别是年富力强的青中年同道，更是责无旁贷。

（2）救死扶伤之心　学医的目的是为了救死扶伤，保护人民健康。因此，必须从解除患者痛苦出发，激发自己的事业心，认真学习，精益求精，掌握真实本领。历史上许多医家多在“感往昔之沦丧，伤横夭之莫救”的严重现实面前，认识到“医乃身家性命之学，坐而言，即当起而行”的重要性，激起“博览群书，寝食俱废”的学习精神。而要想胜任“人之安危系于一医”的重大责任，必须深入细致，刻苦钻研，具备真才实学。反之，将学医视为儿戏，马虎敷衍，或一知半解，自以为是，华而不实，夸夸其谈，就有贻误病情、草菅人命的危险，致使病者“不死于病，而死于医”。不能错误地认为“中医药的运用要求不严，不易出医疗事故”。若辨证不明，多可“差之毫厘，失之千里”，轻则无敷失治，重则有饮药而人废之虞。故前人有“桂枝下咽，阳盛则毙；白虎入口，寒极必亡”等警句，何况中药也包括不少毒剧性烈之品，更不可妄投乱用。

（3）恒心　孔子说：“人而无恒，不可以作巫医。”朱熹解释：“医所以寄生死。”可见古人对医学的要求是很高的。孙中山说：“有恒为成功之母。”学医更是这样，要不断学习，点滴积累，活到老，学到老，切忌抱残守缺，故步自封。金元名家朱丹溪在功成名就的暮年，仍千里迢迢寻访葛可久，不耻下问，邀同会诊，以弥补自己针灸学方面的不足。明代李时珍跋涉万水千山，坚持实践，广泛求教，历时42年，写出了中药学巨著《本草纲目》。清初江南名医叶天士，勤奋一生，拜师从学17人，终于建立了“卫气营血”学说，开拓了温热病辨证的先河。综观前辈们走过的治学道路可知，重视“恒心”的培养，乃是学习中医的基本条件之一。不久前，有人来信征集“秘方”，而且说明要有“特效”。我实在没有万灵的秘方，我只知道方药是必须辨证运用才能取效的。有些人以为《医学一见能》《医学五则》《验方新编》《医方捷径》《汤头歌诀》这类的医方书籍，简单易懂，学了就能用。其实不然。这类书要真能学通了也不简单，因为这些著作中反映的理法方药和整个中医学是一致的，只不过在文字方面提纲挈领，或偏重于具体运用而已。所谓秘方、验方，与其他常用方剂一样，既有其一定的适应证，也有其局限性，并不是一方治百病，更不能代表整个中医学术体系。因此，不能抱着“守株待兔”的侥幸心理去代替踏踏实实、持之以恒的努力。

（4）匠心　从某种意义来讲，中医临床治病，是这门学科理论体系的科学性和实际运用的艺术性两者的有机结合，这就有个“匠心”的问题。古代中医曾以技艺优劣、疗效高低而分为上工、中工、下工，除反映医理深浅、学识多寡的意义之外，很重要的方面是反映“工功”程度的差别。俗云：“知常达变”“圆机活法”，实际上就是对这种“匠心”的总结和概括。历代不少名医，正是在熟谙医理的基础上，临证善于思考，变通匠心独具，运筹灵活，妙手回春，在实践中积累了丰富的经验，推动了临床医学的不断发展。仅从不少中医著名方剂的配伍、组织构思来分析，亦可体会先哲善于运用中医理论解决实际问题的“匠心”之一斑。如九味羌活汤之用芩、地；归脾汤之佐木香；《千金》还魂汤麻黄、肉桂之合配；严氏乌梅丸合乌梅、僵蚕、米醋三味为一方；喻昌针对上脱、下脱，活用参附汤二药之剂量；郑钦安当归补血汤所用之麦芽、葱白、酒；三化汤之用羌活；当归四逆汤中之木通；鸡鸣散中的苏叶；阳和汤内之麻黄；《三因》白散子之滑石、附片同用；升降散的大黄配伍深义等。此类例子，在前人经验中比比皆是，堪为后学者师以为法。我的先师曾用真武汤治疗多汗及无汗两种病证，俱获显效。询其原因，竟是灵活增减白芍剂量而致。因此，治贵权变，重视“匠心”，是学习中医时不可忽视的重要方面。

3. 读书习艺贵权变

陆士谔说：“读书难，读医书尤难，读医书得真诠，则难之尤难。”在这方面，前人介绍的正反两方面的经验可作借鉴。多数医家的著作，在序言、凡例等卷首篇章中，往往首先谈到写作目的和阅读方法，以及要读者注意的关键问题或内容重点。陈修园的“读书十劝”，就是针对如何读仲景《伤寒》《金匮》而言；张璐的“医门十戒”是针对医生应具医德而言；徐灵胎对学医应读哪些书，提出了建议，但有厚古非今之弊，不必照搬。唯唐立三的《吴医汇讲》和陆士谔的《医学南针》等书所倡导的学习方法，比较完备和实用。他们分别提出的“读书四字诀”“读书十则”，确有见地，值得参考。综合起来，约有下述几点：

一曰：“信”。要学好中医，首先必须相信。陆士谔初学中医时，存在“中医不如西医”的思想，收获不大。后因自病咳血，服用西药转剧，延其师诊治，聆听“木火刑金”之理，服药速愈，才认识到中医理论是可以信赖的，读起中医理论就有些体会了，但内心尚有“中医学术偏于理想”“西医学术偏于实验”的看法。随着学习的深入，逐渐认识到中医理论是很精深的，认病之细，在许多方面超出当时西医；其阴阳五行学说，确是有验的指导思想。从此，信心更为坚定，重读《素问》，收获迥然不同。现在我们学习中医，也同样存在一个“信”的问题，如果根本就不相信，或者半信半疑，那就谈不上认真读书和真正掌握了。

二曰：“静”。读书要心静，有计划、有秩序地反复诵读，潜心摸索，知其然，更当穷究其所以然，不能企图省力，心粗气浮，但得一鳞半爪，就不求甚解。理解若有片面，则难深探奥旨。例如个人早年尝读《伤寒论》少阴病提纲云：“少阴之为病，脉微细……”初未静心细读，误将微细二脉混在一起体会，后读陈修园注云：“微者薄也，属阳气虚；细者小也，属阴血虚。”陈元蔚云：“心病于神则脉微，肾病于精则脉细。”互参体会，始得要领。

三曰：“细”。要善于剔除错处，淘汰衍说，辨别讹字。更需扩大眼界，善于互参，求其正反，识其正旨，知其隅反。陈修园说：“读仲景书，当于无字处求字，无方处索方，才可谓之能读。”柯琴也说：“读仲景书，不仅知其正面，须知其反面，应知其侧面，看出底板。”这是由于仲景书多有引彼而例此，因此而及彼，以及兜转、省文、前详后略等笔法，若不细心阅读，前后互参，是不能读懂的。其他古典医籍亦相类似。唐立三引朱丹溪紫苏饮加补气药治其族妹难产，是从读“瘦胎饮”治疗湖阳公主难产案的反面悟出；吴瑭读《临证指南医案》，认出叶天士的青蒿鳖甲汤是从小柴胡汤小变而来，也是读书善识反面的例子。

我曾在临床教学中，用小柴胡汤治疗妊娠恶阻，同学们认为效果满意。后同学们诊治一例顽固性恶阻，再用则不效，邀我会诊。察此患者体甚壮实，面赤舌红，口渴少津，脉弦数，乃肝胃热盛阴伤之征，改用益胃汤获效，也是从反面辨证治疗收到的效果。赵献可创“水生金”的理论，是从“金生水”的对面悟出。认为肺主出气，肾主纳气，凡气从脐下上逆，此肾虚不能纳气，毋治肺，当壮水之主，或益火之源，使金从水生。我常用人参蛤蚧丸治久疗不愈的哮喘而收显效，即从此理得之。唐立三读《素问·通评虚实论》中“肠游便血、身热者死，寒者生”一段，据吴昆解释：“孤阳独存故死。”唐氏从实际出发，认为肠游便血证中，只有阴气竭的身热不已乃属不治；若表邪下陷于阳明，治痢药中加粉葛升胃气可愈。阴盛格阳，下血身热，虽属危证，亦有用温药而生者，不必拘泥于“俱死”之说，应当根据具体情况而定。凡是书中有总结性的论点，不能仅从片面绝对理解，如所谓“胀不死的痢疾，饿不死的伤寒”。若不识正旨，不明句读，滑口念过，就可能曲解原意。仲景在《伤寒论》《金匮要略》中论述的救逆法，很多是针对疾病医治不当而形成的种种坏证而设，使学者从误治救逆的辨证治疗中吸取教训，启发思路。读书须善于前后互参，临床亦应仔细研究分析病因、病史及治疗前后经过，作为矫正认识、修订治则、正确遣方用药的根据。回忆 40 年前随师诊治一“睁眼瞎”患者，双目不红不肿，似若常人，但不能见物 6 年，屡经中西医诊治无效。先师诊视良久，询其病由经过，遂嘱写一桂枝汤全方，令服 12 剂。我甚迷惑不解，经师分析：病起于风热小恙，目赤头痛，若以辛凉轻剂即可外解，而医者投过剂苦寒，邪闭于里。另一医见苦寒不愈，改用辛温，又不效；继进补益肝肾之剂，致使外邪内陷，营养紊乱，气血不能上荣于目，故双目虽睁而不能视物，他无所苦。唯时微恶风寒可征，用桂枝汤外和营卫、内调阴阳。患者服之 6 剂，果然双目已能看报纸大字，恶寒消失，仍于原方增黄芪一味，继服 10 余剂而完全恢复视力。此是善于借鉴前失、辨识今证的例子。

书宜读活，切忌拘泥呆板。如仲景《伤寒论》，其六经辨证，理法方药，不可看成只能用于伤寒，同样亦可适用于其他疾病；《金匮》所论杂病治疗法则，亦可运用于所列病种以外的疾病。读仲景书如此，读其他各家著作，也应有客观而灵活的眼光。中医学虽有各家学说，但其基本理论是一致的。故病虽不同，病因病机相同，辨证、治疗即可互通互用，所谓“异病同治”“同病异治”，即此而言。我在临床上常用温经汤治男子肝经虚寒之寒疝、腹痛；用百合地黄汤治心肺阴伤之瘿气；用仙方活命饮治湿热血郁之历节；用黄鳝汤代替鲤鱼汤治疗脾虚水肿；用补中益气汤加附子治疗脾气下陷、肺气上逆、阳虚外感或久咳遗尿症，皆能收到预期之效。王孟英治百合病，因“百合无觅处，遂以苇茎、麦冬、丝瓜子、冬瓜皮、知母为方服之，一剂知，二剂已”。说明书读活了，扩大了眼界，便能举一反三，运用自如。

至于剔错、辨讹，去伪取真，也是读书必下的功夫。因书上的东西，不可能完美无缺，肯定有不切合实际的理论和片面、主观的认识，有引证错误的，至于传抄、印刷之误就更多。唐立三举例李东垣把“损者益之，劳者温之”二语，误为《内经》原文者；又如《病机十九条》中“诸痉强直，皆属于湿”一条的“诸”“皆”二字，实欠准确恰当；再如张洁古说“暑必夹湿”，而王孟英则说“暑不夹湿”，二家之说，各执一端，均欠全面。读经典著作，对随文敷衍、牵强附会、不切实际的注释不可盲从。如张景岳评陈言的“胃疟起于饮食”的说法，张氏认为“凡先因于疟，而后食滞者有之，未有不因于外邪而单有食疟”。这是符合实际的评论。再如陈元蔚在论枳实的功用时说：“枳实形圆臭香，香主枢，圆主转。”这种解释过于牵强，不能置信。传抄、印刷之误，若不校正，一字之差，毫厘千里。当然，要做到发现错讹，鉴别真伪，除心细眼明外，还在于见识水平的高低。

读书要讲求方法，临床学习也应选择正确的方法。临床学习第一阶段的任务和目的，是将所学的书本知识印证于患者，将抽象理论运用于解释具体证候，从而以此指导诊断和治则。书本上的论述是经过条理化、系统化的，与临床实际不可能处处吻合、对号入座，所以就存在理论与实践结合的问题。疾病虽千变万化，但有其规律可循；证候虽千差万别，真假混杂，但用四诊八纲细心诊察，结合分析，就能摒去假象、抓住关键、认清病证。所以在临床学习中，不但要学习老师选方遣药，更重要的是要学习老师诊察疾病和立法选方用药的理论依据等。如果只知抄录一方一药，忽视了用理论去指导临床，可能就会成为以药试病或头痛医头的医生。有了一些临床知识以后，更须注意理论学习，用理论指导实践，再以实践来检验理论正确与否。所谓灵活运用，是在大的原则法度指导下，选择最合适的具体方药而言。孙真人说：“胆欲大而心欲小，智欲圆而行欲方。”孟轲说：“不以规矩，不能成方圆。”即是此理。

4. 各家之长当汇通

选择必读书和参考书，是学好中医的关键。历代积累下来的医籍，可谓“汗牛充栋”，若不加以选择，不仅精力有限，而且莫衷一是，收效也不好。因此，如何有重点、有主次、有计划地选读适当的医籍，对初学者是至关重要的。

（1）以中医学院教材为基础　全国中医院校统编教材作为学习入门的教材，对于在校学生和个人自学都较适合。个人认为，1963、1964 年修订的第二版统编教材较好，从基础理论到临床各科，基本反映出了中医学的本来面目，归纳了历代医学发展的主要内容，所采集的理法方药比较平正，学术理论观点较为统一，并以现代语言为主体编写而成，虽有小疵，尚不掩瑜。若能按先基础、后临床的次序，逐章仔细阅读，同时参读历代名著有关部分，反过来再从临床到基础进行复习，收效就更大。

（2）选读参考医著　不论经典和后世医著，在通读的基础上，应重点选择其主要部分加以熟读，后世的注释则以参阅为主，其中注释论述精粹、归纳全面的，亦可熟读。《内经》在通读的基础上，重点熟读和详读一些重要专论，如有关阴阳、藏象、经络、诊法、病机等。至于参读注家，可选：薛生白《医经原旨》，简要易懂；徐灵胎《内经诠释》，扼要适用；张景岳《类经》，注释平正，分类周详，便于查阅，张隐庵、马元台等注家亦应合参；张隐庵编写的十二经络歌和经穴分寸歌等，便于诵读和记忆。《难经》为解释《灵》《素》之疑难而设问，结合《内经》学习，侧重记忆其理论原理。

《伤寒论》除“平脉法”不必作原文读外，其余全部原条文应细读熟读，再选择理论平正的注释，作为辅导理解的资料参读。该书注家很多，我个人认为，柯琴的《伤寒来苏集》和陈修园编纂的《伤寒论浅注》及《长沙方论》比较平正。后者既采纳其他几十家注释精练平正部分，又有编者的按语和小结；为便于记忆，每一方剂还编写了歌括和方论，不但简明易记，而且尽量将主治、大法、煎服法编入歌中，并将药物剂量、加减法等如实地编写进去，对初学者都是适用的。当然，注家亦各有所长，各有不足，对于不恰当的意见，尽量省略和剔除。《金匮要略》是论杂病证治的专著，原文亦应熟读。但注家也很多，可选尤在泾的《金匮要略心典》，其注释简明，可作入门向导；魏念庭的《金匮本义》、周扬俊及赵开美的《金匮二注》、陈修园的《金匮要略浅注》及《金匮方歌》等著作均可参读，其中精粹的论注部分应该熟读。

脉学和诊断学的专著不多，大多散在各家综合性的著述之中。《四诊抉微》《医宗金鉴·四诊心法要诀》《脉诀规正》《濒湖脉学》、崔紫虚《四言脉诀》、黄坤载《四圣心源》《黄氏脉学》等，都是较平正的专著，除重复的内容外，最好尽量多熟读。

温病学以王孟英的《温热经纬》、吴瑭的《温病条辨》为主要必读书，包括条文和自注。其他注家和评论作为参考，如章虚谷《医门棒喝》、陆九芝《世补斋医书》、杨粟山《寒温条辨》等。

内、妇、儿方面的历代著述很多，以参阅为主。对有概括性的临床、基础著作，如《医宗金鉴》的“杂病心法”“妇科心法”“幼科杂病心法”“外科心法”等，具有提纲挈领、概括全面、理法方药齐备、歌括易于诵读记忆等优点，可以熟读。其他参阅书籍择其要者读之。如《诸病源候论》是较早的病因证候学专著;《千金方》《外台秘要》是汉唐以来医学发展的集大成者，尤其《千金方》记载了不少新的发现和发展，如对虫类药的认识和运用等。金元诸大家对中医学各有创见，如张子和《儒门事亲》长于汗、吐、下三法的运用；刘河间《河间六书》对火热证之治疗；朱丹溪《丹溪心法》《脉因证治》不仅对阴虚学说颇有心得，而且对“郁证”“痰证”的研究认识尤有独到之处。又如李东垣对脾胃阳虚、中气下陷的病机和辨证论治有新的发明，《东垣十书》贯穿了他的这一思想。明清以来，如徐春甫的《古今医统》、张景岳的《景岳全书》，无论在理论和临床方面，都较全面地阐发和总结了前人的学术经验，尤其后者对阴阳偏颇、水火失济为病的机理和救治法研究较为深入。王肯堂《证治准绳》是一部较丰富的临床治疗学，既有理法，又有方药。张石顽是一位学识渊博、临床经验丰富的医家，所著《张氏医通》，理论联系实际较密切。徐灵胎《医学源流论》《杂病源》都是较好的临床基础专论;《慎疾刍言》《洄溪医案》是他的医话医案专著，有较高的理论水平和临床指导意义;《兰台轨范》是杂病治疗专著。喻昌的《医门法律》，既有精彩的医案医话，又有杂病证治和鉴别诊断方面的独特见解，理论精辟，阐发透彻，理法方药严谨。林佩琴的《类证治裁》是简明扼要的临床参考书。李用粹的《证治汇补》、丹波元简的《杂病广要》，都是汇集前人各家精华，条分缕析，既精且详，前者还补上了自己的见解。尤怡的《金匮翼》也是较出色的临床著述。

以上著述，都是较好的参阅书籍，虽各有特点，然与中医基本理论并无相悖之处，而其特点正是各家之长，学者尤宜重视。

中药方剂学，既是基础，又是临床，可放在基础和临床课之中安排学习，选读易于诵读牢记的书。药物方面可读龚之林的《药性赋》或张洁古的《药性赋》等著作，参阅《本草纲目》《神农本草经》，以及张璐的《本经逢源》等。方剂学可选读汪讱庵的《医方集解》、陈修园的《时方歌括》等，加上《伤寒论》《金匮要略》《温热经纬》《温病条辨》《医宗金鉴》等书中的方剂，基本能满足需要。

医案、医话，大都散在各家著述中，亦有单独论述者，如喻昌的《寓意草》，徐大椿的《慎疾刍言》《洄溪医案》，叶天士的《临证指南医案》，其他还有江瓘汇编的《名医类案》以及后来的各家医案、医话专著，均可浏览。但读这些医案专著，必须在具备一定的基础理论和临床知识以后进行，才能收到良好效果。另外，应多选读有论有案的书，如喻嘉言的《寓意草》《医门法律·先哲格言》之类，读后不仅知其然，更要知其所以然。当然，上列医籍仅是其中一部分，还有不少参考书，若精力许可，不妨多选。

后学点按： 彭师涉及医林50余载，历经拜师学艺、开业临证、求学深造及教书育人。他最喜读书，借鉴前人论读书的经验，总结出信、静、细、活四点读书方法，指导后人学习。无论对四大经典、诸子百家专著及临床各科医书，都悉心反复研读，领悟书中要旨，用于临床和教学。并要求从正反两方面理解书中文义，要从无字处下功夫，特别注意省文、内容详略及前后互参，以启发思路。强调："学医必先读书，不宜过早临证，以免开卷了了，闭卷茫茫。"彭师博采众长，读书之广，理解之透，用法之活，令人钦佩。他博学深思，文思敏捷，实乃后学之福，亦可为医林之一助尔！

（四）漫谈学用《伤寒论》的体会

《伤寒论》是一部理、法、方、药较完备的古典医籍，为中医学说奠定了辨证论治的理论基础。相沿至今，已1700多年，仍为医者必读的经典、临证的准绳。但因其文字古奥、言简意深，加之代远年湮、几经兵火，造成残缺脱简，鱼鲁亥豕之处不少，给学习和运用带来了一定困难。虽经历代医家多次整理和注释，但由于各自理解不一，同一条文众说纷纭，甚至有违背仲景原意，竟为自己立言者，致使后学无所适从。况人生精力有限，不能将所有注家一一参阅比较。因而一般学习者对本书存在着"学不懂、记不牢、用不活"等困难。针对上述问题，笔者拟将学用《伤寒论》的一些体会，作野叟曝言，介绍于后，以期达到抛砖引玉的目的。

1. 具备阅读能力

《伤寒论》一书，写成于东汉末年。由于当时文字的论述，与今天有很大的差异，所以学习本论与学习其他古代文献一样，首先要突破文字障碍这一关，然后才谈得上弄懂书中所包含的医学原理。为此必须具备如下三方面的知识：

（1）了解古汉语知识　要学懂《伤寒论》，必须具备起码的古汉语阅读能力，了解古代虚词、实词的主要用法和含义，以及省文法、倒装句法、借宾定主等文法特点。上述知识除在阅读本论过程中可以学到不少外，还可旁及一些古代文学作品，如《扁鹊仓公传》《仲景自序》等，既可从中学文法，也可看出作者撰写本论的主导思想，更可吸取其医学知识，从而达到相互促进、彼此启发的作用。

（2）弄懂本论文字特点　本论不仅具有一般古典文献共有的文字特点，而且是一部最早的辨证论治经典著作。它以简练、深奥的语言，描述了外感疾病发生、发展的规律，以及治法和方药。因此要学懂它，仅仅具有一般古汉语知识是不够的，更应从医学角度了解其专用名词术语的含义，以及对医学理论的特殊表达方法。甚至条文的句读也不能忽视，否则以囫囵吞枣之法去读，其中深意往往难以明悉。所以柯琴在《伤寒来苏集》中特别强调说："本论中一字句最多。如太阳病，脉、浮、头、项、强、痛六字，当作六句来读。言脉气来尺寸俱浮，头与项强而痛。若脉浮两字连续，头项强痛而恶寒作一句读，疏略无味，则字字凄断，大义先明矣。如心下温温欲吐、郁郁微烦之类，温温郁郁，俱不得连读，连读则失其义矣。"

（3）兼学中医基本理论　仲景《伤寒论》，上承《内》《难》脏腑经络学说，下启后世辨证施治体系，是一部划时代的著作。在理论上不仅对《内》《难》有所发挥，在治法方药上亦有创造。古今注《伤寒论》而阐明其义者，不下200余家，与后世医家著作合为一体，共同构成了中医学理论体系。若孤立地研究本论，是不能领会其精神实质的。必须从《内》《难》以及各家著述中兼学一些中医基本理论，对本书的深义奥旨方易于明了，理法方药亦易领会。正如《通俗伤寒论》引俞惺斋云："专读仲景书，不读后贤书，譬之井田封建，周礼周官，不可以治汉唐之天下也；仅读后贤书，不读仲景书，譬之五言七律，崐体宫词，不可以代三百之'雅''颂'也。"

2. 刻苦钻研条文

学习《伤寒论》，必须从大处着眼，小处着手，于无字处寻字，无方处索方。要达到这一目的，应从以下四方面努力：

（1）抓住本论纲领　全书的梗概在于首提六经为纲，作为证候归类的方法。其领会的关键在于，找出每篇、章、节的中心论点。如太阳主人身最外一层，统领营卫气血，故外邪进入，首伤太阳，则有中风、伤寒、温病之分；因其受邪微盛不同，又有正传、邪传、不传之异。论中反复阐述疾病的变化，归根到底，总不外乎三阴三阳均有经、气、表、里。其理论核心，不出审证求因、辨证施治的范围。所以历代研究《伤寒论》学者，或类方，或类证，或根据王叔和整理编次，逐条剖析，总在于归纳一切外、内病证为六经，以阴、阳、表、里区分病位，以虚、实、寒、热确定病性。其治法的阐述，处处告人以“观其脉证，知犯何逆，随证治之”，不拘泥于某方治某病。正如柯琴《伤寒来苏集》云：“伤寒之外皆杂病，病不脱六经，故立六经而分司之……此扼要法也。”又说：“受病者，因人而异；汗吐下者，因病而施也……仲景因症立方，岂随时定剂哉？”可见读仲景书，不明六经统领百病，则逐条意义难以透彻，《伤寒论》方药亦不能广泛应用于其他疾病。所以首提六经为纲，作为病证归类的方法。得其入门之途径，从而探索其传变规律，于各经中寻绎其治法，再于治法中探求其方药，由此而达到登堂入室的境界。

（2）熟悉全书内容　本论的辨证施治，是指导临床必须的知识。全书内容不熟悉，对错综复杂的病情必然诊断不清，徒以古人方药草率从事，不但疗效不满意，有可能造成“轻则饮药而病加，重则逢医而人废”的恶果。要达到熟能生巧这一目的，须从以下两方面努力。

其一，笃信好学是熟悉的关键。《伤寒论》一书，距今1000多年，若无真理与实用价值，断不能流传到今天，也不会有“证治之源，方药之祖”的称誉。能坚信这一事实，深入钻研，反复体会，熟悉其理法方药，运用时即可收到出乎意料之效果。若心怀疑虑，持“古方不能治今病”的观点，不但学不懂，记不牢，一遇困难，多致半途而废。目前有些学习者对古典医籍不感兴趣的根源，可能就在此。回忆本人学习《伤寒论》的经过，初学仲景自序，感到字字扣人心弦，深感作为救人的医者，责任是重大的，必须下决心攻克这一难关。随着通读条文，各方面的困难接踵而来，既为名词术语拦着，又被深奥理论挡住，更苦于记诵。今日熟读，明日忘却大半；前面熟读，后面生疏。在进退两难的关头，幸得良师益友的指导帮助，将学得的知识运用于实际，从中收到显著疗效以后，产生了信心，增加了兴趣。由兴趣而努力钻研理论，再以理解而促进记忆，几经反复，不但条文较为熟悉，而且从字里行间悟出不少旨意。如论中条文连用几个“或”字阐明兼证者，仅有小青龙、小柴胡、真武、四逆散、通脉四逆汤五条，五方后面均列加减，其余条文与方药无此提法。仔细研读，悟出“水、寒、火、郁”四字。以小青龙与真武，同治水气为患，仅有表不解、中外皆寒实和表已解、中外皆虚寒之分。以水性无定，可泛溢于表里，故可见或然证。小柴胡解虚火之游行，四逆散治阳气内郁，有化火之趋势，而火游行于三焦，故二方兼证亦多。至于通脉四逆，乃阴寒内盛，格阳外越之真寒假热，亦可因浮热而出现兼证，故以标本并治为加减。据此，说明笃信好学，既是加强记忆的关键，又是启发思维的途径。

其二，深入思考，是熟悉的过程。熟悉是为了运用，虽能背诵全书内容，不能融会贯通用于临床，仍是不熟悉的具体表现。必须经过冥思苦想，前后条文相互对照，彼此参合，才能运用自如。例如条文中提出：“凡用栀子汤，患者旧微溏者，不可与服之。”“脉数，数为热，当消谷引饮，而反吐者……以胃中虚冷故也。”此二条仲景虽未出方，但以“旧微溏”“胃中虚冷”即可悟出证系中阳不足，治宜理中之类。又如读太阳病篇第38条，应分三段理解：“太阳中风，脉浮紧，发热恶寒、身疼痛，不汗出而烦躁者”，为外风内热之证，故宜大青龙汤解表清里；“若脉微弱，汗出恶风者”，乃少阴阳虚，寒水上犯之征，故青龙不可服，宜用真武温阳镇水；“服之则厥逆，惊惕肉瞤，此为逆也”，此因误治之后，导致元阳虚惫，若用真武，亦恐鞭长莫及，须以附子汤胜寒毒于濒危，回阳气于将绝，庶可救治。

由此可见，读仲景书，当深思熟虑，触类旁通，“读其正面，须知其旁面，看出底板”。

（3）选学注家释疑 《伤寒论》注家，具有阐发作者旨意、启发学者思考、解决疑难问题等优点，故不可不学。但对其不足之处，又须用自己思考，加以识别，不局限于注家之说而偏信。由于著述太多，虽用尽毕生精力亦难以尽读，可选其平正易懂，切合实际者先学，略举以下注家为例：

①张志聪《伤寒论集注》，根据《内经》理论，集前贤之优点，分章归纳，说理精深。如解释结胸证可下可不下的标准时指出：“邪结于胸者可下，太阳正气

结于胸者不可下。”说明结胸证悉具，因其脉浮大，证属正气内结，误下则伤正，故不可下，可谓言简意赅，论理透彻。又如凡例中提出：“本论大旨，谓人以胃气为本，治伤寒者毋损其胃气。虽有汗下诸方，其中并无消食之法，并无绝谷之说。”深得“存胃气”之旨。

②柯琴《伤寒来苏集》分篇汇论汇方，挈其纲领，证因类聚，方随附入，独具一格，不落前人窠臼。如在茵陈蒿汤条下归纳伤寒发黄云：“太阳阳明俱有发黄证，但头汗而身无汗，则热不外越；小便不利，则热不下泻，故瘀热在里……身必发黄。”然致黄之因不同，“症在太阳之表，当汗而发之，故用麻黄连翘赤豆汤，为凉散法：症在太阳阳明之间，当烈寒胜之，用栀子柏皮汤，乃清火法；症在阳明之里，当泻之于内，故立本方。”既说明瘀热发黄的成因，又随其浅深微盛而立轻重表里之方法，可谓要言不烦。

③陈修园父子《伤寒论浅注》，论理多宗二张（张志聪、张令韶）之说，旁征博引数十家之言于条文和方论之中，虽无高深见解，然参各家之说，加以综述，且于每一章节之后做出小结，为其特点，对新学者教益不少。例如大承气急下证，综合张隐庵之说：“伤寒六经，止阳明少阴有急下证。盖阳明秉悍热之气，少阴为君火之化，在阳明而燥热太甚，缓则阴绝矣；在少阴而火气猛烈，勿戢将自焚矣，非肠胃之实满也。”可见急下之证，不在于痞、满、燥、实、坚五者，而当着眼于泻亢盛之阳，救将绝之阴。又如小结张令韶麻黄汤三症云：“以上三节，皆用麻黄汤，而所主各有不同也。首节言太阳之气在表，宜麻黄汤以散在表之邪；次节言太阳之气合阳明而在胸，宜麻黄汤以通在胸之气；此节言太阳之气自不能外出，不涉少阴之枢，亦宜麻黄汤导之外出也。”此说对一方多用，异病同治，深有启发。再如陈氏参各家说总结以下四方云：“阳气不能运行，宜四逆汤；元阳虚甚，宜附子汤；阴盛于下，格阳于上，宜白通汤；阴盛于内，格阳于外，宜通脉四逆汤。”以简练语言，归纳四种温肾回阳之法各具特殊功用，诚难能可贵。陈元蔚小结桂枝二越婢一汤条，论无阳二字云：“书中阴阳二字，有指表而里言，有指脏腑而言，有指寒热而言，有指血气而言，有指元阴元阳而言，有指邪正而言。”仅寥寥数语，将论中阴阳含义归纳无遗。

以上所述，仅是注家的一鳞半爪，若玩索而有得，不但能领会本论奥旨，而且可望达到古为今用的目的。

3. 掌握证治规律

本论内容丰富，前后条文遥相呼应，彼此对照，即使已能熟记讲解，并不等于融会贯通，必须从以下三者，掌握辨证施治规律。

（1）吃透各篇提纲　六经提纲，是代表每一经的主要证候。今以阳明提纲为例。阳明属燥热，为多气多血之经，居太、少二阳之中，其经脉外通肌肉，内联胃肠。阳明为病，里证、热证为多，故以“胃家实”三字为提纲。至于胃家实的形成，或因外邪入里化热，或因里热内盛，或因外感而汗下不当，耗损津液导致大便干燥，故有太阳阳明、正阳阳明、少阳阳明之分。根据上述提纲，合参全篇条文，即可得出如下规律：一为阳明经证。如项背强几几，或大汗、大渴、大热、脉洪大等，为邪入阳明之肌肉经络、热伤胃中津液之象，只须根据邪热之微盛，用不同的清热生津之法，以养胃存阴；二为阳明腑证。如腹大满、不大便、潮热自汗、脉沉实，为邪热深入胃肠，劫夺津液之腑实证，又须根据热结之高下，气阴耗损之多少，予以不同程度的泻热救阴之法，以存胃气。抓住这一规律，其余兼夹证亦可悟出治法。至于其他各经证治规律，可以此类推。

（2）仔细研究症状　本论多有同一症状，散见于全书者，由于起因不同，叙述的方式各异，含义亦别，但仔细推敲，加以归纳，即可悟出其病理规律。例如烦躁一症，全书共载达80余处，其中以论烦为主的20多处，心烦同提的10余处，烦躁并论的10余处，躁与躁烦论述的约5处。究其形成致烦之因，有水逆犯胃、心血虚、胃肠热实、胆热犯胃、胃肠腐秽欲去、浊阴犯胃、胃寒虫动、心胃郁热八者。而心烦之因，总为火热干及心胃。但火有虚实，有外邪引动内热，有胃热上冲于心，有胆胃余热及心，有心阴虚、心阳亢。烦躁并提者，又有三阴三阳之分。三阳之烦躁或外寒郁遏卫阳，或外风内热，或误汗伤阳，或内热壅盛，或心肾不交，或胃液耗伤，或燥屎内结大肠七者；三阴之烦躁多系阴盛阳微与阴竭阳亡。至于躁与躁烦，在阳经则为病邪深于里之象，在阴经则系真阳飞越或阴精将竭之危矣。综上所述，烦躁成因虽有以上种种不同，然论其病理规律，不外以下三点：只论烦者，虽有阴阳、表里、寒热、虚实之分，总为病及心胃所致；烦躁并论者，总为邪干心肾所致；单论躁或躁烦倒置而论者，则为肾病，或肾病及心之危疾。

（3）探讨方药加减　《伤寒论》不仅从提纲、症状中可以找出辨证规律，而且从方剂配伍和加减中还可体现其治疗规律。所以注家总结全书为 397 法、113 方，然而其中基础方不过 7 首，代表某一治疗大法者不过 20 首左右。如桂枝、麻黄、柴胡、白虎、承气、理中、四逆等方，既是基础方，又是代表方，而青龙、五苓、栀豉、陷胸、抵当、泻心、瓜蒂、十枣、猪苓、乌梅、吴茱萸、白头翁、黄连、阿胶等方则属代表方。姑以桂枝汤为例，原方用于本证不下 20 次，随证加减一二味者，约 8 方，如桂枝加桂、加芍药、加葛根、加大黄、去白芍加附子；另立方名，药味更换一二味者，约 6 方，如小建中、桂枝新加汤、葛根汤、苓桂甘枣汤……究其功用而论，总不出解肌和营卫，用于解肌、止汗；化气调阴阳，适用于身痛、腹痛这一治疗规律。

4. 实践、继承、发展

实践出真知。若徒有书本知识，不经临床亲自验证，只能纸上谈兵，不能适合变化多端的疾病。以其心中无底，亦无真知灼见，洞察病情。为了解决学以致用的难题，拟谈以下两点体会：

（1）闻问难　多见多闻，勤学好问，既可增强古为今用的信心，又可促使独立思维，启发意识，更可于问难中解除疑难，得出所以然的道理，是继承中医不可缺少的一环。例如，真武汤用治脾肾阳虚、水寒之邪上逆，乃论中常法，屡见我师用以治寒中少阴，埋没真阳，神志昏愦，四肢厥逆无汗，脉沉弦之证，以及表证过汗，伤其中下焦阳气，而致头眩心悸、汗出不解、其脉沉迟等。前者以通阳令微汗，后者敛浮阳而止汗。同用一方，起到不同的作用。冥思苦想，查阅医籍，不得其解。后经老师指点："关键在于芍药用量的轻重。若芍药之量大于术、姜，则收敛之力大于鼓动阳气之功，因而止汗；反之则通阳发汗。"一语道破其中奥妙。又如吴茱萸汤用治胃阳虚急，厥阴寒邪上逆，可收到补虚、温中、降逆之功，是易于理解的。曾见老师治一少妇月经久闭，形体瘦削，面白颧赤、声嘶，类似虚劳，并无呕逆、头痛等症亦用此方，却收到出乎意料的效果，觉得不可思议。老师分析：病程较长，前医认为阴虚阳盛，迭进"六味""知柏"之类滋阴降火，病反加剧。口淡无味，舌质淡白，脉数而无力，并非阴虚之证，而是阴柔苦寒损伤中阳，以致气血虚衰、虚阳外见之假象。吴茱萸汤为"治阳气衰败之神方"，此处用之，疗效显著，是不足为奇的。再如乌梅丸，为病邪深入厥阴，迫使气血紊乱，肝胃失调，形成上热下寒，蛔虫窜扰于中，以致阴阳之气不相顺接而厥，下利久不止之证。由于正虚邪实，阴盛阳衰，寒多热盛，脏腑舛错，病情复杂。治寒则遗其热，治热必害于寒；补虚易助其实，泻实常虚其虚。此方酸甘辛苦寒温，补虚降逆，可谓面面俱到。但初学者若无名师言传身教，是难于掌握其要领的。曾治一危重患者，午后恶寒发热，手足厥逆，重被不温，已病二月有余，渴不多饮，身半以上出汗，大便溏薄，舌淡苔黄厚腻，其脉沉弦。在无法诊治的关头，得老师指点，细究病史，原系湿热病因用苦寒过剂，湿邪深陷厥阴，寒热错杂，气血俱病。予乌梅丸连服 5 剂，汗出热退，脉静身凉，转危为安。

此类例案很多，不能一一悉举。从病例中不难看出见闻问难，对广开眼界，启发深思，增长学识，都是不可或缺的。

（2）继往开来　一般青年学者，认为中医书籍，汗牛充栋，即使学用终生，也已绰绰有余，何必拘泥于几部陈旧的古典医籍，作为必修的课程。况《伤寒论》学用之难，更甚于他书。此种论点，似乎理由充足，无可非议。但只须回顾中医药学术的发展概况，就不难看出，历代医家中造诣最深、对人民贡献最大者，莫不渊源于张氏学说。即以清代医家叶天士为例，对温热病学有较大的发展，也无非是从伤寒的反面悟出。因此，继承古代医学的目的，不只是学会依样画葫芦，而是在原有基础上有所发展。何况目前正处在中西医结合的初期，若不先有继承，就无法促进其发展，更谈不上结合。可见继承古人经验，必须有今人指导，乃能针对病情，灵活地运用于临床。例如小柴胡汤，原系针对外邪侵入少阳之半表半里，致使胆胃之气失于和降，故有往来寒热、胸胁苦满、默默不欲饮食、口苦咽干、心烦喜呕等症，是虚火游行于三焦的具体表现。用小柴胡和解表里，确也收到满意的疗效。后世医家根据其原理以治疟疾，随患者之兼夹证略为加减，亦可收到显效。目前不少中医，借用此方加减，以治胆胃湿热郁滞，胸胁疼痛呕吐等症，是继承中有所发展之例证。个人常用此方以治妊娠恶阻之证，随孕妇寒热之偏盛加减一二味，即可使呕恶停止，是从师见习中学得。吴瑭用小柴胡演变为青蒿鳖甲汤，以治温热之邪陷入营分，深得叶氏奥旨而有所前进。说明伤寒理论，并非深邃难测，方药亦不局限于论中病证，若能弄通其所以然之理，扩大其应用范围，亦可谓千虑之一得。如个人曾用桂枝汤治目盲和腹中绞痛不止，以及治疟疾久不愈之证，均收到出乎意料的效果，无非以“外证得之解肌和营卫，内证得之化气调阴阳”启发而来。此外，诸如芍药甘草附子汤治脚心奇痒、麻黄附子甘草汤治慢性咽炎和久咳不止、甘草干姜汤治吐血久不止、乌梅丸治脑血栓后遗症、真武汤治阳虚高血压、桂枝甘草龙骨牡蛎汤治阳虚遗精等（详见医案），均系从实践中悟出。可见，“遵古而不泥于古，然后可以读活泼泼之《伤寒论》”，可谓至理名言。

5. 结语

一部《伤寒论》的主要精神，是以阐述人身阴阳失去平衡作为致病根源，以表里、寒热、虚实作为归纳病位、病性的一种方法，以审证求因作为了解病邪出入的途径和邪正盛衰的规律，以六经辨证作为治疗的依据，以遣方用药作为补偏救弊、扶正祛邪，促使阴阳平衡的手段，从而形成了一整套辨证施治的规律。在中西医结合的今天，仍不失其指导临床实践的宝贵价值。学习时必须深信不疑，刻苦钻研，乃能学有所得。同时结合其他中医理论，可收到相得益彰的效果。更须理论与临床密切结合，既可验证古人经验、加深理解，亦可增强信心、促进记忆，从而达到学以致用、继承发扬的目的。但继承古人经验，既不能厚古薄今，也不能厚今薄古，应根据临床具体病证，选用恰当的方药，不必泥于“时方”“经方”，因为时方也多是从经方中加减变化而来。若能综合古今有实用价值的理法方药，整理改进，充实提高，实为中医学之幸甚。

后学点按：彭师以背诵、活用经典而著称学界。他所带历届研究生均以《伤寒论》《金匮要略》为主。本文为他亲手所撰，主要强调学习《伤寒论》的重要性及方法、运用体会。他指出：“《伤寒论》是一部最早的辨证论治经典著作，言简意深。”要读懂它，必须首先有扎实的古文知识和中医学基本功底，方能提高阅读、理解能力。要刻苦钻研论中条文，逐字、逐句解析其义，各条之间要进行比较、鉴别。“读其正面，须知其旁面，看出底板”。读《伤寒论》要抓住以六经为纲，以病、舌、脉、证、治为主线，分析证治、方药运用的特点。如论烦躁证，全书虽有80余处论及，但彭师将病因归纳为水、热、腐、寒、虫、虚干及心胃所致，非熟读者难解也。同时要求广参各家注释，吸取其精华，择要从之并结合临床。论中所举《伤寒论》方治验尤为中肯，并活用古方治今病而不拘泥。特别对方药加减变化，他将113方归纳为7首基础方，约20首代表方，其余均是这些方加减而成，如桂枝汤化裁就达10余首。明乎此，更知彭师治学之严谨精思，值得后学称道。

学术思想

川派中医药名家系列丛书

彭履祥

彭师治学严谨，医理精深，临床善用调气化痰开郁法治疗疑难杂证，疗效奇特，深受医界同行赞许。彭师的学术有着鲜明的特点，汇通各家之长，有着自己完整的理论体系。现就其主要学术思想特点概括介绍如下：

一、读书明理，德艺双馨

彭师涉及医林50余年，所读各类医书百余种，博古通今，取各家之长而汇通。他常强调学医者应广读医书，尤以“四大经典”原著为主，重点条文必须背诵。同时要求精读各时期名家、名著，并能领会应用。他认为：“凡一门学问，要想学懂它，精通它，必须下定决心、全力以赴，才能达到目的。”但要真正登堂入室，他认为必须培养和树立四“心”：即自尊心、事业心、恒心、匠心。在读书的方法上，强调信、静、细三要。

彭师治学，严谨务实，教学有方，德高望重，深受全校师生和社会各界敬仰。他爱学生胜子女，百问不厌，有问必答；视患者如亲人，不论亲疏，有求必应。教学与临床学验俱丰。无论课余散步闲谈，还是临床带教，或晚上为人诊病处方等，彭师都亲自点评、批改门诊记录，学生颇受教益。彭师一生，精勤不倦，浏览群书，博及医源，学识深邃，经验丰富，变通触微，才思敏捷，有“活字典”之称。

二、熟谙经典，擅用经方

《内经》《难经》《伤寒论》《金匮要略》等经典医籍是中医学理论的渊源和精华所在，彭师根据自身的体验，主张学中医必须首先熟读经典，对典籍中的许多重要经文，必须反复揣摩，加深理解，甚至死记硬背才行。他反对学医伊始就上临床，以图速成，或只读一点浅显实用的临床医书，不求深造。他认为这样学医，只能知其然，而不知其所以然，因而不可能达到医理精深，于临床亦更难融会贯通，运用自如，只能成为不谙医理、学识肤浅的庸医。因此他强调学习经典必须笃信不疑，锲而不舍。彭师指出："中医经典著作若无真理和实用价值，断不会流传至今。"只有坚信这一事实，深入钻研，反复体会，熟悉其理法方药，运用时才能得心应手，甚至收到出乎意料的效果。若心怀疑虑，持"古方不能治今病"的观点，不但学不懂，记不牢，一遇困难，多致半途而废。彭师重视经典，常以实例垂范后学。彭师每遇疑难之证，从不轻易拟方，而总是根据经典的有关论述，结合具体情况，反复思考，探求症结，从辨证与施治两个环节上讲出个道理来。他说："只有心明眼亮，治疗有序，才能拨乱反正。"所以他的处方用药，不仅丝丝入扣，而且出人意料。曾诊治一患者，主述肛门下坠（查肛无异常发现），前医屡用补中益气、升提固涩等法，历时 3 年无效。患者面色黧黑，形体瘦削，腰酸膝软，大便不调，舌暗苔润，脉象沉迟。彭师诊毕，沉思良久，命书阳和汤去白芥子加升麻，嘱服两剂以观动静。两日后患者前来复诊，述大便通畅，肛门下坠略有好转，以原方再加杏仁 10g，服 10 剂病愈。此证肾虚气陷，肾上连肺，故当肺肾同治。联系彭师的其他治验，如以桂枝汤治目盲、百合地黄汤治瘿气、仙方活命饮治湿热历节等，足见其临床技艺之高超。但"冰冻三尺，非一日之寒"，所以他常欣慰地说："古人没骗我，我以往熟读硬背的功夫并非白费力气。"

三、灵活辨证，脉症合参

脉象与症状都是疾病反映于外部的自觉或他觉征象。中医学基于"有诸内必形诸外"的观点，认为脉症与疾病之间存在着某种必然联系，即机体受邪而产生的一切变化，大多可以通过脉症两方面反映于体表。医者通过望、闻、问、切四诊，如实地收集脉症资料，再进行分析综合，就能由表及里、由浅入深地认识到疾病的内在本质。因此，彭师历来反对脉症分离，认为脉症合参是中医准确辨证的唯一途径和主要方法。但是，在疾病的发生发展过程中，有时会出现脉症"不符"的情况，习惯称之为"假象"。这些"假象"是留是舍，彭师自有鲜明的观点。他认为，人体脏腑相连、经脉相通、表里相应，疾病过程中出现脉症不符，往往是阴阳紊乱、虚实兼杂、病情错综复杂的反映，多在许多疑难危重症的过程中出现。此时若完全执着于某症必有某脉之常规，置“假症”“假脉”于不顾，则无异于“刻舟求剑”“按图索骥”。医者不去深入探求疾病产生“假象”的原因，治疗未有不偾事者。所以彭师疾呼：“所谓舍脉、舍症的提法，无异于舍人而言病，实质上是对中医整体观的否定，不符合中医辨证论治的基本精神。他主张脉症的真象固然当从，但脉症的假象绝不能舍！切脉是中医诊病的特点，但当今不少医生往往不认真切取脉象，或持手而谈笑风生，或做起诊脉的架势但指下难明，甚者干脆问病开方。彭师针对这些医界的通病，强调四诊合参中以脉诊为重。他认为在“虚静为保”的前提下，脉象多能反映疾病的真实情况。所以他诊病看脉，尤其是一些疑难危重之证，总是埋头细心体察，反复揣摩，或尺寸互参，或左右对比，务求探出个究竟来，以作为辨证施治的主要依据之一。他举例说：“同是发热恶寒，有脉象浮紧宜麻黄汤者，有脉象浮缓宜桂枝汤者，有脉象沉宜麻辛附子汤者，有浮弦而细宜小柴胡汤者，如此众多的差异，不摸清脉象能行吗？”可见彭师重视脉诊的思想，对临床是有指导意义的。

四、怪病治痰，行气化瘀

彭师以善治痰证著称，尤对痰饮病研究颇深。他从痰饮学说的源流、实质、学术价值以及运用规律方面进行了深入探讨，著有“痰饮学说及其临床应用”一文，尤其对“经络痰饮”提出了创新性学术见解。精辟地阐述了“顽痰怪症”形成的机理，揭示其病变特点：“凝聚于所虚之处，内伏于脏腑经络隐隙之间，外溢于肌肤筋骨，皮里膜外，上逆于头脑颠顶，下注于双足，随气升降出入，无处不到，为病多端，怪症百出。”并指出：“痰饮导致的疾病十分广泛，临床表现千姿百态。但痰饮又有寒热之分，亦有虚实之别。针对痰饮的性质特点，在脏腑经络、皮肤筋骨的部位，以行气祛痰涤饮之法为主，随证灵活治疗，使气机通利调达，水津得布，痰散饮消。”他进而指出：“痰饮必兼瘀血，瘀血多夹痰饮。治痰勿忘化瘀，治瘀亦须祛痰。”他又说：“痰为阴邪，其性着滞，凝经恋络，泣而不行，血脉滞缓，郁遏搏结，遂成痰瘀，凝聚逆阻经络，结成癥块；化水瘀蓄，成为鼓胀等顽难重病。其生长则易，剥离则难，怪病丛生。如阻滞脑络，颠疾卒中；瘀阻心脉，胸痹心痛。治宜权衡痰饮、瘀血之孰多孰少、孰轻孰重，运用导痰通络、活血化瘀之法，使痰瘀两消，气血畅达。”因在临床上治愈许多离奇的痰饮病证，故彭师以善治顽痰怪症而驰名，享誉八方。

五、疑难杂病，开郁为先

杂病是一类以内伤诸因为主，导致机体多脏腑发病，缠绵难愈的慢性疾患。杂病的病机虽然错综复杂，病程漫长，但只要医者抓住脾肾两脏为中心进行辨证施治，同时取得患者的充分配合，坚持综合调理，一般多可由重转轻，由轻至愈。然而也有部分患者，或因情志久郁不解，或因疾病多日缠身，导致脏腑气化功能紊乱，气血津液涩滞不畅，其临床表现又多隐晦内蓄，迟留不发，客观指征少，自觉症状多，患者痛苦异常，莫可名状；医者则感到头绪纷繁而无从入手。临床所谓“疑难杂病”，不少即指此而言。彭师认为，此等“疑难杂病”皆由气血津液“结聚而不得发越”所致，故当从郁证论治。此时若拘泥“久病必虚”之说，妄投补剂，轻则郁极化火，气逆上冲；重则经络闭塞，变生癥瘕痞块、痰核痈疽，病必不愈。所以他强调“疑难杂病，开郁为先”，纵有虚象，亦当先开郁后补虚，或补虚开郁并进，切忌纯补、蛮补。《金匮要略》曰：“五脏元真通畅，人即安和。”开郁就是通畅元真。元真得通，源泉不竭，则邪气去而正气得复。至于开郁的具体治法，彭师主张当“伏其所主，先其所因”，辨证施治。如气郁者宜行气，血郁者宜活血，痰郁者宜化痰，湿郁者宜除湿，食郁者宜消食，有表兼解表，有热兼清热，有寒兼散寒等，但总以调气化痰为要。盖气行则血行，气运则津化。若气机一旦郁滞，则津液首先受阻而变为痰饮，或内伏于脏腑经络隐隙之处，或外溢于肌肤筋骨，皮里膜外，或上逆于头脑颠顶，或下注于双足，随气升降出入，无处不到，故痰饮致郁十分常见。因此，凡遇一些症状离奇的怪病顽疾，彭师总是首先考虑从化痰调气开郁施治，往往收到立竿见影之效。

曾治一老妪，年60岁，患病6年，常觉畏寒肢厥，虽盛夏亦重衣厚被，戴帽裹帕，长袜盖膝，避风独处，但胸腹灼热、冷饮冰块，否则口燥咽痛、鼻塞不利、呼吸闷塞。经医院检查，诊为风心病、脉管炎，久治不愈。彭师察其舌质正常，苔厚微腻，脉象沉滑。曰：“此乃痰涎伏留经隧，阻碍阳气外达，形成外寒内热之证，方用阳和汤。”病家带回药方，有人认得是治阴疽之阳和汤，劝其不服用，患者虑其处方奇异，故先小量试服。初服小杯，未见不适；再服大杯，立即感觉口燥咽痛略减。于是放心服药3剂后，上症若失。又如一肺癌患者，症见咳嗽咯血，胸闷气短，不饥不纳，心烦不寐，舌苔黄腻。彭师查其治疗经过，摒弃清热解毒、凉血止血之常规，径投瓜壳、郁金、焦栀子、丹皮、杏仁、浙贝、建曲、山慈姑等味以宣肺开郁、化痰和胃。服药2剂，咳减血止，精神渐旺。总之，彭师治郁人法常于气、血、痰、火、湿、食六郁之中，抓住疏肝调气与理脾化痰两个关键，处方用药轻灵多变，务使气通郁解，终以食养善后，资生化源，促进机体康复。此种临床治疗学术思想与经验，确属独到卓越，发人深省。

学术传承

川派中医药名家系列丛书

彭履祥

一、彭介寿

彭介寿（1939— ），彭履祥长子，现居成都。自幼随父学医，继承其学术思想和临床经验。又师从著名中医骨外科学家罗禹田和中医外科学家文琢之多年，1958年结业于成都中医学院中医师进修班，并被安排于成都中医学院附属医院工作。1984年5月担任推拿科主任，1994年3月晋升为主任医师。曾任成都中医学院附属医院骨科副主任、党委副书记和工会主席，中华全国中医学会委员，四川省针灸学会第一、二届常务理事、推拿学会主任委员，四川省民政康复医学会顾问等职。

彭介寿教授自幼随父学习四诊方法及阅读中医《内经》《难经》《伤寒论》等中医经典，常于父身旁学习为患者诊病，耳濡目染，亲见其父开药处方，每多良效。从医之初彭介寿对其父的宝贵临床经验进行了深入的研究，与父亲合著有《论全真一气汤的证治》《百合地黄汤治疗瘿气》《彭履祥教授治疗疑难杂证验案》等多篇论文，将彭师在慢性肾炎、肾盂肾炎、肾结核、肾结石等病，以及中医消渴、水肿、中风、淋病、百合病、瘿气等病的诊治经验进行了详尽的总结，尽得彭师治疗内科疾病临证精华。

彭介寿在推拿、骨伤方面取得较大成就。如多数中医学者将痛风视为“痹病”，采用祛风散寒除湿或清热解毒之法进行治疗，但疗效不甚理想。彭介寿教授在其父学术思想的指导下，创造性地提出痛风辨病当从“脚气”而非“痹病”；病因以内因为主，病机重在湿邪内蕴，壅滞气血；治当温宣降浊，行气决壅，方为捷径。曾发表《痛风中医辨病之我见》《论湿病及其证治》《运用温补法治疗炎症》等学术论文20余篇。彭介寿认为痛风多由先天禀赋不足，高年肾精虚衰，后天膏腴过度。若肾中无火，脾土受困，则蒸腾无力，水失运化，内湿壅塞下趋而发，并多导致脾肾亏虚→寒湿内生→脾肾更虚的恶性循环。治当温宣降浊，行气决壅。彭介寿拟定的痛风宁方，用吴茱萸、淫羊藿、苍术、白芷温宣行气；土茯苓、木瓜利湿降浊。诸药合用，不仅能明显改善急性痛风性关节炎的临床症状，而且有良好的降血尿酸作用，远期疗效好。由彭教授主持、四川省中医管理局和四川省科委支持的“中医药治疗痛风的研究”及“痛风宁口服液治疗痛风性关节炎的研究”，获省“科技进步奖”，彭教授研制成功的“痛风宁口服液”填补了中药制剂治疗痛风的空白。

作为知名推拿与中医骨伤专家，他认为推拿、理疗往往只能作为治疗的一部分，存在疗效难以巩固的问题。主张根据临床表现，将中药内服与推拿治疗相结合，内外兼治。采用中医辨证分型，中药内治为主的方法，配合推拿疗法来增强临床疗效。他多年临床观察发现，颈椎病的西医分型与中医证候间有一定关系。因此，将颈椎病中医辨证与西医分型相结合，临证分风寒型、阴寒结聚中焦型、风痰阻络型、脾阳虚型。风寒型多见于颈椎病神经根型及混合型，往往有感受风寒外邪、感冒后期、过劳等诱因存在；临床表现为颈后、肩背部疼痛，拘紧不适，以一侧为甚，往往沿臂丛神经走行区域出现疼痛、麻木甚至肌肉萎缩等症，舌质淡红，苔白润，脉缓；治以祛风散寒，活血通络；方药选黄芪桂枝五物汤加减。阴寒结聚中焦型多见于椎动脉型、混合型，多发于深秋、入冬或初春季节；临床表现为头晕，头痛，可见体位性昏仆，当头部转至某一位置时，即出现眩晕、恶心、呕吐、耳鸣、视力不清、患肢发凉、肿胀等症，口不渴，口淡，喜食辛、辣、咸、香等味大之品，畏寒，得温则舒，舌质淡，苔白，脉沉；治以温补脾肾，散寒通络；方用真武汤合吴茱萸汤、泽泻汤加减。风痰阻络型多见于椎动脉型，多为素体痰盛、体形肥胖者；临床表现为头晕，但一般无恶心、呕吐之症，头痛多不明显，患者往往自觉头皮有虚浮、麻木之感，舌体多胖大，舌苔白腻或白厚，脉滑；治用祛风化痰通络，方选其父常用的玉真散或青州白丸子加减。脾阳虚型在西医学颈椎病的各种临床分型中均可见到，多见于病情缠绵、反复，病程较长者，头部疼痛、眩晕症状往往不甚明显，表现为头部昏沉、颈部不适、倦怠懒言、纳少、小便清长、大便多溏烂、舌质淡、苔薄白润、脉弱；治法为健脾温中，益气升阳；方取六君子汤、补中益气汤加减。

二、何国坚

何国坚（1940—　），女，重庆合川人，彭履祥儿媳。1965 年毕业于成都中医学院医学本科，分配在什邡县人民医院从事中医医教工作。1973年调回成都中医学院附属医院内科至1995年退休。其间脱产两年作为彭履祥的工作助手，继承了彭履祥的学术思想和临床经验。

何国坚系成都中医学院附属医院教授、主任医师、学术带头人，主要从事中医内科临床医疗、教学、科研工作，具有较高的中医学术水平和丰富的临床医疗经验，对中医药诊治“痛风”“湿病”“痰病”“郁症”及“肝胆病”等疑难复杂疾病，具有丰富的临床经验。曾主持省级课题“痛风宁口服液的制备及治疗痛风性关节炎的研究”，担任医院课题“痰湿咳喘合剂的制备及治疗痰湿咳喘的研究”负责人，撰写有《胆系疾病辨证分型治疗体会》《论湿病及其证治》《运用温补法治疗炎症》等论文。先后担任过成都中医学院医学系、中医临床进修班、外国留学生的内科学、中医基础理论学、中医诊断学等教学，以及医学系、针灸系本科、进修医师及留学生的临床教学等工作，善于将理论知识和临床实际有机地结合，审证求因，辨证论治，思路清晰，逻辑性强。1987—1992年曾带英、美、德、瑞士、以色列、南斯拉夫、奥地利、澳大利亚、日本等国留学生33批68人。

三、段光周

段光周（1941—2004），四川省眉山县人。1965年毕业于成都中医学院医学系，1978年考取成都中医学院首届硕士研究生，导师为彭履祥教授；1980年毕业留校，先后担任金匮、内经两门中医经典课程的教学和科研工作。1995年晋升教授。

1990年任内经教研室主任；1995年任中医养生康复研究室主任，并任中医基础、内经硕士研究生导师，兼任四川省中医学会仲景学说专业委员会副主任兼秘书，四川省中医学会中医基础专业委员会副主任。先后担任本科班、西学中班、师资班、进修班，以及研究生和留学生班级的金匮、内经教学。

诊治疾病，实事求是，主张中西、古今合参，辨病与辨证并举，务明疾病之理，唯以高效是求。孜孜不倦地钻研中西医理，广搜博集验方良药，勤于实践，从而积累了治疗内、妇、儿科常见病、多发病的丰富经验。精于中医内科临床，对呼吸、消化、心脑血管病以及老年病等均有独到的见解和疗效。此外，还对西医疗效较差的一些疾病进行辨证论治研究。如用健脾补虚、升阳活血法治疗老年人心脑血管病；用补肝肾、开郁结法治男女更年期综合征；用柴胡剂治疗胆心综合征；从五脏立论调治乙肝等都取得了比较满意的疗效。

重视《内经》《伤寒》《金匮》《温病》四部经典著作的基础作用和启悟价值，先后发表研究论文20余篇，如《学用仲景乌梅丸的体会》《关于脉学中的几个主要问题》《从〈金匮〉木防己汤的配伍谈起》。编著了《中医奇证新编》《金匮手册》《苏沈内翰良方校释》《金匮译释》《中华脐疗荟萃》《金匮文摘汇编》，以及《中医本科自学考试指导丛书·黄帝内经》。担任《中华大典·医学分典·基础理论》总主编。对《金匮》《内经》课程建设做出了贡献。

作为彭师的首位研究生，段光周教授深得彭师临证真传，诊治顽疾注重开郁为先，常用《景岳全书·新方八阵·寒阵》所载化肝煎治疗肝郁化火所致的咳嗽、咯血、鼻衄、哮喘、胁痛、胆胀、痛经、月经不调、崩漏、痤疮、皮疹等病证。段光周沿袭彭师疏肝解郁之思想，指出情志抑郁使肝气郁结，郁久化火，火迫血妄行而动血或劫伤肝阴，使肝的阴血亏虚，临床即可见耗神忧郁、易怒、舌红少苔、脉虚数等一派虚火之象。临床上肝郁与情志不遂常互为因果，肝郁可加重情志不遂，情志不遂亦可导致和加重肝郁。若因病致郁者，首先使用疏肝法缓解郁结症状，启动脾胃运化机能，增强患者战胜病痛的信心，为下一步治疗原发病创造良好的用药环境，这是本类郁证患者使用疏肝法的价值所在。在治疗多种慢性、顽固性病证时，若患者有气火内郁，常常先以化肝煎化裁，先清泄郁火、健运脾胃，再调治其主要疾病。

1980年，段光周在《成都中医学院学报》第五期上发表了《关于脉学中的几个问题》的文章，本文由彭师以导师身份进行了悉心指导，从中医经典著作《内经》《难经》《伤寒论》等经典著作着手，从“切脉为何独取寸口”“寸口脉的脏腑定位问题”“脉症宜参不宜舍”等三个方面探讨了脉诊这一诊断方法在中医学诊疗过程中的重要作用。

彭师作为著名中医内科学家，尤擅脉症合参诊疗疑难杂症，段光周在脉诊方面的成就正是得益于彭师深厚的中医功底与对中医学的独到见解。在诊疗过程中，通过脉诊收集病例资料，运用辨证思维对诊断信息进行分析整理，由表及里、由浅入深地探寻疾病的内在本质。他与彭师一样格外注重脉症合参，反对脉症分离，倡导彭师提出的“所谓舍脉、舍症的提法，无异于舍人而言病，实质上是对中医整体观的否定，不符合中医辨证论治的基本精神。脉症的真象固然当从，但脉症的假象绝不能舍！切脉是中医诊病的特点。但当今不少医生往往不认真切取脉象，或持手而谈笑风生，或做起诊脉的架势但指下难明，甚者干脆问病开方。”他强调“脉症宜参不宜舍”，在诊治一些疑难杂症过程中往往能够拨云见雾，透过现象抓住问题的本质，从而对呼吸、消化、心脑血管病、老年病等的诊疗取得较好的疗效。

段光周融卫气营血、三焦辨证于一炉，创制三部法辨证治疗外感咳嗽，屡获奇效。在生理方面，提出鼻属外窍居咽喉之上为表，咽喉属少阳半表半里，肺为内脏居咽喉之下为里。咽喉为少阳枢机之所在，传变之关键。故段师云“治咳之要，贵在自咽切断”，并将这一理论应用于外感咳嗽的治疗中，简述如下：

①表部：外感咳嗽不论新久，凡鼻塞流涕者，皆属表邪不解，可用苍耳子散通窍解表。其奥义有三：其一，小儿鼻塞，鼻涕反流至咽喉，每易引起刺激性咳嗽，鼻窍不通、鼻涕不净则咳嗽不止；其二，通窍解表可阻断邪气内传，使之自表而解；其三，纵有里邪，表不解者咳亦不止，断不可直清里热，更不能妄用收敛。

风寒咳嗽，可合三拗汤。温热咳嗽，表部尚在卫分，宜合银翘散。湿热咳嗽，表部犹属上焦，当合《温病条辨》上焦篇之杏仁汤。

②半表半里部：表部不解，渐传半表半里，以致咽喉不适、咳因咽痒、痰由咽出，法宜和解少阳。枢机运转，既可达邪出表，亦可阻断邪气内传，方用小柴胡汤化裁。

虚人外感，咽痛咽痒，咳嗽痰咸，神倦脉沉；望诊见咽喉淡红漫肿者，此属太少两感之证。以太阳主表，少阴主里，邪居半表半里，因里虚而无外透之机，宜麻黄附子甘草汤加百部、桔梗、半夏等味托邪外出。湿热咳嗽如《温病条辨》所云：“湿热受自口鼻，由募原直走中道，不饥不食，机窍不灵，三香汤主之。此邪从上焦来，还使上焦去之法也。”不饥不食因湿阻，机窍不利乃咽痹，邪气介于上焦（主表）、中焦（主里）之间，居半表半里之处，治宜三香汤苦辛芳化、透邪外达。

③里部：病邪入里，顺传手太阴肺经者，咳痰由咽以下出，已非轻扬之品可

效。法宜清肺凉血解毒，方如清金化痰丸、千金苇茎汤。里实已成而外邪未罢者，宜凉膈散通里解表。若瘀热壅滞，热腐成脓，咳吐腥臭脓痰带血，初起可与仙方活命饮和血败毒、豁痰解郁，甚者以五味子消毒饮吞服犀黄丸；咳血量多者，合犀角地黄汤凉血解毒；病转慢性者，以附子薏苡败酱散托里透脓。热邪深入，在手少阴者，宜用炙甘草汤、清暑益气汤辈；在足少阴者，宜越婢汤、五皮饮辈。温热之邪入里有气分、营分、血分不同。肺主气属卫，故气分多归手太阴；心主血属营，营血分多兼手少阴。湿热之邪入里有中下之异，邪入中焦归足太阴，邪侵下焦归足少阴。若湿热弥漫三焦，段师常治从少阳枢机，喜用验方银柴消毒丹主之。

四、张家礼

张家礼（1941—　），重庆万州人，教授，全国著名金匮学家，硕士研究生导师。曾任成都中医药大学仲景学说研究室主任、四川省中医学会仲景学说专业委员会主任委员、台湾长庚大学中医系客座教授、香港中文大学校外进修学院导师。从事中医临床 50 余年，对中医内科、妇科、儿科、皮肤科的常见病及有关疑难病证有丰富诊治经验，强调辨证论治。

1965 年 8 月毕业于成都中医学院，1976 ~ 1977 年曾参加全国中医研究班学习并结业，受业于岳美中、方药中、王文鼎等中医名家，并长期随师李克光、彭履祥、王廷富，从事《金匮要略》的教学、科研及临床工作，尤长于对中医古典医籍的整理和对《金匮要略》哲学思想以及道家养生的研究。对痰饮咳嗽病和有关疑难病有丰富治疗经验。参加全国高等医药院校统编教材《金匮要略选读》《金匮要略讲义》的编写和统稿工作，主编与副主编《〈金匮要略〉理论与实践》（全国高等中医药院校研究生规划教材）、新世纪全国高等中医药院校七年制规划教材《金匮要略》、全国高等医药院校规划教材《金匮要略选读》、新版高等中医药类规划教材与教学参考丛书《金匮要略选读》，《张家礼金匮要略讲稿》《金匮辨证法与临床》《金匮图解释要》《中医学多选题题库 · 金匮要略分册（增订本）》《中医学问答题库 · 金匮要略分册（增订本）》，以及《金匮读本》《实用经方集成》《金匮要略译释》《中医药学高级丛书 · 金匮要略》《道家养生名言阐释》等教材及学术专著10余部；担任中国经方名师大讲堂系列丛书《经方临床运用·第一辑》学术顾问，发表有《金匮研究方法述评》《浅论金匮要略方药配伍中的质量转化规律及其应用》等高学术水平的论文60篇。参与主持的卫生部中医古籍整理科研项目《金匮要略论注》（点校本）于1989年曾获四川省中医药管理局科技进步三等奖。1998年获美国中华医药杂志编辑部颁发的“国际疑难病证名中医证书”，2007年获成都中医药大学教学名师奖。

五、杨永忠

杨永忠（1946— ），安岳县鸳大镇人，长期追随在彭师身边，深受彭师教诲；经常陪彭师诊病抄方，颇得真传。2003年晋升为主任中医师，聘任至今。

从事中医临床和教学工作40余年，能以经典为纲，医家论著为目，理论联系实际，处理常见病、疑难重症。尤擅长中医内科，传承彭师对肝胆病、脾胃病、郁病、痰病、风湿痹病等诊治的学术思想和临证经验，特别对中老年慢性病、疑难杂症、急重症，如心脑血管病的中风、“三高”病，泌尿系统的急慢性肾炎、肾盂肾炎、肾病综合征，神经系统的精神病、神经病、三叉神经痛等，以及男子遗精、阳痿，妇女经、带、杂病和皮肤病等诊治颇有心得。

1979～2006年，先后承担了成都中医药大学函授学院在安岳、双流的教学点和泸州医学院双流教学部的历届中、西医大专班及本校历届中西医医士班、骨伤班、皮肤班、助产、护理班等的中医各科教学及带习。所授内经、中医内科学、金匮要略等课，均按彭师的授课笔记整理后再传授给学生，很受欢迎。成都中医药大学函授部先后聘其为“兼职讲师”，并被评为“优秀教师”，每年授课达600余学时。分别在1997、1998年《中医药成人教育》发表“彭履祥临证治验”，总结彭师1976年在彭县带毕业实习半年中的临证经验，文中提出彭师强调“诊病之要，在于识证”，其对雷头风、脱疽、脏毒下血、慢性喉痹、久泻治肝、胃痛泛酸等诊治的特点为：辨证、诊断的准确性，选方、用药的独到性和治疗效果的有效性和可重复性三方面。如治脏毒下血案，便血2年，又兼引产恶露不尽，久治不愈。彭师抓住久病虚中夹瘀，用地榆苦酒汤祛风止血，山楂、红糖活血生血，后合四君子汤健脾而愈。又如治慢性喉痹案，久用寒凉不效者，彭师用参麦散加玄参、附片。杨永忠还经常以彭师治百合病合四逆散的经验，常用于治疗慢性咽喉炎、抑郁症、神经性发热、神经性耳鸣、神经性呕吐等，均取得满意疗效。

2013 年双流县卫生局为杨永忠出版了《临证启悟》。该书继承、发扬了彭师的学术思想及临证治验，除收录彭师论治痰饮病的医论外，还运用彭师理气、治痰、解郁的经验、方法，总结了“解郁法治郁病的临床运用”及“痛证从痰论治”等。其解郁法治郁病，主要以疏肝解郁、活血解郁、除湿解郁、祛痰开郁、消食解郁为法。各法下分别提出了病因、主症、治法、方药、病案。同时于各治法后又附有彭师诊治本病的验案，以印证其证治的有效性和灵活化裁，使后学有法可依，有章可循。“痛证从痰论治”则重点阐述痰浊致痛的机理及风痰头痛、痰湿腰痛、流痰痹痛的证治，便于学者辨识、运用。除此之外，还运用彭师最喜用的玉真散治癫痫、偏头痛、面瘫等；常以青州白丸子治寒痰，控涎丹治重症悬饮，皂荚丸治顽痰咳喘等，阳和汤治阴疽、痰核、流注，玉真散合当归四逆汤治寒痰流滞与血虚寒凝的关节炎、骨髓炎、四肢厥冷、痹症等每获佳效。这些均受到彭师“怪病治痰”的指导和启发。

学术年谱

川派中医药名家系列丛书

彭履祥

1909年1月6日，出生于四川省遂宁县同盟乡文里村一个中医世家。

1927年，年满18岁开始于当地团馆教书。

1929年，20岁时学医，拜师于其舅父川北名医徐立三先生。

1937年，学业有成，留聘于“中医授业学塾”。

1941年，考入“四川国医学院”深造，受李斯炽、邓绍先等名师指点。

1944年，毕业于“四川国医学院”。

1956年，奉调成都中医学院任教。

1958年，“成都会议”期间，曾随李斯炽院长为毛泽东主席诊脉治病。此后，主编了成都中医学院教材《中医内科学》并担任《金匮要略选读》统编教材顾问。主讲了内科、内经、金匮课程及带教等。

1959年，加入中国共产党，并任学院党委委员。

1977年，应卫生部邀请，赴北京讲学并先后前往陕西、云南、贵州等省市医药院校做学术报告。

1978年，获我国首批中医教授职称，被任命为国务院学位委员会学科评议组委员。

1979年5月18～20日，全国第一届中医学术经验交流会在北京召开，正式成立中华全国中医学会，当选学会理事。

1979年9月15～20日，中华全国中医学会四川分会在成都召开成立大会，当选常务理事。

1982年1月12日，因病医治无效，于家中逝世，终年73岁。

参考文献

川派中医药名家系列丛书

彭履祥

[1] 中国中医科学院研究生院 . 名家中医临床汇讲 [C]. 北京：人民卫生出版社，2009.
[2] 单书健，陈子华 . 古今名医临证金鉴——心悸怔忡卷 [C]. 北京：中国中医药出版社，2011.
[3] 杨永忠 . 彭履祥临证治验八则（便血、久病治肝），《中医药成人教育》1997 年 4、5、6 期，1998 年 2 期，成都中医药大学成人教育学院 1997 ~ 1998.
[4] 杨永忠 . 临证启悟 . 北京：光明日报出版社，2015.
[5] 成都中医学院老中医经验整理组 . 成都中医学院老中医医案选第一集 [C]. 成都：成都中医学院，1977.
[6] 成都中医学院老中医经验整理组 . 成都中医学院老中医医案选第二集 [C]. 成都：成都中医学院，1980.
[7] 中医研究院中医研究生班 . 中医专题讲座选第二集 .1981.
[8] 周凤梧，张奇文，丛林 . 名老中医之路（第一辑）[C]. 济南：山东科学技术出版社，1983.
[9] 陈锐 . 彭履祥奇证治验 [J]. 中国社区医师，2012，(19)：18，26.
[10] 段光周 . 彭履祥教授学术思想探微 [J]. 四川中医，1993，(2)：1–2，3.
[11] 张家礼 . 漫谈泽漆汤——附彭履祥师治验一例 [J]. 成都中医学院学报，1978（2）：105–106.
[12] 何国坚，邵章祥 . 彭履祥验案解惑记要（一）[J]. 成都中医学院学报，1979，(1)：30–32.
[13] 何国坚，邵章祥 . 彭履祥验案解惑记要（二）[J]. 成都中医学院学报，1979（2）：35–38.
[14] 何国坚 . 彭履祥验案解惑记要（三）——精亏腰痛 3 例 [J]. 成都中医学院学报，1979（4）：30–33.
[15] 何国坚 . 彭履祥验案解惑记要（四）阴吹 4 例 [J]. 成都中医学院学报，1980（1）：26–28.
[16] 何国坚 . 彭履祥验案解惑记要（五）[J]. 成都中医学院学报，1980（2）：23–25.
[17] 何国坚 . 彭履祥验案解惑记要（六）[J]. 成都中医学院学报，1980（3）：23–24.

[18] 本刊通讯员 . 北京、成都中医学院讲学团在昆进行学术交流 [J]. 云南中医杂志，1980（1）：52.

[19] 彭介寿，何国坚 . 彭履祥教授治疗疑难杂证验案 [J]. 新中医，1984（8）：193–195.

[20] 冯怀德，彭履祥 . 教授杂病治验琐谈 [J]. 泸州医学院学报，1987（3）：

[21] 唐有华 . 彭履祥教授治疗眉落验案 [J]. 成都中医学院学报，1987（3）：33.

[22] 彭履祥，彭澍，陈绍兰 . 治疗象皮肿的初步观察 [J]. 成都中医学院学报，1959（4）：20–26.

[23] 彭履祥，陈潮祖 . 小半夏汤的研究 [J]. 成都中医学院学报，1959（3）：54–60.

[24] 彭履祥 . 痰饮学说及其临床运用 [J]. 成都医药通讯，1977（2）：1–10.

[25] 彭履祥 . 运用辨证施治的点滴体会 [J]. 新医药学杂志，1977（8）：39–41.

[26] 彭履祥，洪梦浒，何国坚 . 运用调气法的点滴体会 [J]. 中级医刊，1979（12）：39–41.

[27] 彭履祥 . 漫谈学用《伤寒论》的体会 [J]. 云南中医杂志，1980（2）：1–6.

[28] 彭履祥，彭介寿 . 论全真一气汤的证治 [J]. 成都中医学院学报，1980（4）：28–30.

[29] 段光周，彭履祥 . 关于脉学中的几个问题 [J]. 成都中医学院学报，1980（5）：1–5.

[30] 彭履祥，彭介寿，邓中甲 . 百合地黄汤治疗瘿气 [J]. 成都中医学院学报，1980（6）：26–28.

[31] 彭履祥 . 漫谈学用《伤寒论》的体会 . 云南中医杂志，1980（2）：1–6.

[32] 彭履祥 . 郁证浅谈 [J]. 新中医，1981（9）：22–25.

[33] 彭履祥，张家礼 . 蜘蛛散治阴狐疝验案一例 [J]. 成都中医学院学报，1981（2）：18.

[34] 王骁 . 段光周教授应用景岳化肝煎临证经验简介 [J]. 江西中医药，2006（2）：8–9.

[35] 吴雄志 . 段光周教授治疗咳嗽经验 [J]. 四川中医，1999（7）：3–4.

[36] 吴雄志 . 段光周教授三部法辨治外感咳嗽经验 [J]. 长春中医学院学报，2000（1）：11–12.

[37] 张立军 . 彭介寿辨治痛风病经验 [J]. 时珍国医国药，2006（1）：128–129.

[38] 张立军 . 彭介寿辨治颈椎病经验 [J]. 河南中医，2005（6）：17–18.

[39] 张立军 . 彭介寿辨治痛风病经验 [J]. 江西中医药，2005（5）：8–9.